Harald Krebs
Eigenbluttherapie

Harald Krebs

Eigenbluttherapie
Methodik, Indikation und Praxis

mit einem Vorwort von
Dr. Dr. med. P. G. Seeger, Falkensee

Jungjohann Verlagsgesellschaft
Neckarsulm · München

Wie allgemein üblich, wurden Warenzeichen bzw. geschützte Namen (z. B. bei Pharmapräparaten) nicht besonders gekennzeichnet.

Wichtiger Hinweis:
Die (pharmakotherapeutischen) Erkenntnisse in der Medizin unterliegen laufendem Wandel durch Forschung und klinische Erfahrungen. Autoren und Herausgeber dieses Werkes haben große Sorgfalt darauf verwendet, daß die in diesem Werk gemachten (therapeutischen) Angaben (insbesondere hinsichtlich Indikation, Dosierung und unerwünschten Wirkungen) dem derzeitigen Wissensstand entsprechen. Das entbindet den Benutzer dieses Werkes aber nicht von der Verpflichtung, anhand der Beipackzettel zu verschreibender Präparate zu überprüfen, ob die dort gemachten Angaben von denen in diesem Buch abweichen, und seine Verordnung in eigener Verantwortung zu bestimmen.

CIP-Titelaufnahme der Deutschen Bibliothek

Krebs, Harald:
Eigenbluttherapie: Methodik, Indikation und Praxis / Harald Krebs. Mit e. Vorw. von P. G. Seeger. – Neckarsulm; München: Jungjohann, 1989
  ISBN 3-82343-1030-9

© 1989 Jungjohann Verlagsgesellschaft mbH, Neckarsulm · München

Das Werk einschließlich aller seiner Teile ist urheberrechtlich geschützt. Jede Verwertung außerhalb der engen Grenzen des Urheberrechtsgesetzes ist ohne Zustimmung des Verlags unzulässig und strafbar. Das gilt insbesondere für Vervielfältigungen, Übersetzungen, Mikroverfilmungen und die Einspeicherung und Verarbeitung in elektronischen Systemen.

Satz und Druck: Gulde Druck GmbH, Tübingen
Einband: F. W. Held, Rottenburg am Neckar
Printed in Germany

Den Pionieren der Eigenbluttherapie gewidmet

Prof. Dr. med. Bier – Prof. Dr. med. F. Hoff
Dr. med. H. Haferkampf – Dr. med. V. Höveler

Geleitwort

Der Autor hat es in dankenswerter Weise unternommen, was nach Johann Joachim Winkelmann «des Schweißes der Edlen wert ist», eine Praxis der Eigenbluttherapie umfassend darzustellen, die zu einer Aktivierung der körpereigenen Abwehrkräfte führt.

Erst nach Jahrtausenden reifte in der abendländischen Medizin die Erkenntnis, daß das dem Organismus entnommene und sofort zurückinjizierte Blut in besonderem Maße die körpereigene Abwehr aktiviert, Heilungsprozesse in Gang setzt und eingedrungene Fremdstoffe wirksam bekämpft. Nach Bier (1905) heilen Frakturen schneller, wenn sich ein Hämatom bildet, und Bier empfahl die Eigenblutbehandlung vorwiegend bei Pseudoarthrosen.

Durch die unspezifische Proteinkörpertherapie nach Schmidt (1912) erhielt die Eigenbluttherapie ihre wissenschaftliche Basis. Später wurde die Eigenbluttherapie durch UV-Bestrahlung des Blutes nach Havlicek auf ein höheres therapeutisches Niveau gehoben. Vor allem dem mir gut bekannten Wehrli verdanken wir 1925–27 wertvolle therapeutische Erkenntnisse über die Wirkung der Eigenblutbehandlung durch UV-Bestrahlung. Höveler, ein Pionier der Eigenbluttherapie, erkannte, daß Einwirkung von O_2 und UV-Bestrahlung eine besondere Stimulation auf das gesamte Immunsystem ausüben, und ihm verdanken wir die Entwicklung des Hämoaktivators.

Beschrieben wird weiter die Wirkung des Eigenblutes im Organismus, Abwehrsyndrom und Entzündung, das Prinzip der vegetativen Gesamtumschaltung, die lokale Wirkungsweise und die allgemeine Auswirkung der Eigenbluttherapie.

Folgende Regeln bei der Eigenbluttherapie sind zu beachten: sterile Blutentnahme, anfangs kleinster Mengen, Wiederholung nach 3–5 Tagen, Beobachtung des Kranken, Kurdauer nicht überschreiten. Die praktische Durchführung wird erläutert, dann die Ausführung der intramuskulären und subkutanen Injektion, es folgen Angaben über Dosierung und Behandlungsintervall. Je akuter der Zustand, desto öfter, je chronischer, desto seltener die Behandlung. Angegeben werden ferner die verschiedenen Methoden, Herstellung und Verabreichung der Eigenblutnosoden, die Auto-Sanguis-Stufentherapie nach Reckeweg, Herstellung aktivierten Eigenblutes. Es folgt eine Erläuterung der verschiedenen Applikationsarten.

Im praktischen Teil wird die Anwendung der E. I. bei Erkrankungen der Luftwege, Pharyngitis, Zahnherden, Heuschnupfen, allergischer Rhinitis, chronischen Bronchitiden, Asthma bronchiale, Angiopathien, Hypertonie und Hypotonie, Herzerkrankungen, Erkrankungen der Verdauungsorgane, Tonsillen, Anginen, Erkrankungen der Zunge, Parotis, Gastritis, Nierenerkrankungen beschrieben. Wertvol sind die erschöpfenden therapeutischen Vorschläge von Naturheilmitteln, z. B. der Fa. Phönix usw.

Beschrieben werden weiter die Folgen allergieauslösender Lebensmittel. Leberschäden, Umweltgifte, Arzneimittelschäden, Alkoholismus, Gallenblasenerkrankungen, Pankreatitis, Stoffwechselkrankheiten, Störungen des Lipoproteinstoffwechsels. Wertvoll ist der Hinweis auf vermehrten Cholesterinabbau aus den Depots, Pyelonephritis.

Einen breiten Raum nimmt die Behandlung von Gelenk- und Wirbelsäulenerkrankungen und Rheuma ein.

Erschöpfend wird die Immuntherapie sowie die Balneo- und Elektrotherapie behandelt. Ausführlich wird über die Arthrosebehandlung sowie die Behandlung von Myalgien und Myogelosen berichtet. Ein ausführliches Kapitel ist der Eigenbluttherapie in der Dermatologie gewidmet. Wichtig ist bei chronischen Prozessen die Vorschaltung der Anti-Virus-Therapie nach Kastner. Der Psoriasisbehandlung wird eine besondere Aufmerksamkeit zugewendet.

Alterskrankheiten werden kurz und präzise behandelt, wobei besonderes Augenmerk auf die Entgiftung gelegt wird.

Ein Kapitel über Augenerkrankungen, Herz- und Kreislauferkrankungen sowie Infektionskrankheiten im Kindesalter und ein ausführliches Literaturverzeichnis beschließen dieses vor allem durch die Vielzahl der Naturheilmedikamente hervorragend untermauerte Buch, das ein mit außergewöhnlichem Fleiß zusammengetragenes Erfahrungswissen über die Möglichkeiten und Erfolge der Eigenbluttherapie beinhaltet.

Dr. med., Dr sc. nat. P. G. Seeger
Arzt für Allgemeinmedizin, Biologie, Krebsforscher

Inhalt

Die Anfänge der Eigenbluttherapie ... 1

Die Wirkung des Eigenblutes im Organismus 5
Die lokale Wirkungsweise des injizierten Eigenblutes 8
Allgemeine Auswirkung der Eigenbluttherapie 10
Reaktion durch Eigenblutinjektionen .. 11
Regeln der Eigenblutinjektion 12

Die praktische Durchführung der Eigenblutbehandlung 13
Applikationsformen und Injektionstechniken 13
   Venenpunktion zur Blutentnahme .. 13
   Die intramuskuläre Injektion 14
   Die subkutane Injektion 16
   Die intrakutane Injektion 17
Dosierung und Behandlungsintervalle der Eigenbluttherapie 18

Die verschiedenen Methoden der Eigenblutbehandlung 20
Haemolysiertes Eigenblut 20
Defibriniertes Eigenblut 20
Eigenserumtherapie 20
Kurzwellenbestrahltes Eigenblut 21
Ultraviolettbestrahltes Eigenblut 21
Potenziertes Eigenblut 21
Die Auto-Sanguis-Stufentherapie nach Reckeweg 22
Die Eigenbluttherapie mit dem Hämoaktivator nach Dr. med. V. Höveler ... 23
Applikationsmöglichkeiten von aktiviertem Eigenblut im Überblick 25

PRAKTISCHER TEIL

Die Eigenbluttherapie in der Inneren Medizin 28
Erkrankung der Luftwege 28
   Grippaler Infekt 28
   Pharyngitis acuta 29
   Chronische Nasen- und Racheninfektionen 31
   Pollinose – Heuschnupfen 33
   Allergische Rhinitis 36
   Akute Bronchitis 36
   Chronische Bronchitis 38
   Asthma bronchiale 40
Erkrankungen der Gefäße und des Kreislaufes 43
   Cerebralsklerose 43
   Extremitäten-Angiopathie 44
   Essentieller Hochdruck 45
   Arterielle Hypotonie 45
   Vegetative Labilität 46
Erkrankungen des Herzens 47
   Koronarsklerose 47
   Infarktnachsorge 48
   Nervöse Herzbeschwerden 49
Erkrankungen der Verdauungsorgane .. 49
   Erkrankungen der Mundhöhle 49
   Stomatitis diffusa 50
   Stomatitis aphthosa 50
   Soor des Mundes 51
   Herpes simplex 52
Krankheiten des weichen Gaumens und der Tonsillen 52
   Die unterschiedlichen Formen der Angina 52
   Angina catarrhalis 52
   Angina lacunaris 53
   Laryngitis 55
   Erkrankungen der Zunge 56

Erkrankungen der Ohrspeicheldrüse .. 57
   Parotitis epidemica 57
Erkrankungen der Speiseröhre 57
   Reflux-Ösophagitis 57
   Akute Gastritis 58
   Chronische Gastritis 59
   Ulcus ventriculi und Ulcus duodeni . . 59
   Dumping-Syndrom 60
Erkrankungen des Darmes 61
   Colon irritabile – Reizkolon 61
   Gastroenteritis acuta 62
   Chronische Enteritis 63
   Obstipation 64
   Meteorismus und Flatulenz 66
   Divertikel des Dickdarms 67
   Colitis ulcerosa 67
   Colonpolypen 68
   Nabelkoliken 69
Lebensmittelallergien 69
   Lippen 70
   Mundhöhle 70
   Magen 70
   Duodenum 71
   Dickdarm 71
   Analbereich 71
   Lebensmittel, die Allergien auslösen . 71
Erkrankungen der Leber 73
   Toxische Leberschäden 73
   Toxische Hepatitis 74
   Toxische Fettleber 74
   Arzneimittelschäden 75
   Alkoholismus 76
   Chronische Alkoholhepatitis 77
   Posthepatisches Syndrom 78
Erkrankungen der Gallenblase 79
   Gallenblasenstein – Cholelithiasis . . . 79
   Chronische Cholecystitis 81
   Postcholecystektomie-Syndrom 81
   Chronische Pankreatitis 81
Stoffwechselkrankheiten 82
   Gestörter Kohlehydratstoffwechsel –
   Diabetes mellitus 82
   Gestörter Purinstoffwechsel – Gicht
   oder Hyperurikämie 83
   Störungen des Lipoproteinstoffwech-
   sels 84
Erkrankungen der Niere und der ablei-
tenden Harnwege 86
   Pyelonephritis acuta 86
   Pyelonephritis chronica 86
   Infekte der unteren Harnwege 87
   Enuresis nocturna 88

Nephrolithiasis – Nierensteine 89
Prostatitis 90
Rheumatische Erkrankungen 90
   Die chronische Polyarthritis 91
   Arthrosen, Arthrosis deformans . . . 100
   Coxarthrose 101
   Muskelrheumatismus 104
   Periathritis humeroscapularis 108
   Epicondylitis humeri – Tennisarm . . . 111
   Dupuytrensche Kontraktur 113
   Ischialgie 114

**Die Eigenblutbehandlung in der Derma-
tologie** 116
Ekzem 116
   Dyshidrotisches Ekzem 120
   Akne vulgaris und Akne juvenilis . . . 124
   Rosacea 126
   Allergisches Exanthem 126
   Urticaria 126
   Pruritus 128
   Herpes simplex 129
   Herpes zoster 130
Hyperhidrosis – Schweißneigung 131
Furunkulose 132
Abszesse 134
Fußwarzen 134
Haarausfall und brüchige Nägel bei Kin-
dern 134
Psoriasis vulgaris – Schuppenflechte . . . 134
Alopecia diffusa – Haarausfall 137
Erysipel – Wundrose 138

Eigenblutbehandlung in der Geriatrie . . 139
Alter und Krankheit 140
Abwehrschwäche im Alter 140
Altersdepression 141
Pruritus senilis – Altersjuckreiz 142
Katarakt – Grauer Star 144
Allgemeine Regeneration und Revitali-
sierung 144
Schlafstörungen und Schlaflosigkeit . . . 146
Dekubitusbehandlung 147
Appetitlosigkeit des älteren Menschen . 148

Infektionskrankheiten im Kindesalter . . 150
Varicellen – Windpocken 150
Pfeiffersches Drüsenfieber 150
Pertussis – Keuchhusten 150
Morbilli – Masern 150
Scharlach 150
Meningitis 150

Eigenblutinjektionen im Sport 152
Hautverletzungen 152
Muskelzerrungen 152
Muskelprellungen 153
Knochenhautentzündungen 153

Die aktivierte Eigenblutinjektion nach Dr. med. V. Höveler als Zusatztherapie in der Krebsbehandlung 154

Schlußbetrachtungen 155

Sachregister 156

Firmen- und Präparateregister 160

Die Anfänge der Eigenbluttherapie

Im alten chinesischen Reich galt das Blut auch als Symbol des Lebens und zugleich war es der Inbegriff von Lebenskraft. Bereits im 3. vorchristlichen Jahrhundert finden wir in der Neiking, einem chinesischen Arzneibuch, die ersten Hinweise über die Anwendung von Tier- und Menschenblut bei den unterschiedlichen Erkrankungen. Bemerkenswert ist jedoch eine besondere Form der Blutbehandlung, die von den alten chinesischen Ärzten wohldurchdacht, an die heutige Form der »Umstimmungstherapie« erinnert. Sie behandelten Patienten, die an chronischen Erkrankungen litten, durch Beibringen von unzähligen Nadelstichen und erzielten somit eine subkutane Hautblutung. Wir sehen hier unschwer die ersten kleinen Ansatzpunkte der Eigenbluttherapie im heutigen Sinne, denn die so erzielten Hautblutungen waren genaugenommen nichts anderes, wie subkutane Eigenblutinjektionen von kleinsten Mengen Blutes. Die ebenfalls praktizierte Kneifmassage, eine sehr wirkungsvolle aber schmerzhafte Prozedur, mit nachfolgender Hämatombildung, wurde insbesondere bei Pneumonien, fieberhaften Infekten, Ekzemen und Appetitlosigkeit angewendet. Ein Verfahren, das bis heute in der chinesischen Volksmedizin seinen Platz hat. Auch diese Methode ist unter den Begriff »Umstimmungs- oder Reizkörpertherapie« einzustufen.

Es mußten aber Jahrtausende vergehen, bis in der abendländischen Medizin die Erkenntnis reifte, daß das aus dem Organismus entnommene und sofort zurückinjizierte Blut zu einer Aktivierung der körpereigenen Abwehrkräfte führt und damit Heilungsprozesse in Gang gesetzt werden können. Mit Beginn einer exakten, auf Versuch und Ergebnis ausgerichteten naturwissenschaftlichen Medizin, sträubte man sich gegen alle Methoden, die ohne wissenschaftlichen Hintergrund einem uralten ärztlichen Erfahrungsschatz entstammten. Das Verständnis wurde erst geweckt, nachdem man Einblicke und Kenntnisse in den physiologischen Ablauf fand und erkannte, daß im Blut ungeahnte Kräfte schlummern die als Verteidigungsmittel gegen eingedrungene Fremdstoffe wirksam werden können.

Von den ersten zaghaften Versuchen, die in diese Richtung gingen, berichtete 1876 Schede, der bei chirurgischer Wundversorgung Eigenblut in die Wunde gab und dadurch einen wesentlich günstigeren Heilungsverlauf beobachten konnte. Die eigentlichen Begründer der Eigenblutinjektionen waren die in Amerika lebenden schwedischen Ärzte Grafstrom und Elfstrom. Sie injizierten im Jahre 1898 erstmals, zunächst bei Pneumonien, später auch bei Tuberkulose, kochsalzverdünntes Eigenblut und sahen sehr gute Erfolge. Sie begründeten die Wirkung mit den im Blut zirkulierenden immunisatorischen Stoffen.

1905 erkannte August Bier, daß eine Fraktur weitaus schneller heilte, wenn sich beim Knochenbruch ein Hämatom entwickelte. Bei verzögerter Heilungstendenz, insbesondere bei Gefahr der Pseudarthrosenbildung, injizierte Bier aufgrund dieser Feststellung mit einer langen Kanüle Eigenblut zwischen die Frakturenden. Dabei beobachtete er im Bereich der Bruchstellen eine zunehmende Rötung und ödematöse Schwellungen mit zunehmender Druckschmerzhaftigkeit, alles Symptome, die auf eine zunehmende Entzündung hindeuteten. Noch Tage nach der Injektion war eine erhöhte Körpertemperatur nachzu-

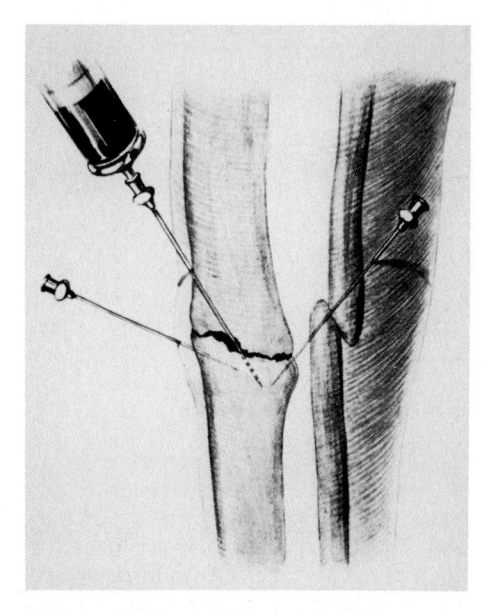

Abb. 1: Bluteinspritzung in eine Knochenbruchstelle zur Förderung der verzögerten Knochenbruchheilung. Durch mehrere Hohlnadeln, die zwischen und neben die Bruchstücke geführt sind, wird einer Armvene entnommenes Blut ins Gewebe injiziert. (Nach August Bier)

weisen. Diese Beobachtungen führen bei August Bier zu der Erkenntnis: »Auch das eigene Blut macht bei der Zersetzung Entzündung und, was schon lange bekannt war, Fieber, die beiden elementaren Reaktionen, die sich niemals voneinander trennen lassen.«

In den folgenden Jahren wurde die von Bier empfohlene Eigenblutbehandlung vorwiegend zur Ausheilung der Pseudarthrosen angewandt.

Trotz nachgewiesener Erfolge wurde die Eigenblutinjektion zunächst nur zur Behandlung der Pseudarthrosen genutzt. 1910 versuchten Linser und A. Mayer die schwer zu beeinflussenden Schwangerschaftsdermatosen durch Eigenseruminjektionen zu therapieren. Im Jahre 1912 empfiehlt Nowotny die Eigenblutinjektion auch zur Behandlung der verschiedenen Infektionskrankheiten, insbesondere zur Therapie des Erysipels.

In der Folgezeit erschienen eine Reihe wissenschaftlicher Publikationen zu dem Thema Reizkörpertherapie. Durch die 1912 veröffentlichte Arbeit von R. Schmidt mit dem Thema »Über Arzneimittel der unspezifischen Proteinkörpertherapie«, erhielt die Eigenblutbehandlung ihre wissenschaftliche Basis. Von nun an gewann diese Therapieform immer weitere Anhänger. So war es vor allen Dingen der Dermatologe Spiethoff, der von 1913 an alle gesammelten Erfahrungen mit Eigenblutinjektionen im dermatologischen Bereich publizierte und somit Grundlagen schuf, die bis heute in der Eigenblutbehandlung noch allgemeine Gültigkeit haben. Die eingehenden Untersuchungen von Vorschütz und Tenckhoff im Jahre 1922 bestätigten die bislang gemachten Erfahrungen und erhärteten dadurch die wissenschaftlichen Arbeiten von R. Schmidt und Spiethoff. Die Eigenblutbehandlung wird populär und zum Allgemeingut. Sie findet nunmehr auch Anwendung in anderen medizinischen Disziplinen. Anläßlich von Kongressen wird über Eigenblut referiert, so z. B. auf dem 47. Chirurgenkongreß 1923. Eigenblut wird zum Thema vieler Dissertationen. Weitere Bestätigung findet diese Therapieform durch Veröffentlichungen von F. Hoff »Unspezifische Therapie und natürliche Abwehrvorgänge« und durch das von Koeniger geschriebene Buch »Krankenbehandlung durch Umstimmung«.

Angeregt durch die inzwischen in stattlicher Anzahl erschienenen Veröffentlichungen zum Thema »Eigenbluttherapie«, wurden eine Reihe von Modifikationen in der Anwendung des Eigenblutes entwickelt und der Therapie zugeführt. Nachdem Dziembowski als erster den Versuch unternahm, bei Tumoren röntgenbestrahltes Eigenblut zu injizieren, war es Havlicek, der im Jahre 1934 die Eigenblutbehandlung mit ultraviolett-bestrahltem Eigenblut durchführte. Zu diesem Zweck wurde aus der Vene 10 ml Blut entnommen und in ein steriles Reagenzglas gefüllt, in das zur UV-Bestrahlung ein Hochdruckbrenner (Bactophos-Lampe) getaucht wurde. Nach einer gewissen Bestrahlungszeit wurde das Blut intramuskulär reinjiziert.

Die von Havlicek erwähnten Erfolge, nach der von ihm entwickelten extrakorporalen Hämotherapie, wurden später von ernstzunehmenden Wissenschaftlern bestätigt wie z. B. von Kulenkampff, Sehrt und Frühauf. Sie

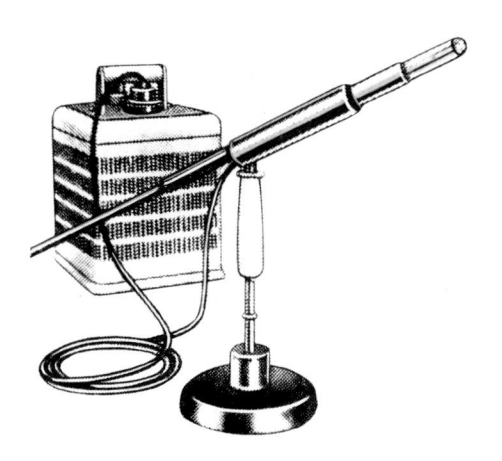

Abb. 2: Die Bactophos-Lampe (Quarzlampen-Ges. Hanau) zur UV-Bestrahlung des Blutes nach Havlicek

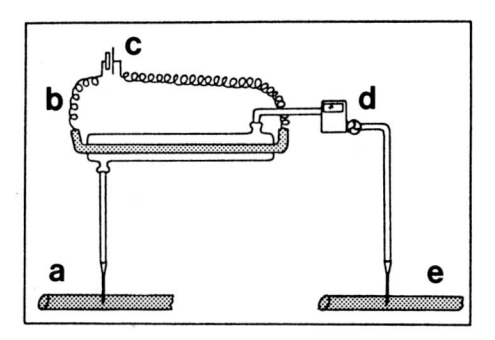

Abb. 3: Apparat zur UV-Bestrahlung des Blutes nach Delaville. **a)** Vene zur Blutentnahme, **b)** UV-Brenner, **c)** Strom, **d)** Pumpe, **e)** Vene zur Reinfusion

konnten durch umfangreiche Eigenblutanwendungen den Erfolg dieser Therapiemethode bestätigen und durch zahlreiche Veröffentlichungen den Nachweis der Wirksamkeit festhalten. In Anlehnung an das Havlicecksche Verfahren versuchte Forster im Jahre 1942 das Blut vor der Reinjektion mit Kurzwellen zu bestrahlen. Er behandelte damit in erster Linie allergische Krankheitszustände und erzielte gute Ergebnisse. In den 50er Jahren entwickelte der Franzose Delaville ein Verfahren, wobei aus der Vene entnommenes Blut an einem röhrenförmigen UV-Brenner entlang geführt und mittels einer Pumpe wieder in die Vene zurückgeleitet wird.

Bald darauf entwickelte Kast eine Methode, das Blut mit UV-Licht zu bestrahlen, unter gleichzeitiger Zuführung von Sauerstoff. Wehrli beschäftigte sich von 1925–1927 gemeinsam mit Cassagrande erstmals mit dem Problem, die Wirkung der Eigenblutbehandlung durch eine UV-Bestrahlung in einer Quarzglasspritze zu verstärken. Damit legte Wehrli den Grundstein für die heutige Hämatogene Oxydationstherapie (HOT).

Ein besonderes Verdienst um die Eigenbluttherapie aber gebührt dem Mainzer biologischen Arzt Hans Haferkamp, der in unermüdlicher Kleinstarbeit, die bis zum Jahre 1950 angefallene Literatur und Veröffentlichungen zum Thema »Eigenblutbehandlung« zusammengetragen und ausgewertet hatte, um sein umfassendes Buch »Die Eigenbluttherapie« zu schreiben.

In die Reihe der Pioniere, die sich um die Eigenbluttherapie verdient gemacht haben, darf der Name Viktor Höveler nicht fehlen. Etwa 1955 begann er damit, die Behandlung mit Nativblut zu variieren. Dabei ließ Höveler sich von dem Gedanken leiten, wenn man dem Körper das Blut in aufgeschlossener Form wieder anbietet, müsse eine Wirkungssteigerung zu erzielen sein. Durch die bereits vorliegenden wissenschaftlich begründeten Erkenntnisse über die Einwirkung von Sauerstoff und UV-Bestrahlung, auf das aus der Vene entnommene Blut, kam es letztlich zur Entwicklung des Hämoaktivator, ein Gerät zur extrakorporalen Hämotherapie. Mit der Entwicklung dieses Gerätes hat Höveler die Möglichkeit geschaffen, einen erheblich höheren Stimulationseffekt auf das gesamte Immunsystem zu erzielen, als dies durch die Anwendung von unverändertem Eigenblut möglich wäre. Hervorzuheben ist bei der von ihm entwickelten Methode, neben der optimalen Wirkung bei vielerlei Erkrankungen, die Gewähr für Gefahrlosigkeit und Verträglichkeit.

Die geschichtliche Zusammenfassung der Eigenblutbehandlung macht bereits deutlich, daß der uralte Glaube an die im Lebenssaft schlummernden Heilkräfte seine Berechtigung hat. Und wenn Goethe seinen Mephistopheles sagen läßt »Blut ist ein ganz besonderer

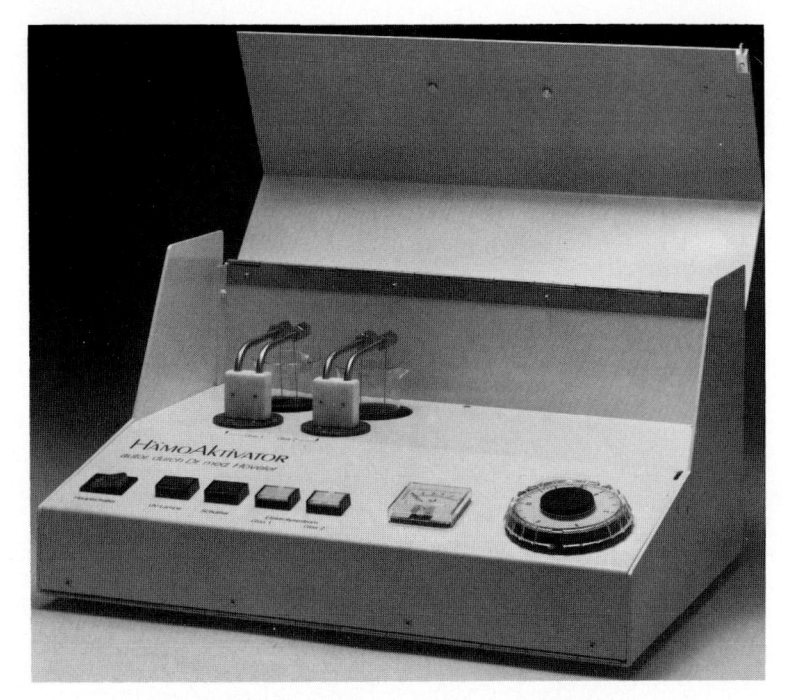

Abb. 4: Hämoaktivator nach Dr. med. Höveler

Saft«, dann kann die tiefe Wahrheit dieser Worte niemand besser verstehen, wie der heutige Mensch in unserem aufgeklärten Zeitalter. Was der Mensch schon auf der niedrigsten Stufe der Kultur in früher Urzeit dunkel ahnte und mit geheimem Schauer empfand, was man in Aberglauben und mystisches Dunkel, in Hexenwahn und Irrlehre einkleidete: die Wissenschaft unserer Zeit hat die tausendfältigen Aufgaben und Kräfte des Blutes offenbart, sie hat unzählige Geheimnisse enträtseln können.

Sie hat die praktischen Folgerungen aus all diesen Erkenntnissen gezogen und eine Unmenge von Verfahren entwickelt, die einerseits der Krankheitserkennung aus dem Blute dienen, aber auch andererseits gezeigt, wie die Heilkräfte des Lebenssaftes selbst, für die Menschheit auf vielfältige Weise nutzbar zu machen sind. Dafür steht u. a. das Verfahren der Eigenblutbehandlung oder der extrakorporalen Hämotherapie.

Die Wirkung des Eigenblutes im Organismus

Viele Erkrankungen vermag der Organismus allein durch seine natürlichen Abwehrkräfte zu überwinden. Es gehört zum Wesen des lebenden menschlichen Organismus, daß er durch eine angeborene Selbstregulation in der Lage ist, Abweichungen von dem gesunden Gleichgewicht der Kräfte zu kompensieren. Störungen in einzelnen Lebensvorgängen werden durch Umstellung bestimmter Funktionen und durch Aktivierung der natürlichen Abwehrvorgänge reguliert. Der Gedanke, daß bei Heilungsvorgängen natürliche Heilungskräfte unentbehrlich sind – bei Hufeland und August Bier stand dies im Mittelpunkt ihres ärztlichen Denkens –, hat im Bewußtsein vieler Ärzte an Bedeutung verloren. Oftmals wird die ärztliche Aufgabe nur unter dem Blickwinkel der Organpathologie betrachtet, im Sinne einer örtlich pathologisch-anatomischen Schädigung, die behoben werden muß und es wird rein schematisch, ausgehend von der diagnostizierten Krankheitsbezeichnung her, das entsprechende Medikament eingesetzt. Bei dieser Therapieform wird nur allzuoft die Grundsituation des Organismus übersehen und den natürlichen Abwehrregulantien des Körpers keinerlei Bedeutung beigemessen. Die Erkenntnis, daß der Organismus durchaus in der Lage ist, durch Immunaktivierung zur Gesundung beizutragen, wird vergessen oder verdrängt. Dabei ist es kein Geringerer als F. Hoff, der bereits in seinen Veröffentlichungen aus dem Jahre 1930 »Unspezifische Therapie und natürliche Abwehrvorgänge« immer wieder auf den Nutzen natürlicher Abwehrvorgänge im Organismus und die Wirkungsweise der Regulationseinrichtungen hingewiesen hat. In seinen gesamten Veröffentlichungen weist F. Hoff immer wieder auf die Bedeutung der natürlichen Heilungsvorgänge hin und warnt davor, bei den großen Erfolgen der spezifischen Therapie mit modernen Heilmitteln, diese angeborene Abwehrregulation außer acht zu lassen. Denn daß überhaupt die Heilung einer Krankheit möglich ist, so F. Hoff, verdanken wir den natürlichen Heilungsvorgängen des Organismus. Eine Meinung, die im vollen Umfange auch von Gerhard Domagk vertreten wurde.

In dem Auf und Ab der Meinungen und Schulen jener Zeit bildete ein Mann einen ruhenden Pol für die Betrachtung und Wirkungsweise der Eigenbluttherapie – August Bier. Der Gedanke, daß bei einer Krankheit natürliche Heilungsvorgänge unabdingbar sind und durch gezielte »Reiztherapie« Heilungsprozesse gesteigert werden können, haben August Bier veranlaßt, die Eigenbluttherapie in verschiedenen Varianten bei unterschiedlichen Krankheitszuständen anzuwenden. August Bier ging bei der von ihm praktizierten Eigenblutbehandlung noch von der Vorstellung aus, daß die nach der Eigenblutinjektion freigesetzten Eiweißverbindungen als Reizstoff im Organismus wirksam werden, dadurch eine »akute Entzündung« in Verbindung mit Temperaturerhöhung (Abwehrreaktion) auslösen und somit Heilungsprozesse bewirken. Bei seinen Injektionen machte er sich die Arndt-Schulz'sche Regel zum Grundsatz: Schwache Reize fachen die Lebenstätigkeit an, mittelstarke hemmen sie und starke heben sie auf. Ein Richtmaß, daß für jeden Eigenbluttherapeuten auch heute noch seine Gültigkeit hat.

Tab. 1: nach F. Hoff

Allgemeines Abwehrsyndrom (vegetative Gesamtumschaltung)	Lokales Abwehrsyndrom – Entzündung
Fieber	Entzündungshyperthermie, Calor
Allgemeine Acidose	Entzündungsacidose,
Umsatzsteigerung	Lokale Stoffwechselsteigerung,
Erhöhte Kreislaufleistung	Entzündungshyperämie, Rubor
Leukozytose	Entzündliche Zellinfiltration, Abszeß
Gesetzmäßige Reaktionsfolge der Leukozyten	Gesetzmäßige Reaktionsfolge der entzündlichen Zellreaktion,
Gesteigerte Fibrinolyse, Freisetzung niedermolekularer Eiweißbruchstücke	Proteolyse und gesteigerte Glykolyse, Freisetzung niedermolekularer Eiweißbruchstücke, osmotische Hypertonie,
Phagozytose und Bakterizidie im Blut	Phagozytose und Bakterizidie im Entzündungsgebiet

Ebenso vertrat Spiethoff die Meinung, daß durch eine Eigenblutinjektion eine Reizwirkung ausgelöst und eine Körperdesensibilisierung erfolge. Spiethoffs Hypothese wurde durch experimentelle Untersuchungen von H. Much und Ravaud bestätigt. Nicht unwesentlich ist auch die Untersuchung von Schürer-Waldheim, der nach Eigenblutinjektionen eine Leistungszunahme des RES beobachten konnte. Er stellte fest, daß nach einer Injektion von 40–50 ml reinjiziertem Eigenblut, die Monozytenzahl von 5 % auf 22 % anstieg und damit eine deutlich wahrnehmbare Veränderung der Reaktionslage im Organismus eintrat. Damit stellte er klar, daß bei jeder Eigenblutinjektion das RES in eine gesteigerte Aktivitätsphase gerät, was sich hauptsächlich durch die Aktivierung des Mesenchyms deutlich zeigt und mit einer verstärkten Bildung histiozytärer Zellen (Anstieg der Monozytenzahl) nach außen sichtbar wird. Auch andere Autoren weisen darauf hin, daß nach intramuskulärer Injektion von Eigenblut das Immungedächtnis des Organismus geweckt und damit Killerzellen und weitere Leukozyten vermehrt auftreten.

Dadurch ist u. a. erwiesen, daß eine Eigenblutinjektion zu einer erkennbaren Veränderung der Reaktionslage im Organismus führt und in einer Zunahme der Immunkörper im Blut seinen Ausdruck findet. Schließlich kommt es zu einer Resistenzsteigerung des Gesamtorganismus, was eine Anhebung der allgemeinen Abwehrlage bewirkt und die Heilungsfähigkeit günstig beeinflußt.

F. Hoff bezeichnete die unspezifische Reiztherapie, zu der er auch die Eigenbluttherapie zählte, als »Stoß ins vegetative System«. Der Organismus beantwortet jeden Reiz, der auf die Regulationssysteme einwirkt mit einer allgemeinen vegetativen Reaktion. Je nach Umfang und Einwirkung des Reizes kann der Körper mit einer stärkeren oder schwächeren Gegenreaktion reagieren, wobei aber immer das Wirkungsprinzip der vegetativen Gesamtumschaltung erkennbar wird. Durch experimentelle Untersuchungen konnte F. Hoff die ablaufenden vegetativen Reaktionen nach parenteraler Anwendung verschiedener Reizmittel festhalten:

Das zirkulierende Blut ist in erster Linie Transportmittel für zahlreiche Stoffe, wobei der Sauerstofftransport die fundamentalste Funktion darstellt. Daneben ist das Blut für die Umverteilung von Nährstoffen, Elektrolyten, Vitaminen sowie für die Ausscheidung von Kohlendioxyd, Stoffwechselabfallprodukten usw. zuständig. Gleichzeitig enthält das menschliche Blut eine Vielzahl individueller körpereigener Informationen über durchgemachte Erkrankungen, vorhandenen Resttoxinen von überstandenen Infektionen, Stoffwechselablagerungen, aber auch ganz spezifische Antikörper, mitunter auch Bakterien. Zur Erfüllung dieser vielfältigen Aufgaben darf das Blut seinen funktionellen Raum, das Gefäßsystem nicht verlassen. Gelangen Blutbestandteile außerhalb des Gefäßsystems, treten Abwehrmaßnahmen im Sinne einer Entzündung auf, hier wird das Blut selbst zum pathogenen Reiz. Entnehmen wir in diesem Zustand Blut aus dem Gefäßsystem, daß neben vielen lebenswichtigen Bestandteilen auch Antigene, Toxine evtl. Bakterien enthält und führen eine subkutane bzw. intramuskuläre Injektion in das Gewebe durch, tritt eine Aktivierung der Abwehrstoffe ein – es kommt zur Immunstimulierung.

Das körpereigene Blut, als solches vom Organismus nicht mehr angesehen, wird gleichsam als Fremdkörper reinjiziert, dadurch werden Erinnerungsbilder im Körper geweckt. Das Blut wird zum Informationsträger für das Immunsystem mit der Folge, daß die Abwehrsituation optimiert wird.

Durch die Eigenblutinjektionen werden die therapeutischen Informationen einer erneuten Infektion über Gewebsrezeptoren und Zellmembranen aufgenommen. Dadurch ist es durchaus möglich, einen bestehenden chronischen Krankheitsprozeß in einen akuten Zustand zurückzuführen mit Zeichen einer vertretbaren und für den Kranken erträglichen Erstverschlimmerung. Aufgrund dieser herbeigeführten Situation wird ein erneutes Aufleben der Abwehrkräfte erreicht, mit dem Ziel, Heilungsprozesse einzuleiten. Der Einfluß des injizierten Eigenblutes auf die vegetative Gleichgewichtslage ist gewaltig und entspricht in etwa den von F. Hoff zusammengefaßten Phasen der vegetativen Gesamtumschaltung:

Aus der Tabelle nach F. Hoff wird ersichtlich, daß die 1. Phase ein deutliches Übergewicht des Symphatikus zeigt, während die 2. Phase mit einem Übergewicht des Parasympathikus einhergeht. Bei genauer Betrachtungsweise kann man feststellen, daß in der 1. Phase eine Verschiebung verschiedener vegetativer Konstanten in einer bestimmten Richtung von den ursprünglichen Ausgangswerten stattfindet, während in der 2. Phase eine Verschiebung in die entgegengesetzte Richtung folgt. Letztendlich werden die normalen Ausgangswerte wieder hergestellt.

Bereits Drittel und Freund haben durch verschiedene Versuche nachgewiesen, daß am Zustandekommen der Eigenblutwirkung, daß vegetative Nervensystem beteiligt ist. Weichardt begründete das Fieber, den Anstieg der Leukozyten, die Antikörperbildung nach Eigenblutinjektionen damit, daß durch Aktivie-

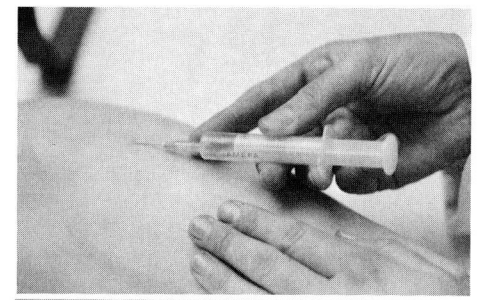

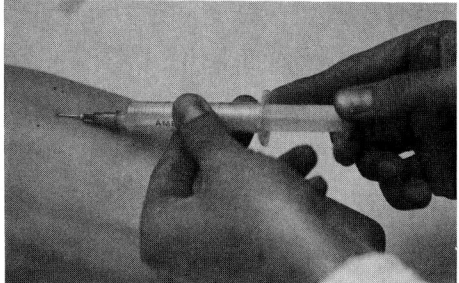

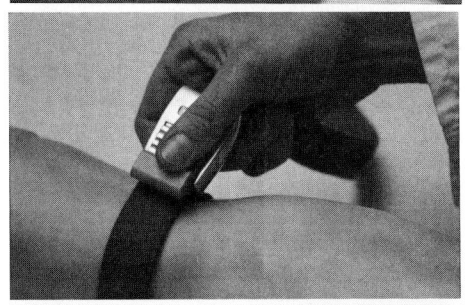

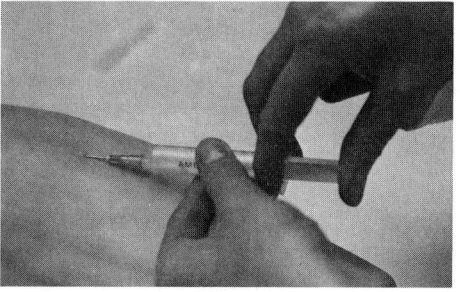

Abb. 5: Blutentnahme und Injektion. **a)** Haltung der Spritze beim Einstich, **b)** Haltung der Spritze bei der Aspiration nach Punktion der Vene, **c)** bei der Injektion nach positivem Aspirationsversuch den Stauschlauch öffnen, **d)** Haltung der Spritze bei der Injektion. (Aus Hildebrand: Praktische Injektions- und Infusionstechniken)

Tab. 2: Das Prinzip der vegetativen Gesamtumschaltung n. F. Hoff

1. Phase	2. Phase
Fieberanstieg, Fieberhöhe	Fieberabfall
Leukozytenanstieg,	Leukozytenabfall
Myeloische Tendenz	Lymphatische Tendenz
Abfall der Eosinophilen	Anstieg der Eosinophilen
Retikulozytenanstieg	Retikulozytenabfall
Abfall der Alkalireserve (Azidose)	Anstieg der Alkalireserve
Anstieg des Gesamtstoffwechsels	Abfall des Gesamtstoffwechsels
Anstieg des Serumeiweißes	Abfall des Serumeiweißes
Abfall des Albumin/Globulin-Quotienten	Anstieg des Albumin/Globulin-Quotienten
Anstieg des Blutzuckers	Abfall des Blutzuckers
Abfall des Blutfettes	Anstieg des Blutfettes
Abfall des Blutcholesterins	Anstieg des Blutcholesterins
Anstieg der Blutketonkörper	Abfall der Blutketonkörper
Anstieg des Blutkreatins	Abfall des Blutkreatins
Anstieg des Stoffwechsels und der Aktivität der einzelnen neutrophilen Zellen	Abfall des Stoffwechsels und der Aktivität der einzelnen neutrophilen Zellen
Abfall des Kalium-Kalzium-Quotienten	Anstieg des Kalium-Kalzium-Quotienten
Abfall des Properdins	Anstieg des Properdins
Anstieg der fibrinolytischen Aktivität	Abfall der fibrinolytischen Aktivität
Abfall des Plasmaeisens	Anstieg des Plasmaeisens
Anstieg des Plasmakupfers	Abfall des Plasmakupfers
Übergewicht des Sympathicus	**Übergewicht des Parasympathikus**

rung der Zellen Spaltprodukte im Organismus entstehen, die eine Umstimmung und damit verbunden, eine Leistungssteigerung bewirken. Er bezeichnete diesen Vorgang als Protoplasmaaktivierung.

Lange Zeit wurde die Frage diskutiert, ob die Eigenbluttherapie eine Stimulierung der spezifischen oder unspezifischen Abwehr auslöst. Die von Vorschütz und Löhr durchgeführten Untersuchungen und das Zusammentragen von zwölf wesentlichen Punkten ergaben, daß spezifische und unspezifische Abwehrmaßnahmen zusammenwirken.

Wirkung der Eigenbluttherapie nach Vorschütz/Löhr:

1. Temperatursturz nach einem Optimum an hohen molekularen Peptonen
2. Beschleunigung der Blutgerinnung und Blutsenkungszeit der Erythrozyten
3. Reizung des vegetativen Nervensystems
4. Antiphlogistische Wirkung
5. Wirkung auf die glatte Muskulatur, anfangs sedierend, später tonisierend
6. Reizung des erythroblastischen und myeloischen Systems
7. Vermehrung von Antikörper als omnizellulärer Vorgang
8. Vermehrung der Globuline
9. Verstärkte Drüsentätigkeit
10. Veränderung des Eiweißgehaltes der roten Blutzellen
11. Erweiterung des von der Injektionsstelle aus zunächst erreichten Kapillarsystems
12. Vermehrung der proteolytischen Fermente.

Die lokale Wirkungsweise des injizierten Eigenblutes

Nach unmittelbar durchgeführter subkutanen oder intramuskulären Eigenblutinjektion in das Gewebe, kommt es zunächst zu einer Aktivierung der zellulären und humoralen Abwehrkräfte. Durch örtliche Entzündungsvorgänge mit allen Abläufen wie Rubor, Calor, Tumor und Dolor erfolgt eine Unterstützung der Abwehrmaßnahmen. Diese Vorgänge spielen sich in der Tiefe des Gewebes ab und

Immunabwehr des Körpers

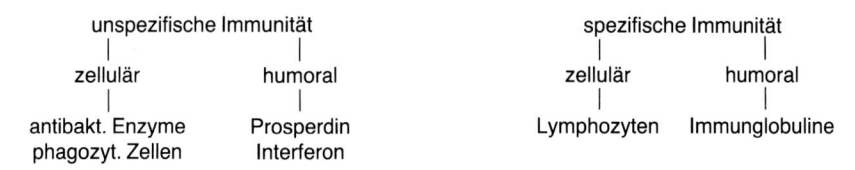

```
        unspezifische Immunität                    spezifische Immunität
         |              |                           |              |
      zellulär       humoral                     zellulär        humoral
         |              |                           |              |
   antibakt. Enzyme   Prosperdin               Lymphozyten    Immunglobuline
   phagozyt. Zellen   Interferon
```

Abb. 6: Schematische Darstellung unspezifische und spezifische Abwehr

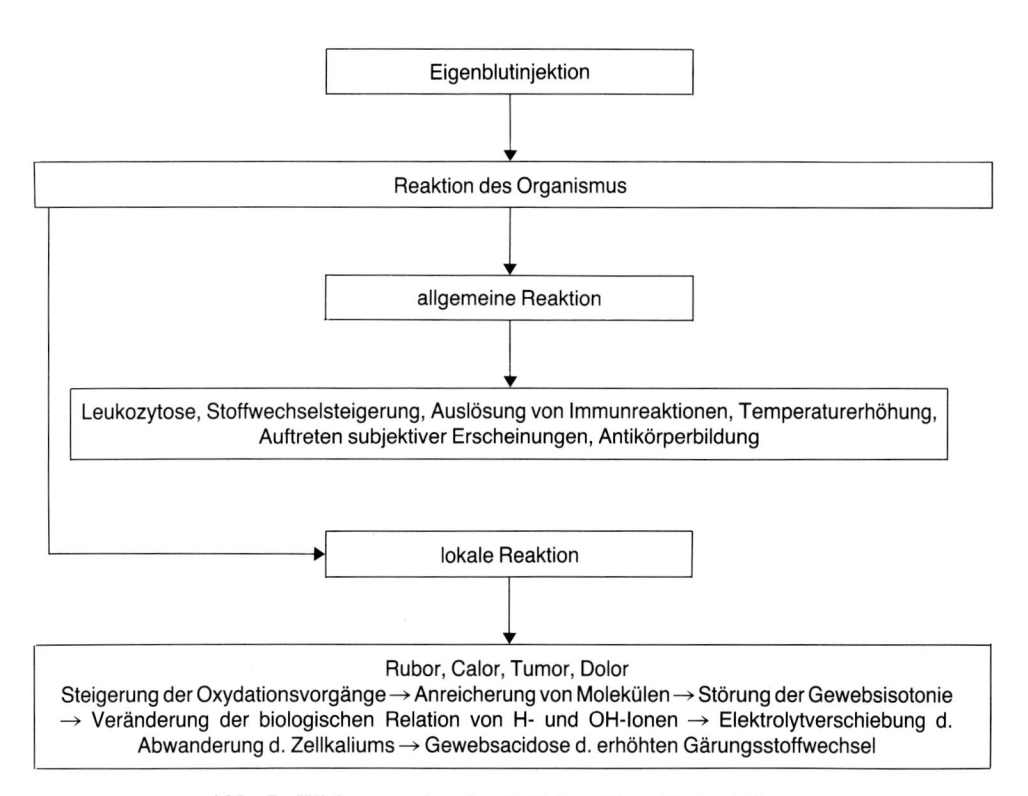

```
                    Eigenblutinjektion
                           ↓
                  Reaktion des Organismus
                           ↓
                    allgemeine Reaktion
                           ↓
  Leukozytose, Stoffwechselsteigerung, Auslösung von Immunreaktionen, Temperaturerhöhung,
            Auftreten subjektiver Erscheinungen, Antikörperbildung
                           ↓
                     lokale Reaktion
                           
                  Rubor, Calor, Tumor, Dolor
  Steigerung der Oxydationsvorgänge → Anreicherung von Molekülen → Störung der Gewebsisotonie
    → Veränderung der biologischen Relation von H- und OH-Ionen → Elektrolytverschiebung d.
       Abwanderung d. Zellkaliums → Gewebsacidose d. erhöhten Gärungsstoffwechsel
```

Abb. 7: Wirkungsweise der örtlichen Eigenblutreaktionen

sind nach außen hin nicht erkennbar. Im Injektionsbereich werden die Oxydationsvorgänge erheblich gesteigert. Durch Zerstörung von Zellmembranen bricht der Energiehaushalt der Zellen zusammen. Es kommt zur Anreicherung von Molekülen und damit zur Störung der Gewebsisotonie. Die biologische Relation von H- und OH-Ionen geht infolge der zunehmenden H-Ionenkonzentration verloren. Schließlich tritt eine Elektrolytverschiebung durch Abwanderung des Zellkaliums in den Interzellularraum ein, während Natrium und Wasser in die Gewebselemente einströmen. Die Folge des erhöhten Gärungsstoffwechsels ist eine zunehmende Gewebsazidose mit einem verstärkten Plasmaeinstrom und einem lymphatischen Abtransport. Die lokale Abwehr des Organismus tritt nun in Funktion. Es kommt zur Ausbildung verschiedener Zonen um das injizierte Injektionsmaterial:

1. Bildung einer Resorptionszone
2. Bildung einer lympho-plasmozellulären Zone
3. Bildung einer Faserzone.

Ausgehend von der lympho-plasmozellulären Zone nimmt die Aktivierung des Immunsystems seinen Anfang.

Aus dem bisher Geschriebenen ist zu ersehen, daß die Eigenblutinjektion auf humoralem Wege und auch über das vegetative Nervensystem eine Veränderung der Reaktionslage im Organismus bewirkt. Die Einflußnahme auf die lymphoretikuläre Abwehrzone und das retikulohistiozytäre System, beide sind wesentliche Träger unserer Auseinandersetzung mit der Umwelt, können durch eine geeignete Eigenblutbehandlung günstig beeinflußt, ja trainiert werden, um den täglichen Anforderungen gewachsen zu sein.

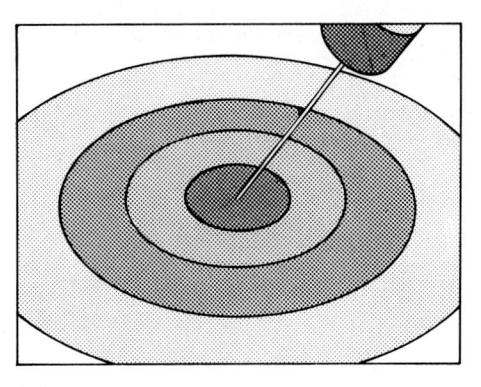

▨ = Exsudationszone (Eigenblutinjektion)

▧ = Resorptionszone

▨ = Lymphoplasmozelluläre Zone

☐ = Faserzone

Abb. 8: Lokale Eigenblutreaktion

Allgemeine Auswirkung der Eigenbluttherapie

Die Eigenblutbehandlung übt eine sehr günstige Wirkung auf das Allgemeinbefinden aus. Viele Patienten fühlen sich nach der Behandlung vital und leistungsfähiger. Der Schlaf wird länger und tiefer, depressive Zustände werden gebessert. Diese Beobachtungen kann man insbesondere bei seelischen und körperlichen Mißempfindungen während des Klimakteriums machen. Interessant ist auch die Feststellung, daß durch die Behandlung, hauptsächlich bei den chronisch Kranken, der Gesundungswille und der Lebensmut gehoben wird. Auch die analgetische Wirksamkeit, vorwiegend bei Erkrankungen des rheumatischen Formenkreises ist sehr eindrucksvoll. Bei Aktivierung des Eigenblutes mit dem Hämoaktivator nach Dr. med. Höveler ist die Schmerzreduzierung bei chronischen Schmerzzuständen besonders intensiv. Hier können nach einer gewissen Behandlungszeit die stark wirkenden Analgetika erheblich reduziert bzw. die Verabfolgung ganz eingestellt werden. Eine weitere Wirkung der Eigenblutbehandlung sieht man bei Erschöpfungszuständen. Die oftmals damit verbundene Appetitlosigkeit, zunehmende Abmagerung, Durchfälle oder Obstipation, manisch depressive Einstellung, rasche Ermüdbarkeit können günstig beeinflußt werden. Dabei kann man immer wieder beobachten, daß die Einwirkung des Eigenblutes auf das Allgemeinbefinden bei Vagotonikern und vegetativ stigmatisierten Patienten besonders überzeugend ist. Eine Aussage, die bereits von Litzner, Stahl und Haferkamp getroffen wurde und die sich in der praktischen Anwendung immer wieder zeigt.

Auffallend ist auch das Phänomen, daß Patienten, die über längeren Zeitraum mit Eigenblut behandelt wurden, wesentlich besser auf Medikamente ansprechen. Das bedeutet, daß mit Nebenwirkungen verbundene Medikamente erheblich reduziert werden können und damit negative Auswirkungen starker Pharmapräparate erst gar nicht zum Tragen kommen. Auch Haferkamp weist bereits auf die Kombinationsmöglichkeit von Sulfonamiden bzw. Antibiotika mit Eigenblut hin und hebt in erster Linie die Einschränkung dieser beiden

Mittel in Verbindung mit Eigenblutinjektionen hervor.

Doch bei allen positiven Aspekten der Eigenblutbehandlung muß bedacht werden, daß diese Form der Behandlungsmethode auch ihre Grenzen hat. Bei allen eindrucksvollen Ergebnissen darf die Eigenbluttherapie bei destruktiven Endstadien nicht angewendet werden. Die Belastung für den toxinüberschwemmten und kaum noch reagierenden Organismus wäre zu gewaltig. Auch bei irreversiblen Schäden ist die Anwendung sinnlos.

Zur besseren Übersicht sollen die wichtigsten Aspekte der Eigenblutwirkung noch einmal zusammengefaßt werden:
1. Wesentliche Besserung des Allgemeinbefindens physisch und psychisch
2. Erhebliche Besserung depressiver Zustände besonders während des Klimakteriums
3. Besserung des Schlafes
4. Appetitanregung durch Stoffwechselaktivierung
5. Allgemeine Rekonvaleszenzförderung
6. Analgetische Wirkung bei chronischen Schmerzzuständen
7. Erhöhung der Drüsentätigkeit
8. Antiphlogistische Wirkung
9. Reduzierung stark wirkender Arzneigaben bei gleichzeitig durchgeführter Eigenbluttherapie
10. Auslösung von Herdreaktionen im positiven Sinne.

Hin und wieder ist zu beobachten, daß nach einigen Eigenblutinjektionen die Patienten über Herdreaktionen klagen. Besonders auffallend sind die Herdreaktionen im Kopfbereich. Das kann sich äußern in:
– Zahnbeschwerden
 Ursachen: Zahnfokus, Zysten, Zahnfistel
 (Kontrolle durch Zahnarzt vornehmen lassen)
– Kopfschmerzen über dem Auge
 Ursachen: Verdacht auf chronische Kieferhöhlen-, Siebbein- oder Stirnhöhlenentzündung
 (Abklärung durch HNO-Arzt)
– Schmerzen in der Oberkiefergegend
 Ursachen: Kieferhöhlenentzündung, insbesondere im Verlaufe einer Grippe
 (Abklärung durch HNO-Arzt)
– Schmerzen im Hinterkopf
 Ursachen: Verdacht auf eine Keilbeinhöhlenentzündung
 (Abklärung durch HNO-Arzt)

Bei dermatologischen Erkrankungen ist zu Beginn der Behandlung eine »Negativphase« zu beobachten, d. h. es kommt nach den ersten Eigenblutinjektionen unter Umständen zu einer erheblichen Erstverschlimmerung, die nach weiteren Injektionen abklingt. Die gleiche Reaktionsweise ist häufig auch bei Allergien festzustellen. Bei richtiger Dosierung und Beachtung der Injektionsintervalle werden die Erstverschlimmerungen relativ rasch behoben, d. h. die »Negativphase« geht über in eine »Positivphase«.

Hin und wieder können auch eine versteckte chronische Appendizitis oder eine chronische Adnexitis kurzzeitig aufflackern und Beschwerden verursachen. Gleiches gilt für die Prostatitis. All diese Reaktionen sind Antwort des Organismus auf die beginnende Abwehrfunktion.

Reaktionen durch Eigenblutinjektionen

Seit Durchführung der Eigenblutbehandlung wurden die verschiedensten Modifikationen in Anwendung gebracht, in der Hoffnung, damit noch bessere Heilungserfolge erzielen zu können. Leider wurden manche Fehler gemacht. Man dachte quantitativ und handelte nach dem Motto: Viel hilft viel!

Es mußte gefährliche Reaktionen und Mißerfolge geben, wenn man 10, 20, 30 ml oder noch mehr Blut intramuskulär reinjizierte. Dieser Stoß in das Vegetativum war so gewaltig, daß der Organismus mit schweren Kreislaufzusammenbrüchen reagierte. Es hat Jahre gedauert, bis sich auch hier die Erkenntnis durchsetzte, daß nur der biologische Reiz, und nicht die Masse für den Erfolg ausschlaggebend ist. Schon die geringste Menge Blut enthält die für den Patienten individuelle, körpereigene Informationen über seine Krankheiten, die zur Mobilisierung seiner körpereigenen Abwehr notwendig sind.

An der Injektionsstelle kann eine leichte Lokalreaktion in Form einer Rötung auftreten, die aber völlig unbedeutend ist. Häufig wird zu Beginn eine Verschlimmerung der Beschwerden beobachtet, also ein Wirkungsmechanismus, wie wir ihn vom Similegesetz der Homöopathie her kennen. Nach der ersten Eigenblutinjektion werden bei vereinzelten Patienten auch verstärkte Müdigkeit und «das Gefühl wie zerschlagen» in Verbindung mit leichter Temperaturerhöhung registriert. Jedoch alles Reaktionen, die den Wirkungsmechanismus der Eigenblutbehandlung andeuten, aber zu keinen lebensbedrohenden Komplikationen führen.

Im allgemeinen sollten zu Beginn einer Eigenblutbehandlung nur kleine Mengen Blut zur Injektion verabfolgt und 5,0 ml nicht überschritten werden, denn wie bereits erwähnt, reichen geringe Mengen von Blut für die Information an den Organismus völlig aus. Größere Mengen reinjizierten Eigenbluts können unangenehme Allgemeinreaktionen, zum Beispiel in Gestalt eines schweren Kreislaufkollapses, auslösen.

Regeln der Eigenblutinjektion

1. Injektionsdurchführung »lege artis«, *bei Nichtbeachtung*: Abszeßbildung.
2. Anfangs kleinste Mengen Blut entnehmen und injizieren, *bei Nichtbeachtung*: ausgedehnte Herdreaktionen u. Erstverschlimmerungen, Kreislaufkollaps.
3. Wiederholung der Injektionen frühestens am 3. bis 5. Tag, mit Ausnahme einiger akuter Krankheiten, *bei Nichtbeachtung*: durch zu starke Inanspruchnahme der körpereigenen Abwehrregulantien tritt eine regelrechte Abwehrblockade ein u. die Regenerationsmaßnahmen werden vereitelt.
4. Beobachtung des Kranken und Registrierung seiner subjektiven und objektiven Erscheinungen, *bei Nichtbeachtung*: für den weiteren Behandlungsverlauf fehlen die notwendigen Anhaltspunkte zur weiteren Therapie. Denn die Reaktionsbereitschaft der einzelnen Organe, die je nach Krankheit einem dauernden Wechsel unterworfen ist, kann sehr unterschiedlich sein.
5. Die Kurdauer mit Eigenblut sollte, bei kurzzeitigen Intervallen, einen begrenzten Zeitraum nicht überschreiten, *bei Nichtbeachtung*: die Reaktionsfähigkeit des Organismus wird erschöpft.

Die praktische Durchführung der Eigenblutbehandlung

Am sichersten und gefahrlosesten hat sich in allen Fällen der Eigenblutinjektion neben der intramuskulären, die subkutane Injektion erwiesen. Es besteht außerdem der Vorteil einer verlangsamten Resorption durch Depotbildung, was sich als besonders günstig bei chronischen Fällen erwiesen hat.

Applikationsformen und Injektionstechniken

Venenpunktion zur Blutentnahme

Im Prinzip können alle oberflächlich verlaufende, gut darstellbare Venen punktiert werden. Am besten geeignet sind die Oberflächenvenen im Bereich des Unterarmes. Die Venen der Ellenbeuge (V. mediana cubiti, V. cephalica und V. basilica) haben in der Regel ein relativ großes Kaliber und sind daher sehr zugänglich. Bei älteren Patienten sind die Venen des Handrückens oftmals sehr gut sichtbar. Sie sollten aber nur in Ausnahmefällen punktiert werden, da in diesem Bereich die Schmerzempfindung sehr viel größer ist.

Bei schlechten Venenverhältnissen kann zuvor ein warmes Handbad verabfolgt oder ein heißer Wickel angelegt werden. Wenn der Unterarm und die Hand in einen feuchtwarmen Umschlag gewickelt sind, läßt man den Arm anschließend einige Minuten frei hängen. Auch Bewegungen, wie Öffnen und Schließen der Faust, können die Venenpunktion erleichtern.

Ausführung: Auf einem Tablett werden folgende Gegenstände gerichtet
a) Einmalhandschuhe
b) Hautdesinfektionsmittel (farblos)
c) Zellstofftupfer
d) Unterlage oder Kissen
e) Kanülen Nr. 12 (Nr. 1, 2 oder 12 für i. m.) (Nr. 14 oder 18 für s. c. oder i. c.)
f) Einmalspritzen
g) Stauschlauch
h) Heftpflasterstreifen
i) Schere
k) Abwurfschale für den Abfall
l) Abwurfbehälter für gebrauchte Kanülen z. B. Medibox Kanülensammler

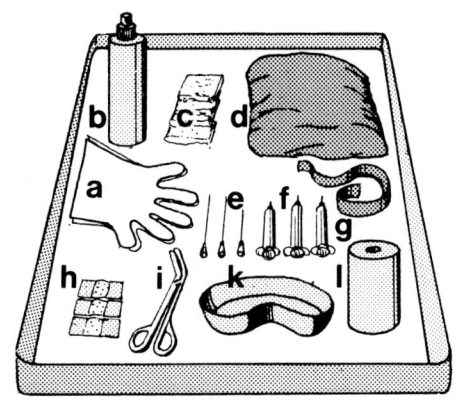

Abb. 9: Tablett für Venenpunktion

Vorgehen:
- Voraussetzung für eine optimale Venenpunktion ist die Lagerung des zu punktierenden Armes. Grundsätzlich sollte der Patient sich hinlegen.
- Vor und nach der Venenpunktion Hände waschen.
- Inspizieren Sie in Ruhe alle zur Injektion in Frage kommenden Venen und palpieren Sie vor der Desinfektion die für die Punktion in Frage kommenden Venen mit Sorgfalt der Reihe nach durch.
- Tupfer mit Hautdesinfektionslösung anfeuchten und im Umkreis der Vene evtl. vorhandene gröbere Verunreinigungen entfernen.
- nochmalige Desinfektion der Einstichstelle durch kurzes Besprühen mit Hautdesinfektionsmittel und 30 bis 60 Sekunden einwirken lassen.
- Während der Einwirkungszeit des Desinfektionsmittels werden die Einmalhandschuhe angezogen und die Spritze durch Aufsetzen der Kanüle für die Blutentnahme vorbereitet.
- Legen Sie als nächstes den Stauschlauch am Oberam an und achten Sie darauf, daß die Blutentnahme unter möglichst geringer Stauung erfolgt, da ansonsten der arterielle Zufluß behindert wird.
- Anstelle der üblichen Staubinde kann auch die Blutdruckmanschette verwendet werden, die bis zu einem knapp unterhalb des diastolischen Blutdrucks liegenden Wert aufgeblasen wird.
- das Punktieren der Vene kann auf verschiedene Arten durchgeführt werden:

a) direkte Venenpunktion:
Durchstechen der Haut,
Einstechen in die Vene,
Vorschieben der Nadel bis Blut in die Spritze läuft.

b) indirekte Venenpunktion:
Kanülenspritze wird 3–4 mm neben der Vene eingestochen, dann läßt man die Kanüle durch das Unterhautfettgewebe gleiten, und infolge der mit der linken Hand angespannten Haut, mündet die Kanüle direkt in das Gefäßlumen.

- Die indirekte Venenpunktion hat gegenüber der direkten Methode gewisse Vorteile, indem ein Durchstechen der Vene und damit eine starke Hämatombildung, seltener vorkommt.
- Vor dem Zurückziehen der Punktionskanüle wird die Stauung gelöst, die Kanüle schnell entfernt, der Tupfer auf die Einstichstelle gedrückt und der Arm für kurze Zeit senkrecht in die Höhe gehalten. Erst wenn die Blutung sicher steht, wird ein Heftpflaster aufgeklebt.

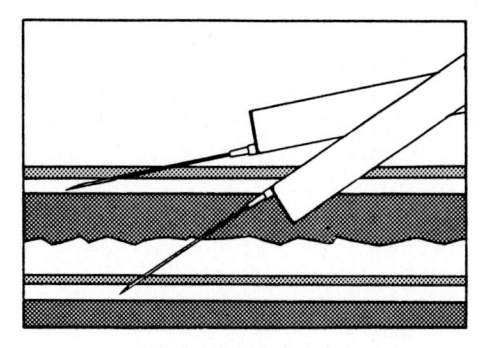

Abb. 10: Schematische Darstellung einer direkten und indirekten Punktion einer Vene

Die intramuskuläre Injektion

Die intramuskuläre Injektion von Eigenblut ist die häufigste Applikationsart. Die Injektion ist, wenn man sie langsam und ohne starken Druck durchführt, fast schmerzlos. Kontraindiziert ist die intramuskuläre Verabreichung bei Blutungsneigung z. B. bei Patienten mit Antikoagulationstherapie. Ferner sollte die Injektion in entzündliche bzw. degenerativ veränderte Muskelgebiete wie z. B. bei Myositis, Neuritis oder Systematrophien vermieden werden. Das gleiche gilt für gelähmte Muskelbereiche, so z. B. beim Schlaganfall.

Applikationsort: Die Injektionsstelle wird so ausgewählt, daß Nerven und Gefäße nicht verletzt werden können. Am besten geeignet ist die Glutäalmuskulatur, wobei zwei verschiedene Injektionsvarianten möglich sind.
Injektion in den oberen äußeren Quadranten: Im Bereich des oberen äußeren Quadranten liegt eine mäßige Gefäß- und Nervenver-

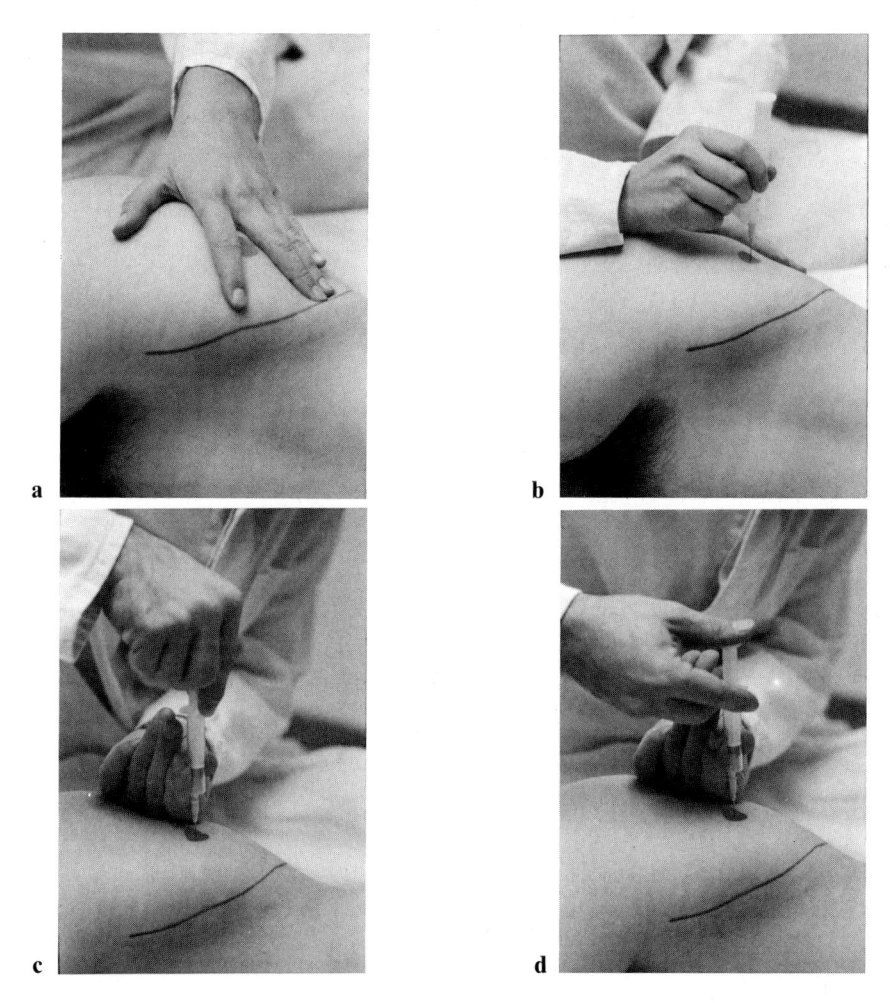

Abb. 11: Schematische Darstellung der Regio glutaealis mit Injektionsort für die intramuskuläre Injektion. **a)** Lokalisation der Einstichstelle nach v. Hochstetter, **b)** Haltung der Spritze beim Einstich, **c)** Haltung der Spritze bei der Aspiration, **d)** Haltung der Spritze bei der Injektion. (Aus Hildebrand: Praktische Injektions- und Infusionstechniken)

sorgung vor, so daß die Gefahr von Komplikationen weitgehend ausgeschaltet wird.

Ventroglutäale Injektion nach v. Hochstetter: Diese Form der Injektion ist die Methode der Wahl. Sie liegt wesentlich weiter ventral und etwas höher, als die Injektion in den oberen äußeren Quadranten. Die Gefahr, daß wichtige Nerven oder Gefäße getroffen werden, ist bei richtiger Ausführung der Injektion ausgeschlossen. Außerdem wird das Aufliegen auf der Einstichstelle weitgehend ausgeschaltet, Schmerzen und Reibungen sind geringer.

Ausführung: Jede intramuskuläre Injektion wird am seitlich liegenden Patienten ausgeführt. Das betreffende Muskelgebiet befindet sich zwischen drei Knochenhöckern, die meistens gut ertastet werden können:

a) Spina iliaca anterior superior
b) Eminentia christae iliacae
c) Trochanter major.

Zur Bestimmung des Injektionsortes legen Sie die Zeigefingerkuppe auf die Spina iliaca ant. sup. und spreizen Sie den Mittelfinger der

Hand maximal. Die Kuppe des Mittelfingers erreicht bei entsprechender Handlänge den oberen Beckenkamm. Der geeignete Injektionspunkt liegt in dem Dreieck zwischen den Grundgliedern von Zeige- und Mittelfinger. Bei dieser Injektionstechnik muß beachtet werden, daß auf der rechten Gesäßhälfte die linke Hand und auf der linken Gesäßhälfte die rechte Hand benutzt wird.

Nach Desinfektion der Einstichstelle erfolgt zügig und genau senkrecht zur Hautoberfläche die Injektion. Die Kanüle soll rasch durch die Haut geführt werden. In der Regel genügt eine Einstichtiefe von 2 bis 3 cm, bei bestehenden Fettpolster muß entsprechend tiefer gespritzt werden. Wird der Darmbeinknochen getroffen, so zieht man die Nadel vor der Injektion ca. ½ bis 1 cm zurück. Die Kanülenstärke ist abhängig von den Fettpolstern des Patienten. In der Regel verwendet man die Stärken Nr. 1, Nr. 2 oder Nr. 12. Bei sehr beleibten Patienten die Spezial i. m. Kanüle 0.90 × 70 mm.

Nach dem Aspirieren wird das Eigenblut langsam injiziert. Evtl. Schmerzangaben durch den Patienten sind zu beachten. Wenn die Spritze leer ist, übt man mit dem Tupfer einen Gegendruck aus, während man die Kanüle schnell und gerade herauszieht. Durch die anschließende Hautdesinfektion wird gleichzeitig das Gewebe zur besseren Verteilung des Eigenblutes leicht massiert.

Mit einem kleinen hautfreundlichen Heftpflaster wird die Injektionsstelle abgedeckt.

Die subkutane Injektion

Durch die subkutane Injektion wird das Eigenblut unter die Haut in das Unterhautzellgewebe injiziert. Zur Injektion genügen Kanülen der Größe Nr. 14 oder Nr. 18. Kanülen der Größe Nr. 20 sollten für subkutane Eigenblutinjektionen nicht verwendet werden, da sie sehr schnell verstopfen.

Die bevorzugten Applikationsstellen sind:
a) der Oberarm
   medio-laterale Seite des Musculus biceps, in der Mitte des Oberarmes
b) der Oberschenkel
   medio-laterale Seite des Musculus quadriceps femoris

c) die Umbilicalregion, d. h. die Umgebung des Bauchnabels.

Ausführung: Der Patient liegt völlig ruhig und entspannt auf der Liege. Die entsprechende Körperpartie wird freigelegt und das Hautfeld gut desinfiziert. Das leicht verschiebbare Unterhautzellgewebe wird vor der Injektion mit zwei Fingern angehoben. Dann sticht man genau senkrecht zur Hautoberfläche ein. Nach der Aspiration erfolgt langsam die Injektion. Nach der Verabfolgung des Eigenblutes, drückt man den Tupfer leicht auf die Einstichstelle und zieht die Nadel schnell heraus. Die

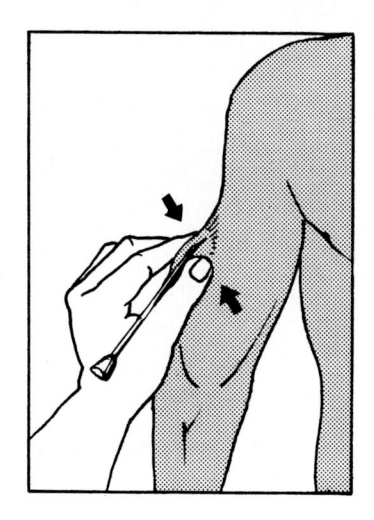

Abb. 12: Beugeseite des Oberarms mit Applikationsort für die s. c. und i. c. Injektion

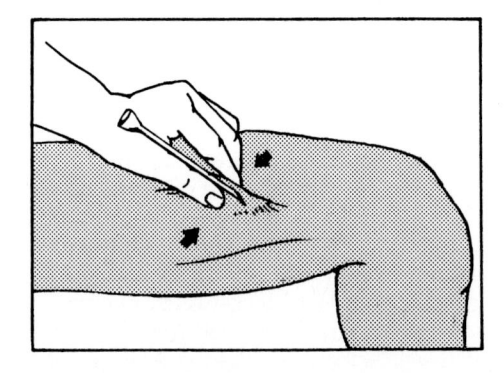

Abb. 13: Applikationsfeld für die subkutane Injektion im Bereich des Oberschenkels

Einstichstelle wird nochmals desinfiziert und durch leichte Massage mit dem Tupfer das injizierte Eigenblut schneller verteilt. Mit einem hautfreundlichen Heftpflaster wird die Wunde verschlossen.

Die intrakutane Injektion

In der Eigenbluttherapie werden intrakutane Injektionen lediglich durchgeführt:

a) zur Testinjektion bei allergischen Erkrankungen, um starke Erstverschlimmerungen zu vermeiden,
b) zur einschleichenden Therapie bei schweren chronischen Erkrankungen, um schmerzhafte Erstreaktionen zu vermeiden,
c) bei paravertebralen Injektionen.

Ausführung: Für die intrakutane Eigenblutinjektion wird eine Kanüle Nr. 18 oder in die-

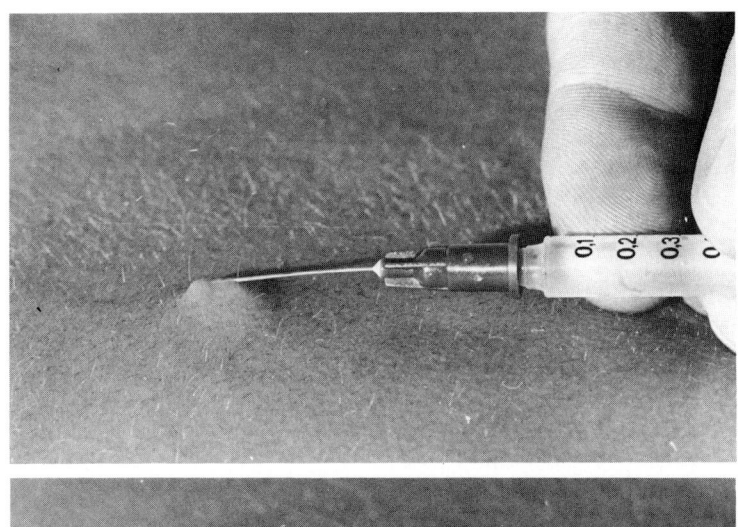

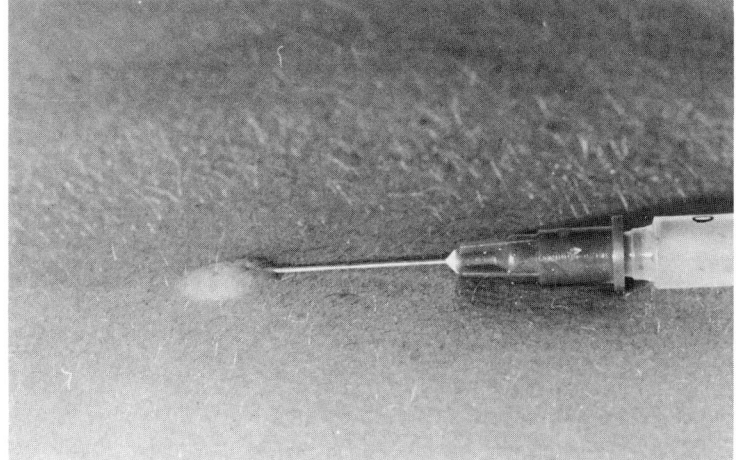

Abb. 14: Die intrakutane Injektion. a) Die Kanüle wird flach in die Haut eingestochen und unter leichtem Anheben vorsichtig vorgeschoben, b) nach Injektion von 0,05 bis 0,1 ml bildet sich eine deutliche, intrakutane Quaddel. (Aus Hildebrand: Praktische Injektions- und Infusionstechniken)

sem speziellen Fall eine Kanüle Nr. 20 benutzt. Da bei der intrakutanen Injektion nur geringe Mengen Blut injiziert werden, ist die Gefahr des Verstopfens nicht so groß, wie z. B. bei der subkutanen Injektion.

Die Vorbereitung und die Desinfektion der Hautbezirke entspricht dem bereits geschriebenen. Die Spritze wird zur Injektion fast horizontal gehalten und die Kanüle unmittelbar, nur wenige mm unter die Hornschicht der Oberhaut eingeführt. Schon bei der Injektion von 0,1 ml muß eine deutliche Quaddel sichtbar werden.

Dosierung und Behandlungsintervalle der Eigenbluttherapie

Für eine erfolgreiche Eigenblutbehandlung sind Dosierung und Intervall von sehr weittragender Bedeutung. Wird die Dosis zu groß oder die Intervalle zu kurz gewählt, so besteht die große Gefahr, daß die Funktion des RES nicht gesteigert, sondern erheblich blockiert wird. Auf der anderen Seite müssen bestimmte Erkrankungen mit wesentlich höheren Dosen und kürzeren Intervallen behandelt werden, um überhaupt eine Reaktion des Organismus zu erzielen. Man muß bei der Behandlung mit Eigenblut von drei grundsätzlichen Überlegungen ausgehen und demgemäß die Menge des zu injizierenden Eigenblutes und die erforderlichen Intervalle genau festlegen:

1. Handelt es sich um eine akute oder chronische Erkrankung,
2. wie ist die konstitutionelle Veranlagung des Patienten und nach der ersten Eigenblutinjektion:
3. Wie entwickelt sich die Reaktionslage des Patienten.

Königer hat sich sehr intensiv mit der Dosierungsfrage bei Umstimmungsbehandlungen auseinandergesetzt und immer wieder darauf hingewiesen, daß durch Umstimmungsbehandlung beim Patienten eine Erregbarkeitsänderung ausgelöst wird. Es ist daher von großer Wichtigkeit, den Anstieg und den Abfall dieser Schwankungen aufmerksam zu registrieren, um den richtigen Augenblick für die Fortführung der Behandlung zu erfassen.

Grundsätzlich kann man bei der Injektion von Eigenblut davon ausgehen, daß nur kleine Mengen Blut notwendig sind, um dem Organismus die erforderliche Information zu übermitteln und den biologischen Reiz auszulösen. Die Praxis zeigt immer wieder, daß 0,5 bis 2,0 ml Blut zur Injektion im allgemeinen ausreichen. Beachten Sie, daß die Menge von 5,0 ml Eigenblut nicht überschritten wird.

Deutliche Reaktionsphasen sind bei der Behandlung chronischer Erkrankungen mit Eigenblut zu erkennen. So treten nach der ersten intramuskulär verabfolgten Injektion, je nach Reaktionslage des Patienten, in bestimmter Zeitfolge Erstverschlimmerungen auf und zwar nach:

– 6 bis 8 Stunden
– am 2. und 4. Tag
– am 6. und 9. Tag.

An diesen Tagen werden keine Wiederholungsinjektionen durchgeführt.

Bei Vorliegen einer hyperergischen Reaktionslage ist es empfehlenswert, zunächst eine intrakutane Injektion mit Eigenblut, die vorher mit physiologischer Kochsalzlösung verdünnt wurde, durchzuführen. Die Verdünnung sollte 1:10 betragen. Dadurch wird jede Komplikation, die in Verbindung mit hyperergischen Reaktionen auftreten kann, unterbunden. Ferner üben kleine unspezifische Reize eine therapeutisch günstige Herdreaktion aus, während stärkere Reize mit der Gefahr einer provokatorischen Verschlimmerung des Krankheitszustandes verbunden sein können.

Für die Praxis hat sich die von Haferkamp empfohlene Dosierungsrichtlinie als sehr praktikabel erwiesen:

Man beginnt mit 0,1 ml Blut intrakutan. Treten dabei keine nennenswerte Reaktionen auf, steigert man die Menge etwa jeden 2. bzw. 3. Tag um 0,1 ml bis man bei 0,5 ml angelangt ist. Die weiteren Injektionen, die etwa jeden 3. Tag um 0,1 ml vermehrt werden, erfolgen subkutan, bis man 1,0 ml erreicht hat. Nun wird jeweils um 1,0 ml gesteigert und je nach Befinden des Patienten, alle 5 Tage intramuskulär injiziert. Dabei wird eine Einzeldosis von 5,0 ml nicht überschritten.

Für die *Behandlungsintervalle* gilt die Regel:
Je akuter der Zustand, desto öfter,
je chronischer der Zustand, desto seltener
soll die Behandlung erfolgen.

Die Intervalle, so schreibt Haferkamp, bilden einen integrierenden Bestandteil der Therapie. Von der Größe des Intervalls wird nicht nur die Stärke der Wirkung einer bestimmten Dosis, sondern auch die Art der Wirkung oft entscheidend bestimmt.

So erfordern z. B. die akuten Infektionen eine kontinuierliche polytrope Umstimmung. Hier kann man durch schnell aufeinanderfolgende ansteigende Dosen einen nachhaltigen günstigen Einfluß auf den Organismus ausüben.

Bei den mehr chronisch verlaufenden Erkrankungen hat sich die Anwendung im großen Intervall und kleinsten Dosen am besten bewährt. Hier werden wöchentlich zunächst zwei, später eine und auf längere Sicht betrachtet 14-tägig oder dreiwöchentlich je eine Injektion verabfolgt.

Bei den ausgesprochen chronisch verlaufenden Krankheitszuständen hat man den besten Erfolg, wenn ein Intervall von zunächst fünf Tagen, später 10–14 Tagen gewählt wird. Ich weise noch einmal daraufhin, für die Applikation weiterer Eigenblutinjektionen ist immer das Befinden und die Reaktionsfähigkeit des Kranken ausschlaggebend.

Merken wir uns: Die Intervalldistanz und die richtig gewählte Dosis ist maßgebend für den Erfolg.

Information für den Patienten

Machen Sie Ihren Patienten darauf aufmerksam, daß er bei Verabreichung von 3–5 ml Eigenblut durchaus Fieber bekommen kann, das nach etwa 2 bis 3 Stunden wieder abklingt. Auch kann es durchaus vorkommen, daß sich der Kranke einige Tage müde und schlapp fühlt und ein verstärktes Krankheitsgefühl auftritt. Erklären Sie Ihrem Patienten, daß es sich hierbei um Abwehrreaktion des Organismus handelt, die zur Wiedererlangung der Gesundheit notwendig sind. Aus diesen Gründen ist es empfehlenswert, bei Berufstätigen die Eigenblutbehandlung in den Abendstunden durchzuführen.

Die verschiedenen Methoden der Eigenblutbehandlung

Während ursprünglich das Blut so zur Anwendung gelangte, wie es dem Körper entnommen wurde, schuf man im Laufe der Jahre eine ganze Reihe von Modifikationen mit dem Ziel, noch bessere Heilerfolge zu erzielen:

1. Unverändertes Eigenblut
2. Haemolysiertes Eigenblut
3. Defibriniertes Eigenblut
4. Eigenserumtherapie
5. Kurzwellenbestrahltes Eigenblut
6. Ultraviolettbestrahltes Eigenblut
7. Potenziertes Eigenblut.

Haemolysiertes Eigenblut

Es erfolgt eine Mischung von 1,5 ml Nativblut mit 0,5 ml sterilem Aqua destillata (Ampuwa Ampullen). Diese Mischung wird ca. 1 Minute durchgemischt. Anschließend erfolgt die intramuskuläre Reinjektion, die 2× wöchentlich durchgeführt wird. Diese Methode war und ist bei dermatologischen Erkrankungen wie z.B. chronische Urtikaria, Furunkulose, Akne vulgaris und pruriginösen Hauterkrankungen üblich. Koschade und Haferkamp haben insbesondere bei Allergikern das Blut nach der homöopathischen Verdünnungsregel verdünnt und dabei sehr gute Erfolge gesehen. Bei akuten Zuständen wurden Verdünnungen von D1–D2 injiziert, bei chronischen D3–D4. Zur Verdünnung wurde Aqua bidestillata verwendet.

Defibriniertes Eigenblut

10 ml venöses Blut wird in ein steriles Glasgefäß gegeben und mit einem sterilen Quirl so lange gerührt, bis sich alle Faserstoffe an dem Quirl niedergeschlagen haben. Das defibrinierte Blut wird entweder sofort oder erst nach Stunden 2–3 ml am liegenden Patienten ganz langsam intravenös injiziert. Wenn die Wirkung dieser Methode bei vielen Erkrankungen auch recht überzeugend war, so ist sie wegen der vielen Komplikationen abzulehnen, denn die Nebenwirkungen wie z.B. Kopfschmerzen, Ohrensausen, Schwindel und Kollapszustände waren unliebsame Nebenerscheinungen.

Eigenserumtherapie

40 ml bis 60 ml entnommenes Venenblut werden in einem sterilen Glasgefäß kühl und möglichst dunkel aufbewahrt. Nach einigen Stunden hat sich das Serum vom Blut abgesetzt und das Serum kann vorsichtig in ein steriles Reagenzglas abgegossen werden. Die Verabfolgung des Serums erfolgt in einer geringen Dosierung von 0,2 ml bis 0,3 ml intravenös, intramuskulär oder subkutan. Auch diese Methode muß heute als überholt angesehen werden, denn die massiven Erstverschlimmerungen oder die bedrohlichen Komplikationen stehen in keinem Verhältnis zum Erfolg.

Kurzwellenbestrahltes Eigenblut

Diese Methode wurde durch Forster entwickelt und von Haferkamp vielfach angewandt. Es wurden hierbei 8 ml Blut mit 2 ml Natriumcitrat 3,8% durchgemischt und anschließend 15 Minuten in einem 6-m-Kurzwellenfeld bei einem Elektronenabstand von ca. 3 cm bestrahlt. Ein Verfahren, das heute ohne Bedeutung ist.

Ultraviolettbestrahltes Eigenblut

Seit 1928 ist die Reinjektion ultraviolett-bestrahlten Eigenblutes als Behandlungsmethode am Menschen bekannt. So konstruierte zunächst Havlicek eine UV-Lampe, die unter Rührbewegung einige Minuten in das entnommene Eigenblut eingetaucht wurde. Er stellte bei den damit behandelten Patienten, hinsichtlich der Abwehrsteigerung und Umstimmung, eine wesentlich stärkere Wirkung fest. In der Nachfolge von Havlicek weisen vor allem Haferkamp, Frühauf, Kulenkampff und Sehrt, durch ihre sehr eingehenden Arbeiten über UV-bestrahltes Blut, auf die Wirksamkeit dieser Methode hin. In Amerika stieß die Möglichkeit der bestrahlten Eigenbluttherapie auf große Resonanz, auch unter dem Aspekt, daß an mit «Septicemia» erkrankten Hunden sehr gute Resultate erzielt wurden. Unter dem Eindruck zahlreicher Erfolge auch in der Humanmedizin, breitete sich die UV-bestrahlte Eigenbluttherapie in den USA immer mehr aus. In Europa stieß diese Methode erst auf größeres Interesse, nachdem Wehrli ein modifiziertes Verfahren der UV-bestrahlten Hämotherapie publizierte, bei dem zunächst eine zusätzliche Sauerstoffsättigung des venösen Blutes das therapeutische Wirkungsprinzip darstellen sollte. Im Jahre 1957 wurde durch Wehrli das erste für die Praxis brauchbare Gerät zur Hämatogenen Oxydationstherapie geschaffen.

Die Wirksamkeit des UV-bestrahlten Eigenblutes in seinen verschiedenen Modifikationen wurde inzwischen vielfach bestätigt. Neben Albers, Kollath und Wennig, sind es vor allen auch Pischinger, Perger und Lutz die Untersuchungen von weittragender Bedeutung durchgeführt haben.

Potenziertes Eigenblut

Die Methode des potenzierten Eigenblutes wurde von der Kinderärztin Imhäuser wieder in Erinnerung gebracht und hat sich vorzugsweise in der Kinderheilkunde hervorragend bewährt. Nach dem Prinzip «Gleiches mit Gleichem» zu behandeln, sieht Imhäuser im menschlichen Blut eine Arznei, die bei entsprechender Potenzierung bei mancherlei Erkrankungen eine schnelle, sichere und komplikationsfreie Heilung bewirkt oder einen Heilungsprozeß einleitet. Das Blut enthält nach Reckeweg, als das große «Transportband des Organismus» auch zahlreiche Homotoxine, die durch entsprechende Verdünnung entgiftet, aber therapeutisch hochaktiv werden und somit gegengiftspezifische Heilreaktionen auslösen. Die Domäne der potenzierten Eigenblutbehandlung sind die subakuten und chronischen Erkrankungen. Allerdings ist diese Methode kein Wundermittel und schon gar nicht ein Allerheilmittel, aber eine Möglichkeit, die chronischen Erkrankungen günstig zu beeinflussen. Dabei ist die Einfachheit des Verfahrens faszinierend.

Technik der Herstellung: Man benötigt dazu mehrere 10 ml Fläschchen mit Ausguß und 25–30%igen Alkohol. Es ist wichtig die Fläschchen von 1–10 zu kennzeichnen.

1. Schritt: In jedes Fläschchen werden 100 Tropfen Alkohol abgezählt.
2. Schritt: Nun gibt man in das Fläschchen Nr. 1 einen Tropfen Patientenblut und schüttelt 15mal gut durch. Wir erhalten somit potenziertes Eigenblut oder eine Eigenblutnosode in C1.
3. Schritt: Zur weiteren Potenzierung geben wir aus dem Fläschchen Nr. 1 einen Tropfen in das Fläschchen Nr. 2 und schütteln 15mal gut durch. Wir erhalten somit poten-

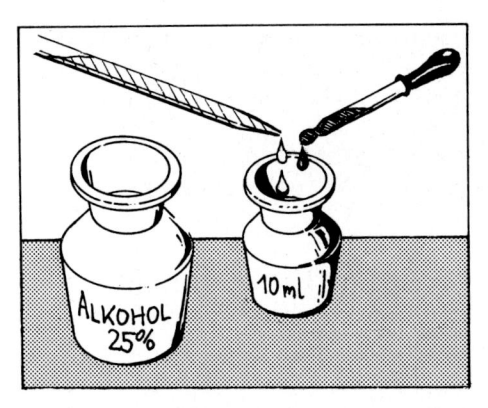

Abb. 15: Herstellungstechnik von potenziertem Eigenblut

ziertes Eigenblut oder eine Eigenblutnosode in C2.
4. Schritt: Nach den o. g. Beispielen wird weiterverfahren bis die gewünschte Potenz erreicht ist.

Die so hergestellte Eigenblutnosode ist mehrere Monate haltbar.

Blutentnahme: Wenn es möglich ist, soll der Bluttropfen mit einer 18er Kanüle aus der Vene entnommen werden, denn im venösen Blut ist der Anteil der Reizstoffe wesentlich höher als z. B. im Kapillarblut.

Bei schlechten Venenverhältnissen oder sehr unruhigen Kindern wird mittels einer Blutlanzette das Blut aus dem Ohrläppchen verwendet.

Verabreichung der Eigenblutnosode: In der Regel, von wenigen Ausnahmen abgesehen, werden wöchentlich 1 × 5 Tropfen unverdünnt auf die Zunge gegeben. Nach der Zubereitung der Eigenblutnosode können die ersten 5 Tropfen bereits in der Praxis eingenommen werden. Die Verabfolgung sollte stets am gleichen Wochentag geschehen, damit die Kontinuität der Einnahme gewahrt bleibt.

Wichtig: Die Eingangspotenzen sind, von wenigen Ausnahmen abgesehen, entweder C5 oder C7. Bei manchen Erkrankungen muß nach geraumer Zeit die Eigenblutnosode höher potenziert werden. Dies geschieht *immer durch erneute Blutentnahme*, denn der Körper erfährt durch die Behandlungsmaßnahme eine Änderung und das zuerst abgenommene Blut ist nicht mehr adäquat. Die Änderung der Potenz wird notwendig, weil ein Organismus, der für längere Zeit einer bestimmten Reizwirkung ausgesetzt ist, durch nachlassende Reaktionen nicht mehr ausreichend reagiert. Gehen wir dann zu einer höheren Potenz über, setzt plötzlich die alte Reaktionsbereitschaft des Körpers wieder ein.

Achten Sie ferner darauf, daß die von Ihnen vorgegebenen Einnahmeintervalle eingehalten werden. Anderenfalls können sehr starke Erstverschlimmerungen auftreten, vor allem bei dermatologischen Erkrankungen und allergischen Dispositionen. Denn die Reaktionsstärke steht in gewisser Beziehung zu der Art der Erkrankung. Bei akuten Entzündungen z. B. ist der Ablauf der Reaktion meist schnell, d. h. die Einnahmeintervalle kurz, bei chronischen Erkrankungen langsam, daher die Einnahmeintervalle länger.

Beim erwachsenen Patienten ist die Wirkung des potenzierten Eigenblutes nur von geringer Bedeutung. Im Gegensatz zum kranken Kind, sind es nur einige Erkrankungen, bei denen es sinnvoll erscheint, zur Therapieunterstützung potenziertes Eigenblut zu verabreichen. Ausschlaggebend dafür ist sicherlich, daß der kindliche Organismus noch in der Lage ist, viel sensibler auf Reizstoffe zu reagieren.

Die Auto-Sanguis-Stufentherapie nach Reckeweg

Der Vollständigkeit halber muß in diesem Zusammenhang auch die von Reckeweg entwickelte Methode der Auto-Sanguis-Stufentherapie genannt werden, die bei genauer Durchführung und Indikation hervorragende Ergebnisse zeigt und sich hauptsächlich bei Autoaggressionskrankheiten gut bewährt. Die Durchführung erfolgt in der Weise, daß ein Tropfen Eigenblut (z. B. nach i. v. Injektion) zur weiteren Potenzierung in derselben Spritze mit ver-

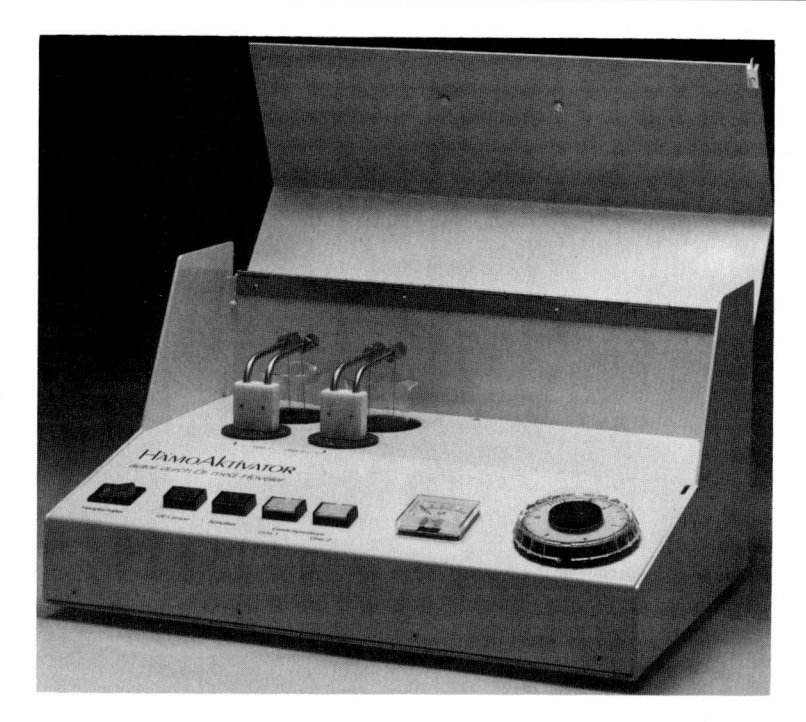

Abb. 16: Hämoaktivator nach Dr. med. Höveler

schiedenen Heel-Ampullen nacheinander potenziert, verschüttelt und nach jeder weiteren Verdünnung mit einer entsprechenden Heel-Ampulle dem Patienten sc., im., iv. bzw. ic. reinjiziert wird. Die ausführliche Beschreibung dieser wirkungsvollen Therapie ist in der Ordinatio Antihomotoxica et Materia Medica, herausgegeben von der wissenschaftlichen Abteilung der Biologischen Heilmittel Heel GmbH, Baden-Baden, nachzulesen.

Die Eigenbluttherapie mit dem Hämoaktivator nach Dr. med. V. Höveler

Angeregt durch die Arbeiten von Wehrli, Steinbart, Haferkamp u. a. und letztlich durch die eigenen Praxiserfahrungen in der Eigenbluttherapie, entwickelte Höveler vor 27 Jahren den nach ihm benannten Hämoaktivator. In seinem Buch «Eigenbluttherapie», Karl Haug Verlag Heidelberg, 4. Auflage 1985, ist die Methode und deren praktische Ausführung eingehend dargestellt.

Aktiviertes Eigenblut: Bei der Herstellung von aktiviertem Eigenblut wird 2,0 ml venöses Blut nach Zusatz von 1,0 ml Aqua bidest (Ampuwa) in ein steriles Quarzglas mit 20 ml physiologischer Kochsalzlösung gegeben und 0,5 ml H_2O_2 3%ig hinzugefügt. Nach leichter Handverschüttelung wird das Becherglas in den Hämoaktivator eingesetzt. Die zur Durchführung der Elektrolyse notwendigen Platinen werden in ihrer gesamten Länge ausgeglüht und die Elektrode in den Steckkontakt des Hämoaktivators eingesetzt, wobei die Platinen in die Blut-Salz-Lösung eintauchen. Mit der Zeituhr werden für 15 Minuten die drei wichtigen Funktionen des Gerätes:

– Elektrolyse
– UV Bestrahlung
– Verschüttelung

eingeschaltet. Nach 15 Minuten schaltet das Gerät automatisch ab und es werden zur Injek-

a 1,0 ml Aqua bidest.   **b** + 2,0 ml Blut

c d   Reihenfolge: 1, 2, 3

3. Wasserstoffsuperoxyd 0,5 ml 3%
2. Blutmischung 3,4 ml
1. physiol. Kochsalzlösung 20 ml

e Von Hand verschütteln und in den HÄMOAKTIVATOR einsetzen

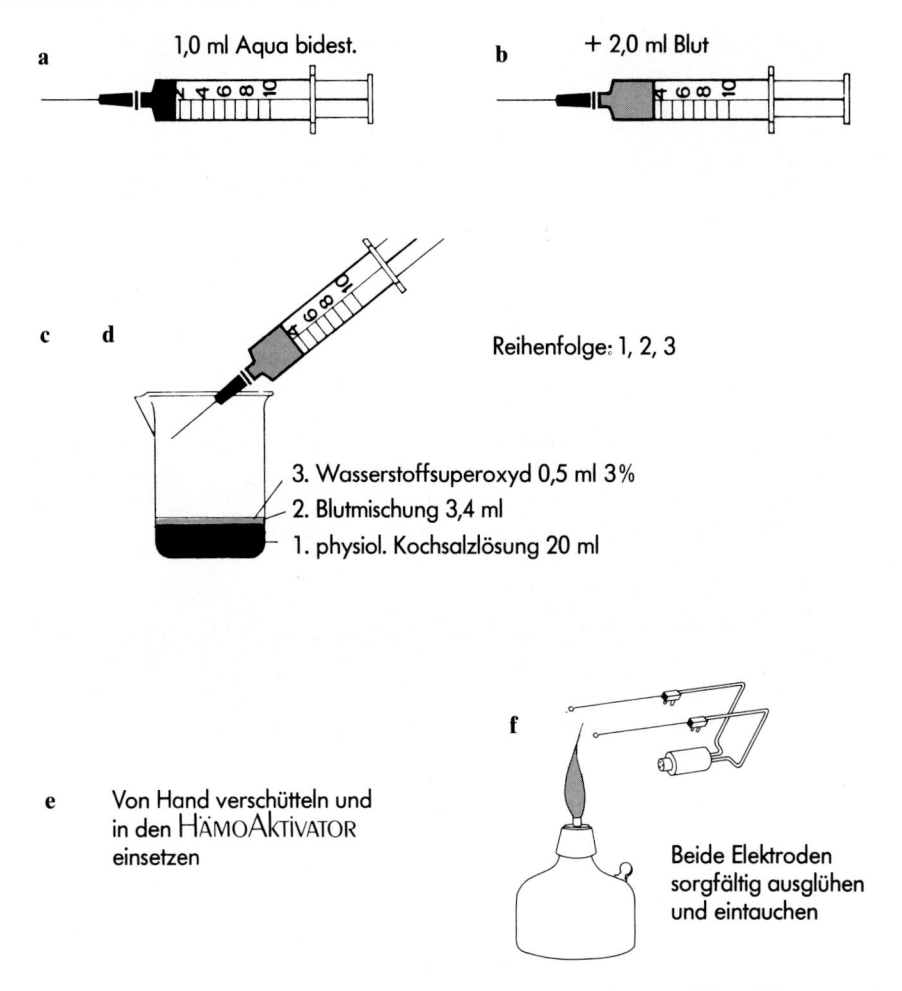

f Beide Elektroden sorgfältig ausglühen und eintauchen

Abb. 17: Behandlungsablauf mit dem Hämoaktivator. **a)** 1 ml Aqua bidest (Ampuwa Ampullen) aufziehen, **b)** anschließend werden mit dieser Spritze 2 ml Blut aus der Vene entnommen, **c)** diese Mischung in ein steriles Becherglas, gefüllt mit 20 ml physiologischer Kochsalzlösung, geben. **d)** Nunmehr werden 0,5 ml Wasserstoffsuperoxyd 3% zugesetzt, **e)** das Becherglas wird nach leichter Handverschüttelung in den Hämoaktivator eingesetzt. **f)** Beide Platin-Elektroden werden ausgeglüht und in die Blut-Salz-Lösung eingetaucht, **g)** mit der Zeituhr werden für 15 Minuten die Funktionen des Gerätes (Elektrolyse – UV-Bestrahlung – Verschüttelung) eingeschaltet. Nach Ablauf schaltet das Gerät automatisch ab. **h)** Man entnimmt 5–8 ml der aktivierten Blutmischung und appliziert tief intraglutäal. **i)** Nach Gebrauch die Platin-Elektroden mit kaltem Wasser abspülen und trocknen, **k)** Becherglas mit kaltem Wasser ausspülen, reinigen (Edisonite-Lösung) und wieder sterilisieren.

tion 5–8 ml der aktivierten Blutmischung entnommen und tief intraglutäal injiziert.

Durch die Zugabe von 0,5 ml Wasserstoffsuperoxyd 3% spaltet sich unter Schaumbildung sofort O_2 ab. Die Einwirkung des ultravioletten Lichtes läßt u. a. Ozonperoxydasen entstehen. Durch das Eintauchen der beiden Platinelektroden in das Blutgemisch wird ein Gleichstrom von 10 mA/20 V durch das Gemisch geschickt. Dadurch erfolgt eine Dissoziierung in H und O_2 und gleichzeitig wird eine Ionisierung in Gang gesetzt. Bei diesem ganzen Vorgang im Hämoaktivator entsteht eine am Geruch deutlich wahrnehmbare Menge von O_3. Durch diese komplexe Aufbereitung des Blutes im Hämoaktivator wird eine Freisetzung von therapeutisch wirksamen Ingredienzien erreicht, deren Wirkungsmechanismus inzwischen weitgehend bekannt ist. Auf diese Art und Weise wird das Blut zu einem immunstimulierendem körpereigenem Material, das stets der augenblicklichen Situation des Patienten adäquat, bei allen Fällen, die einer Biomodulation bedürfen, Anwendung findet.

Nach Höveler muß man von einer stimulierenden Methode verlangen, daß folgende Kriterien erfüllt werden:
1. Stimulierung der Proliferation der T-Lymphozyten
2. Reifung der B- und T-Lymphozyten
3. Stimulierung der Aktivität der Helfer und Suppressorzellen
4. Stimulierung der Aktivität der natürlichen Killerzellen
5. Stimulierung der zytotoxischen Aktivität der T-Lymphozyten
6. Stimulierung der Makrophagenaktivität.

Hier liegt nun der Ansatzpunkt der Behandlung mit «aktiviertem Eigenblut». Was durch Erfahrung seit langen Jahren bekannt war, konnte im Januar 1987 im Institut für Strahlenanalysen – Dr. Popp, Kaiserslautern, experimentell bestätigt werden:

Aktiviertes Eigenblut besitzt einen erheblich höheren Stimulationseffekt auf das ganze Immunsystem als unverändertes Eigenblut. Gemessen nach der «Low level luminiscens Methode».

In Zusammenarbeit mit der Universität Essen, Abteilung Apparatebau, Prof. Dr. P. Schmidt, wurde 1986 eine neue Konzeption des Gerätes entwickelt. Die UV-Lichtquelle (253,7 nm) wurde nach unten in das Gerät verlegt und damit die direkte Bestrahlung der in einem Quarzglas befindlichen Blut-Salz-Lösung ermöglicht. Durch experimentell gefundene Verschüttelungsfrequenzen wird eine vollständige Durchmischung und daher auch eine totale Durchstrahlung der ganzen Blut-Salz-Lösung mit UV-Licht erreicht. Durch vollständig sterilisierbare Elektroden ist auch die Gefahr von Aidsübertragungen u. ä. unterbunden. Neue wissenschaftliche Erkenntnisse und die Erfahrung der Praktiker im Umgang mit dem Hämoaktivator waren Veranlassung zu dieser veränderten Konzeption.

Applikationsmöglichkeiten von aktiviertem Eigenblut im Überblick

1. Intraglutäale Injektion
2. Subkutane Injektion
3. Intrakutane Injektion
4. Rectales Bleibeklistier
5. Wundbehandlung

Die intraglutäale Applikation: Sie ist die häufigste Form der Verabfolgung von aktiviertem Eigenblut. Bei langsamer Injektion ist diese Form der Applikation nicht schmerzhaft. Mit Ausnahme von Vitaminsubstanzen kann jede Form von i. m. zu verabreichenden Medikamenten der Blutlösung beigefügt werden. Hierbei wird zunächst das Medikament in der Spritze und anschließend die Blutlösung bis zur 10 ml Markierung aufgezogen. Nach Aufziehen des Medikamentes und der Blutlösung, muß die Kanüle zur Injektion gewechselt werden.

Die subkutane Injektion: Bei bestimmten Erkrankungen wird ein Teil des aktivierten Eigenblutes intraglutäal und der andere Teil s. c. injiziert. So hat es sich z. B. beim Herpes zoster bewährt, wenn man beim ersten Auftreten von Herpesbläschen auf der Haut, das befallene Gebiet s. c. infiltriert und zwar in Kombination mit Ultima ratio. Auch bei chronischer Gastritis, Hepato- oder Pankreopathien hat sich neben der intraglutäalen Injektion auch die s. c. Applikation – in Verbindung mit Phönix Juv 110 Lösung – bewährt. Hierbei erfolgt die s. c. Injektion 1 Querfinger unterhalb des Xyphoid und entlang der beiden Rippenbögen. Weitere Therapierichtlinien sind in den Therapiehinweisen angegeben.

Die intrakutane Injektion: Diese Anwendungsform erfolgt als zusätzliche Maßnahme bei der Behandlung von Wirbelsäulenschäden. Neben der intraglutäalen Verabreichung, können beiderseits durchgeführte i. c. paravertebrale Injektionen, in Kombination mit einem Medikament, eine Erleichterung oder die Beschwerdefreiheit beschleunigen.

Das rectale Bleibeklistier: Bei Colitis mucosa und bei Fisteln hat sich, neben der i. g. Injektion, die zusätzliche rectale Applikation bewährt. Nach der üblicherweise durchgeführten i. g. Injektion wird die verbliebene Blutlösung in den Darm verabfolgt. Dabei wird zunächst das Quarzglas mit der Blutlösung für einen kurzen Augenblick in warmes Wasser gestellt, damit sich die Lösung auf Körpertemperatur erwärmt. Der Patient soll vor der rectalen Applikation flach und auf der linken Seite liegen, damit die Flüssigkeit gut in den Dickdarm aufsteigen kann. Auf den Konus der Spritze wird ein dünner Einmalkatheter geschoben (Einmal-Frauenkatheter), der am anderen Ende etwas eingefettet wird. Das Endstück des Katheters wird vorsichtig in den Enddarm eingeführt und die Blutlösung ohne großen Druck appliziert. Anschließend wird der Katheter vorsichtig entfernt und der Patient kann noch einige Minuten liegen bleiben. Es ist sinnvoll, dem Patienten eine Vorlage zu geben, damit seine Wäsche auf dem Heimweg nicht verschmutzt wird. Bei der Verabreichung des rectalen Bleibeklistiers ist es empfehlenswert, wenn der Behandler Einmalhandschuhe trägt.

Die zusätzliche systematische rectale Applikation von aktiviertem Eigenblut beschleunigt den Abbau gewebsschädigender Substanzen und wirkt regenerativ auf die geschädigte Darmschleimhaut.

Die Wundbehandlung: Zur Wundbehandlung, hauptsächlich beim Ulcus cruris und bei Dekubitalgeschwüren, hat sich die zusätzliche Applikation von aktiviertem Eigenblut in die vorliegende Wunde besonders gut bewährt. Voraussetzung ist allerdings, daß durch entsprechende lokale Maßnahmen, die oftmals stark verunreinigte Wunde gesäubert wurde. Gerade beim Ulcus cruris und bei Dekubitalgeschwüren kommt es durch mangelnde Granulation der Wunde zu einem sehr schlechten oder verzögerten Heilungsverlauf. Somit ist die Gefahr weiterer Sekundärinfektionen immer wieder gegeben. Das Granulationsgewebe ist für den zeitlichen Ablauf und das Schicksal des Wundheilungsvorganges von entscheidender Bedeutung. Nach Abstellen der örtlichen und allgemeinen Ursachen kann die Granulationsbildung durch lokale Anwendung von aktiviertem Eigenblut erheblich gesteigert werden. Nach verabfolgter i. g. Injektion, werden 1 bis 3 ml, je nach Tiefe und Ausmaß der Wunde, aufgezogen und direkt in die Wunde gegeben. Mit einer nicht festklebenden Auflage wird die Wunde verbunden. Nach 2 Tagen erfolgt erneuter Verbandswechsel und eine Wiederholung der örtlichen Eigenblutgabe. Sobald die Granulation in Gang gebracht ist, kann die Lokalbehandlung mit aktiviertem Eigenblut entfallen.

Medikamentenzusatz zur aktivierten Eigenblutlösung: Die aktivierte Eigenblutlösung kann nach Fertigstellung durch verschiedene Zusätze wie z. B. Phytopharmaka angereichert werden. Dadurch wird die Umstimmung auf humoralem und auf vegetativem Wege wesentlich schneller gesteigert und die Veränderung der Reaktionslage für den Organismus sehr rasch wahrnehmbar. So können die Zusätze u. a. aus Nosoden, homöopathischen Einzelmitteln oder den Kombinationspräparaten unterschiedlicher Herkunft bestehen. Das ausgewählte Medikament wird zunächst aufgezogen und die aktivierte Eigenblutlösung bis zur 10 ml Markierung aufgefüllt. Nicht vergessen – zur Injektion die Kanüle wechseln!

Bei einigen Erkrankungen ist es völlig ausreichend, wenn aktiviertes Eigenblut ohne jeglichen medikamentösen Zusatz verabreicht wird. Dazu zählen einige dermatologische Erkrankungen wie z. B. die Neurodermitis oder

z. B. die Urticaria. Auch bei der akuten Pollinose ist die Verabfolgung von aktiviertem Eigenblut ohne jeglichen medikamentösen Zusatz angezeigt.

Reinigen der Quarzgläser: Die gebrauchten Quarzgläser werden anschließend mit kaltem Wasser abgespült und wenn es notwendig erscheint z. B. bei sehr kalkhaltigem Wasser oder starker Verschmutzung der Gläser, für 1 Stunde in Helix Lösung gelegt. Durch die selbsttätige Desinfektion und Reinigung werden Kalkränder und ähnliches entfernt. Nach 60 Minuten Einwirkungszeit die Gläser gründlich mit Wasser abspülen, trocknen lassen und anschließend im Heißluftsterilisator bei 180 Grad 90 Minuten sterilisieren.

PRAKTISCHER TEIL

Die Eigenblutbehandlung in der Inneren Medizin

In verschiedenen Bereichen der Inneren Medizin zeigt die Eigenblutbehandlung die Vielfältigkeit der Anwendungsmöglichkeiten. Bei manchen Erkrankungen ist die alleinige Verabfolgung von Eigenblut in seinen unterschiedlichen Applikationsformen ausreichend, um den Heilungsprozeß in Gang zu setzen, während bei anderen Erkrankungen die Eigenblutbehandlung als unterstützende Maßnahme oder Roborans angewendet wird.

Durch eine sachgerecht durchgeführte Eigenblutbehandlung kommen die verordneten Medikamente erst richtig zur Entfaltung, da der Organismus in vielen Fällen empfänglicher für Arzneimittel wird, d.h. empfindlicher auf Arzneimittel reagiert. Dadurch können in relativ kurzer Zeit stark wirkende und mit erheblichen Nebenwirkungen verbundene Arzneimittel reduziert oder ganz abgesetzt werden. Vielerlei chronische Krankheiten lassen sich durch die Eigenbluttherapie günstig beeinflussen und durch die Umstimmungsmaßnahme des Organismus wird oftmals eine Heilung erreicht.

In den nachfolgenden Abschnitten werden eine Vielzahl von Therapieempfehlungen gegeben. Bei den aufgeführten Behandlungsbeispielen und Arzneimittelangaben handelt es sich um Empfehlungen, die keinen Anspruch auf Vollständigkeit erheben.

Erkrankungen der Luftwege

Grippaler Infekt

Bei beginnender Erkältung mit den typischen Schleimhautreizungen wie z.B. kitzelndes, kratzendes Gefühl in Nase und Rachen mit Niesreiz und Beeinträchtigung des Allgemeinbefindens, kann unbedenklich die Therapie mit der Eigenblutbehandlung eingeleitet werden. Es gelingt in den meisten Fällen mit einer einzigen Eigenblutinjektion den grippalen Infekt im Anfangsstadium zu kupieren. Die Symptome wie Abgeschlagenheit, Gliederschmerzen, Appetitlosigkeit usw. werden sehr häufig nach der ersten Injektion schlagartig gebessert. Durch entsprechende Medikamentenzusätze zur Eigenblutinjektion kann die Wirksamkeit um ein wesentliches erhöht werden. Insbesondere dann, wenn der Beginn der ersten Symptome schon einige Stunden zurückliegt. Treten bei Familienmitgliedern mehrfach grippale Infekte auf, können die nicht erkrankten Familienangehörigen prophylaktisch eine Eigenblutinjektion erhalten.

Therapieempfehlungen
Potenziertes Eigenblut für Kinder: Akute Infektionen lassen sich bei Kindern durch potenziertes Eigenblut sehr günstig beeinflussen.

Diese milde Behandlungsform ist besonders dann angezeigt, wenn es sich um geschwächte Kinder handelt oder evtl. Komplikationen zu erwarten sind.
Anfertigung einer C5 Potenz
1. Tag 1 × tgl. 3 Tropfen unverdünnt auf die Zunge.
2. Tag 1 × tgl. 3 Tropfen unverdünnt auf die Zunge.
Am *3. Tag wird eine Potenz C7* zubereitet, die in 3tägigem Abstand mit 1 × tgl. 3 Tropfen bis zur völligen Genesung verabreicht wird.

Medikamentöse Zusatztherapie:
– Phönix Anphön
 S. je nach Alter stdl. 10–20 Tropfen
– Phönix Kalium nitricum
 S. je nach Alter zunächst 1/2stdl. 10–20 Tropfen und späterhin stdl. 20–30 Tropfen.
Nach Behebung des grippalen Infektes ist die Verabfolgung eines Lebermittels sinnvoll:
– Phönix Phönohepan
 S. 2 × tgl. 10–20 Tropfen oder
– Hepeel Tbl.
 S. 2 × tgl. 1 Tbl. im Mund zergehen lassen.

Eigenblutinjektion: Im Anfangsstadium verabfolgt man je nach Kräftelage und Alter des Patienten: 3,0 ml bis 5,0 ml Eigenblut i. m.
Diese Injektion wird unter Umständen nach 24 Stunden wiederholt.
Zu Beginn eines grippalen Infektes hat sich auch die Applikation folgender Eigenblutmischung bewährt: 2,0 ml Eigenblut plus 1,0 ml Elpimed forte.
Eine Wiederholung der Injektion erfolgt, wenn es erforderlich erscheint, nach 24 Stunden.
Im fortgeschrittenen Stadium bewährt sich eine Mischinjektion mit:
0,5 ml Eigenblut plus
 Traumeel
 Engystol
 Gripp Heel, oder
0,5 ml Eigenblut plus
 Echinacea oplx
 Eupatorium oplx.
Diese Mischinjektion wird nach 24 bzw. 48 Stunden noch einmal wiederholt.

Eigenblutbehandlung mit dem Hämoaktivator nach Dr. med. Höveler: Gerade bei beginnenden grippalen Infekten erreicht man mit der Injektion von aktiviertem Eigenblut eine sehr schnelle und wirkungsvolle Hilfe: 5,0 ml aktivierte Eigenblutlösung intraglutäal. Wiederholung der Injektion am 2. bzw. 3. Tag.
Bei fortgeschrittenem grippalen Infekt werden 3 × wöchentlich eine Injektion mit 5,0 ml aktiviertem Eigenblut verabreicht. Insgesamt 6 Injektionen.

Medikamentöse Zusatztherapie:
– Ortitruw
 Original Tinktur Truw aa 50.0
 MDS.: stdl. 30–50 Tropfen, oder
– Phönix Hydrargyrum
 Phönix Kalium nitricum aa 50.0
 MDS.: stdl. 30–50 Tropfen, oder
– Eupatorium olpx
 Asclepias olpx
 Arnica olpx aa 30.0
 MDS.: stdl. 10 Tropfen oder morgens 1 Eßl. voll in ein Glas Wasser geben und über den Tag verteilt trinken.

Äußerlich Einreibungen von Brust und Rücken mit Transpulmin Balsam usw. oder einer sehr wirksamen Mischung aus:
Thymi aetherol. 2,5
Eucalypti aetherol. 2,5
Pini pumilion. aetherol. 2,5
Camphorae olei ad 30,0
MDS.: 10 Tropfen zur Brusteinreibung.

Teemischungen: Bei allen grippalen Infekten ist die Verabreichung von Species diaphoretica sehr hilfreich. Sie werden entweder als Einzeldroge wie z. B. Lindenblütentee oder Holunderblütentee – 1 Teel. auf 1 Tasse als Aufguß – oder in bewährter Mischung verabfolgt:
Flores Sambuci
Flores Tiliae
Flores Chamomillae aa ad 100.0
M. f. spec.
D. S. 1 Teelöffel auf 1 Tasse als Aufguß.

Pharyngitis acuta

Beim akuten Rachenkatarrh steht die Virusinfektion gegenüber der bakteriellen im Vordergrund. Es kommt zur Rötung und Schwellung der Rachenschleimhaut mit Bildung eitrigen, oft zähen Schleims. Der Patient klagt über Brennen und Kratzen im Hals und oftmals über heftige Schluckbeschwerden, die bis in die Ohren ausstrahlen können. Schüttelfrost und Temperaturanstieg können hinzukommen. Das Allgemeinbefinden ist mehr oder minder stark beeinträchtigt.

Therapieempfehlungen
Potenziertes Eigenblut für Kinder: Anfertigung einer C5 Potenz
1. Tag 1 × tgl. 3 Tropfen mit etwas Wasser verdünnt einnehmen
2. Tag 1 × tgl. 3 Tropfen mit etwas Wasser verdünnt einnehmen.
Am *3. Tag wird eine Potenz C7* zubereitet, die in 3tägigen Abstand mit 1 × tgl. 3 Tropfen bis zur völligen Genesung verabreicht wird.

Medikamentöse Zusatztherapie:
– Kreosotum Komplex Nestmann
  Mercurius cyanatus Komplex Nestmann
  Eupatorium Komplex Nestmann aa 50.0
  MDS.: stdl. 5–10 Tropfen (je nach Alter) mit etwas Wasser verdünnt einnehmen, oder
– Phönix Hydrargyrum
  Phönix Lymphophön aa 50.0
  MDS.: stdl. 10–20 Tropfen (je nach Alter) mit etwas Wasser verdünnt einnehmen.
– Phönix Antitox
  S. 3 × 20 Tropfen tgl. mit etwas Wasser verdünnt einnehmen.

Allgemeine Maßnahmen:
– Gurgeln mit Salbei- und Kamilleaufgüssen, oder
– Phönix Kalantol A
  S. 1 Teelöffel voll auf 1 Glas warmes Wasser 3 bis 4 × tgl. mit dieser Lösung gurgeln.

Eigenblutinjektionen: Bei Erkrankungen ist die intramuskuläre Injektion von 2,0 ml Eigenblut plus 1,0 ml Elpimed forte angezeigt. Eine Wiederholung der Injektion erfolgt nach 24 Stunden.
Bei fortgeschrittener Erkrankung erfolgt eine Injektion der bewährten Mischung aus:
0,5 ml Eigenblut plus
  Mercurius solubilis Injeel forte
  Hepar sulfuris Injeel forte
  Engystol.
Eine Wiederholung der Injektion erfolgt nach 24 bzw. 48 Stunden.

Eigenblutbehandlung mit dem Hämoaktivator nach Dr. med. Höveler: Beim Auftreten der ersten Symptome werden 5,0 ml aktivierte Eigenblutlösung intraglutäal injiziert. Eine Wiederholung der Injektion erfolgt am 2. bzw. 3. Tag.
Ist der Krankheitsprozeß weiter fortgeschritten, werden 3 × wöchentlich eine Injektion mit 5,0 ml aktivierter Eigenblutlösung intraglutäal injiziert. Je nach Ausmaß der Erkrankung und Begleitumstände sind 6 bis 10 Injektionen notwendig. Durch die Zufügung eines Echinacinpräparates z. B. Echinacin Madaus, wird der Heilungsverlauf günstig beeinflußt.

Medikamentöse Zusatztherapie:
– Phönix Lymphophön
  Phönix Kalium nitricum aa 50,0
  MDS.: 2 Tage stündlich 30–50 Tropfen mit etwas Wasser verdünnt einnehmen.
  Ab 3. Tag 4 × 30 Tropfen tgl.
– Phönix Antitox
  S. 4 × tgl. 20 Tropfen mit etwas Wasser verdünnt einnehmen, oder
– Arum triphyllum Oplx.
  S. 3 × tgl. 2 Tbl. v. d. M. im Mund zergehen lassen.
– Agnus castus Oplx.
  S. 2 Tage stündlich 20 Tropfen mit etwas Wasser verdünnt einnehmen.
  Ab 3. Tag 4 × 20 Tropfen tgl.

Allgemeine Maßnahmen: Gurgeln mit Salbei- und Kamilleaufgüssen oder Phönix Kalantol A. (Erwachsene Personen nehmen 1 Eßl. auf 1 Glas warmes Wasser.)
Auf ausreichende Flüssigkeitszufuhr ist zu achten.
Daneben können nichtinfektiöse Ursachen wie z. B. physikalische und chemische Reize, ätzende Dämpfe, Rauch und Gase oder Alkohol- und Tabakmißbrauch eine Rolle spielen und somit die Grundlage für eine chronische Pharyngitis darstellen. Sobald die Ursache erkannt ist, kann mit Hilfe der aktivierten Eigenblutbehandlung durch eine gezielte Langzeit-

therapie der chronische Zustand in den meisten Fällen behoben werden. Dabei werden über einen Zeitraum von vier bis sechs Wochen 12 bis 15 Eigenblutlösungen von aktiviertem Eigenblut intraglutäal injiziert. Anschließend wird monatlich eine «Auffrischungsinjektion» verabreicht, um den Zustand zu stabilisieren.

Chronische Nase- und Racheninfektionen

Hartnäckige und immer wiederkehrende Infekte sind eine Domäne der Eigenbluttherapie. Vor allen Dingen auch dann, wenn im Laufe des Lebens die körpereigenen Abwehrkräfte nachlassen oder wenn nach Abklingen einer akuten Erscheinung Restsymptome zurückbleiben oder die Erholungsphase nur zögernd eintritt. Es ist bekannt, daß sowohl beim älteren Menschen als auch beim Kleinkind ein mehr oder weniger ausgeprägter grippaler Infekt sehr unheilsame und mitunter gefährliche Komplikationen auslösen kann.

Die erste therapeutische Maßnahme besteht darin, zu prüfen, ob evtl. vorhandene Störfelder den Therapieverlauf und damit die Heilungstendenz stören. Zu den wichtigsten Störfaktoren gehören:

Zahnherde
Dysbiosen
chronische Appendizitis
chronische Nebenhöhlenentzündungen.

Durch Behebung der Störzonen, die ja oftmals durch Eigenblutinjektionen sich erstmals bemerkbar machen, tritt in den meisten Fällen eine Lösung der Regulationsstarre ein, und schon allein dadurch bessert sich so manche chronische Infektion. Die Stärkung des Immunsystems erfolgt durch eine konsequent durchgeführte Eigenbluttherapie.

Therapieempfehlungen
Potenziertes Eigenblut für Kinder: Viele unserer kleinen Patienten gehören zum großen Kreis der infektanfälligen Kinder. Es handelt sich hierbei um einen Zustand in dem sich katarrhalische fieberhafte Infekte der oberen Luftwege in kürzeren Zeitabständen wiederholen.

Diese Kinder befinden sich meistens in einem schlechten Allgemeinzustand, sie wirken blaß und fahl, sind müde und lustlos. Ihr Gesicht ist überzogen von einem Schleier von Traurigkeit und Teilnahmslosigkeit. Ihre körperliche Haltung wirkt schlaff und schwach.

Es sind Kinder, die häufig an Bronchitis, Laryngitis, Pseudokrupp, Entzündungen der Bindehäute oder an Entzündungen des Magen-Darm-Kanals leiden, es sind Kinder mit einem minderwertigen Lymphsystem. Die Minderwertigkeit des Lymphapparates kann vererbt sein, wir sprechen dann von einer lymphatischen Diathese.

Neben der bestehenden Konstitutionsschwäche können zwei weitere Faktoren die Infektanfälligkeit begünstigen:

a) vorhandene Störfaktoren im Organismus
 Zahnherde
 Dysbiosen
 Nasennebenhöhlenaffektionen
b) die zunehmende ökologische Disharmonie.

Im Kleinkindalter kann man durch gezielte Maßnahmen noch recht gut eine organkonstitutionelle Verbesserung auf medikamentösem Wege erreichen. Bei älteren Kindern und später bei den Erwachsenen offenbart sich die lymphatische Diathese oft dadurch, daß der Patient an seiner Krankheit regelrecht klebt. Hier ist es dann sehr langwierig, wenn überhaupt möglich, den Patienten von seinem chronischen Leiden zu befreien.

Anders im Kleinkindalter. Hier muß man neben der spezifischen Arznei ein das gesamte Lymphsystem regenerierendes Mittel verabfolgen.

Bewährt haben sich in der Praxis:
– Phönix Konstitutionsmittel A
 S. 3 × 8 Globuli tgl. oder
– Alymphon Iso
 S. Kleinstkind 3 × tgl. 1/4 TL
 ab 3. Lebensjahr 3 × tgl. 1/2 TL
 größere Kinder 3 × tgl. 1 TL.

Wenn das Kind über längeren Zeitraum mit Antibiotika oder Sulfonamiden behandelt wurde, so ist eine «Entgiftung» durchzuführen:
– Sulfur D200
 S. 1 × 5 Tropfen

Wiederholung nach 14 Tagen.

Wurden zur Therapie andere chemische Arzneimittel eingesetzt dann:
– Nux vomica D200
  S. 1 × 5 Tropfen
  Wiederholung nach 14 Tagen.

Zur Steigerung der körpereigenen Abwehr:
– Phönix Antitox
  Phönix Lymphophön aa 50.0
  MDS.: je nach Alter 4 × tgl. 5–20 Tropfen.

Bei allen chronischen Entzündungsprozessen und rezidivierenden Infekten muß der Darm in die Therapie mit einbezogen werden. Dies geschieht durch eine konsequent durchgeführte Symbioselenkung mit Symbioflor oder durch die kurmäßige Anwendung von Microflorana L+.

Rezidivierende Infekte lassen sich mit Hilfe der Eigenblutnosode sehr günstig beeinflussen. Bei beständiger Einnahme der potenzierten Eigenblutlösung über den angeordneten Zeitraum werden rezidivierende Infekte restlos beseitigt und das Abwehrsystem gefestigt.

Man beginnt mit einer Nosode
C 7 = 1 × wöchentlich 5 Tropfen
       insgesamt 6mal
C 9 = 1 × wöchentlich 5 Tropfen
       insgesamt 6mal
C10 = 1 × wöchentlich 5 Tropfen
       insgesamt 6mal
C12 = 1 × wöchentlich 5 Tropfen
       insgesamt 6mal

Erfahrungsgemäß bleiben die so behandelten Kinder für die Dauer von acht bis zwölf Monaten von fieberhaften Infekten verschont.

Eigenblutinjektion: Gemäß dem Grundsatz der Arndt-Schulzschen Regel «je chronischer der Zustand, desto seltener werden die Injektionsintervalle der Eigenblutapplikation entsprechend variiert. So wählt man zur Injektion bei chronischen Infekten Abstände von zunächst 7 Tagen – siebenmal – und führt dann die Behandlung in Abständen von 14 Tagen fort; etwa auch siebenmal. Zum Beispiel:

1. Injektion 0,1 ml Eigenblut zum intrakutan Test
2. Injektion 0,2 ml Eigenblut plus Echinacin i.m.
3. Injektion 0,3 ml Eigenblut plus Echinacin i.m.
4. Injektion 0,4 ml Eigenblut plus Echinacin i.m.
5. Injektion 0,5 ml Eigenblut plus Echinacin i.m.
6. Injektion 0,6 ml Eigenblut plus Echinacin i.m.
7. Injektion 0,7 ml Eigenblut plus Echinacin i.m.
8. Injektion 0,8 ml Eigenblut plus Echinacin i.m.

Im 14-tägigem Abstand
1. Injektion 1,0 ml Eigenblut plus Echinacin i.m.
2. Injektion 1,5 ml Eigenblut plus Echinacin i.m.
3. Injektion 2,0 ml Eigenblut plus Echinacin i.m.
4. Injektion 2,5 ml Eigenblut plus Echinacin i.m.
5. Injektion 3,0 ml Eigenblut plus Echinacin i.m.
6. Injektion 3,5 ml Eigenblut plus Echinacin i.m.
7. Injektion 4,0 ml Eigenblut plus Echinacin i.m.

Wenn es erforderlich erscheint, kann einmal monatlich 4,0 ml Eigenblut plus Echinacin zur «Auffrischung» injiziert werden. Diese Langzeitbehandlung führt zu einer Veränderung der Abwehrpotenz gegen Fremd- und Schadstoffe. Mit jeder Injektion wird die Abwehrleistung des Organismus erneut gesteigert, das immunkompetente Gewebe trainiert und somit die ungünstige Ausgangslage des Patienten behoben.

Zusätze zur Eigenblutinjektion: Echinacin Madaus, Pascotox forte, Echinacea cpl. Vogel u. Weber, Esberitox.

Eigenblutbehandlung mit dem Hämoaktivator nach Dr. med. Höveler: Die immunologischen Vorgänge im Organismus werden durch aktiviertes Eigenblut wesentlich schneller mobilisiert und damit der Heilungsprozeß frühzeitig in Gang gesetzt. Insgesamt werden 15 Eigenblutinjektionen mit aktiviertem Eigenblut durchgeführt. Für die Dauer von einem

Jahr sollte monatlich eine weitere Eigenblutinjektion erfolgen.
1. Woche montags und freitags je
5,0 ml aktivierte Eigenblutlösung
plus Echinacin
2. Woche montags und freitags je
5,0 ml aktivierte Eigenblutlösung
plus Echinacin
3. Woche montags und freitags je
5,0 ml aktivierte Eigenblutlösung
plus Echinacin
4. Woche montags und freitags je
5,0 ml aktivierte Eigenblutlösung
plus Echinacin
5. Woche montags und freitags je
5,0 ml aktivierte Eigenblutlösung
plus Echinacin
6. Woche montags und freitags je
5,0 ml aktivierte Eigenblutlösung
plus Echinacin.
Die nachfolgenden drei Injektionen werden einmal wöchentlich injiziert.

Zusätze zur Eigenblutinjektion: Echinacin Madaus, Pascotox forte, Echinacea cpl. Vogel u. Weber, Esberitox.

Medikamentöse Zusatztherapie:
– Ortitruw
  Original Tinktur Truw aa 50.0
  MDS.: 3 × tgl. 30 Tropfen mit etwas Flüssigkeit einnehmen.
– Thohelur II
  S. 3 × tgl. 2 Preßstücke in Wasser gelöst einnehmen, oder
– Phönix Phönohepan
  S. 3 Tage 3 × 60 Tropfen n. d. E. mit etwas Flüssigkeit einnehmen.
– Phönix Solidago
  S. 3 Tage 3 × 60 Tropfen n. d. E. mit etwas Flüssigkeit einnehmen.
– Phönix Antitox
  S. 3 Tage 3 × 20 Tropfen n. d. E. mit etwas Flüssigkeit einnehmen.
Durch diese Entgiftungs- und Ausleitungstherapie erfolgt eine Aktivierung des Leberparenchyms, eine Darm- und Stoffwechselsanierung und demzufolge auch ein Abbau von Blockaden. Der angegebene Einnahmezyklus ist bis zu einer Gesamtdauer von 45 Tagen zu wiederholen.

Pollinose – Heuschnupfen

Die Pollinose, eine Inhalationsallergie wird durch Pflanzenpollen ausgelöst. Sie zählt zu den häufigsten allergischen Erkrankungen. Wegen der im Vordergrund stehenden Reaktionen der Schleimhäute im Bereich der oberen Luftwege ist die Bezeichnung «Heuschnupfen» am meisten verbreitet. Die Pollinose kommt oft familiär gehäuft vor, so daß eine erbliche Disposition angenommen wird. Die Erkrankung setzt in der Regel eine mehrjährige Pollenexposition zur Sensibilisierung voraus. Dadurch sind klinische Erscheinungen vor dem 5. Lebensjahr relativ selten. Am häufigsten sind Erkrankungen zwischen dem 15. und 25. Lebensjahr zu beobachten.

Die Pollinose verschlimmert sich insbesondere bei trockenem, sonnigem und windigem Wetter, weil dadurch der Pollenflug begünstigt wird. Regen und kühles Wetter bessern vorübergehend die allergischen Beschwerden. Das Pollenjahr beginnt im Februar mit der Haselnuß und endet mit der Goldrute im September. In der Pollensaison zwischen den Frühjahrs- und Sommermonaten enthält 1 Kubikmeter Luft etwa 3000 Pollen. Der Wind ist in der Lage die Pollen bis zu 100 km weit zu tragen.

Klinisches Bild: Die Erkrankung beginnt zunächst mit leichtem Juckreiz der Binde- und Nasenschleimhaut. Oftmals treten unbestimmte, juckende, brennende oder kratzende Empfindungen im Rachen auf. Langsam steigern sich die Symptome bis zum Vollbild des Heuschnupfens mit häufigen Niesanfällen und reichlich wässrigem Sekret. Durch Anschwellen der Nasenschleimhaut tritt eine Behinderung der Nasenatmung ein. Fast immer ist die Augenbindehaut mitbeteiligt. Es entwickelt sich ein quälender Juckreiz der Augen, der stets mit Augenreiben beantwortet wird. Die Bindehaut ist sehr stark gerötet, z.T. glasig geschwollen. Die Tränensekretion ist sehr intensiv und oftmals tritt eine Lichtempfindlichkeit auf.

In schweren Fällen kann eine Beteiligung der unteren Luftwege erfolgen und zwar in Form einer spastischen Bronchitis, einer Bronchiolitis oder eines Asthma bronchiale.

Das Allgemeinbefinden ist mehr oder weniger stark beeinträchtigt. So treten nicht selten Konzentrationsstörungen, Unruhe und starke Reizbarkeit auf. Die Leistungsfähigkeit ist erheblich reduziert. In Ausnahmefällen ist eine Temperatursteigerung möglich.

Die starke Beanspruchung der Nasenschleimhaut macht sie wesentlich anfälliger für Infektionen mit nachfolgenden hartnäckigen, bakteriellen Nebenhöhlenentzündungen. Außerdem wird das Auftreten von Polypen begünstigt. Die Häufigkeit der aufgezählten Komplikationen ist abhängig von der Dauer der Erkrankung. Neben den typischen Symptomen können auch echte Migräneanfälle, Gelenkschmerzen, Magen-Darm-Störungen oder eine Dermatitis auftreten.

Therapieempfehlungen: In der Behandlung des Heuschnupfens bieten sich heute eine Vielzahl von Möglichkeiten an, die bei gezielter und konsequenter Anwendung auch Erfolg versprechen und vor allen Dingen nebenwirkungsarm sind.

Potenziertes Eigenblut für Kinder: Bei den ersten Anzeichen des Heuschnupfens hat sich folgendes Schema bewährt:

Man beginnt mit einer Nosode
C 7 = 1 × wöchentlich 5 Tropfen auf die Zunge geben
insgesamt 6mal
C 9 = 1 × wöchentlich 5 Tropfen auf die Zunge geben
insgesamt 6mal
C12 = alle 14 Tage 5 Tropfen auf die Zunge geben
insgesamt 6mal.

Die Kur kann nach einem Jahr wiederholt werden. Nach der ersten Gabe der Eigenblutnosode in C7 kann durchaus eine starke Reaktion auftreten, die sich in Form eines erheblichen «Fließschnupfens» bemerkbar macht. Aber bereits nach der 2. und 3. Gabe von C7 ist eine deutliche Besserung zu verzeichnen.

Medikamentöse Zusatztherapie: Bei vorliegender lymphatischer Disposition ist die Kombination von Phönix Antitox und Phönix Lymphophön angezeigt.
– Phönix Antitox
S. 2 Tage 2 stdl. 5–20 Tropfen je nach Alter ab 3. Tag 3 × 10–20 Tropfen.
– Phönix Lymphophön
S. vormittags und abends je 10–20 Tropfen je nach Alter.
– Pollinose Kps.
S. ab 1. Januar fortlaufend bis zum September morgens nüchtern 1 Kps. einnehmen.

Eigenblutinjektionen: Bei vorliegender Pollinose sollte die Umstimmungsbehandlung sehr frühzeitig beginnen, d. h. bereits im Oktober.

Behandlungsbeginn Oktober
1. Injektion   1,0 ml Eigenblut plus
               0,2 ml Cupridium DHU
14 Tage später
2. Injektion   1,0 ml Eigenblut plus
               0,5 ml Cupridium DHU
14 Tage später
3. Injektion   2,0 ml Eigenblut plus
               0,5 ml Cupridium DHU
14 Tage später
4. Injektion   2,0 ml Eigenblut plus
               1,0 ml Cupridium DHU,

anschließend vierwöchentlich 2,0 ml Eigenblut plus 1,0 ml Cupridium.

Die vierwöchentliche Wiederholungsinjektion wird bis etwa Mai/Juni durchgeführt.

Die meisten Pollinose Patienten kommen erst im Januar, zu einer Zeit, wo bereits die ersten Heuschnupfenfälle auftreten.

Behandlungsbeginn Januar
1. Injektion   1,0 ml Eigenblut plus
               1 Ampulle Acidum Formicicum D6
14 Tage später
2. Injektion   1,5 ml Eigenblut plus
               1 Ampulle Acidum Formicium D6
14 Tage später
3. Injektion   2,0 ml Eigenblut plus
               1 Ampulle Acidum Formicicum D12
14 Tage später
4. Injektion   2,0 ml Eigenblut plus
               1 Ampulle Acidum Formicicum D12

14 Tage später
5. Injektion 3,0 ml Eigenblut plus
                1 Ampulle Cupridium DHU
14 Tage später
6. Injektion 3,0 ml Eigenblut plus
                1 Ampulle Cupridium DHU.

Im Anschluß daran erfolgt vierwöchentlich eine Wiederholungsinjektion von 3,0 ml Eigenblut plus 1 Ampulle Cupridium DHU.

Die Wiederholungsinjektionen werden bis Juli/August durchgeführt.

Medikamentöse Zusatztherapie:
- Pollinose Kps.
  S. ab 1. Januar tgl. 1 Kps. nüchtern einnehmen,
- Phönix Antitox Tropfen
  S. 3 × tgl. 30 Tropfen n. d. E. mit etwas Wasser verdünnt einnehmen.

Eigenblutbehandlung mit dem Hämoaktivator nach Dr. med. Höveler: Bereits Haferkamp gibt in seinem Buch «Die Eigenbluttherapie» den Hinweis, daß die Injektionen von UV-bestrahltem Eigenblut beim akuten Heuschnupfen wesentlich intensiver wirken. So schreibt er u. a. «am besten wirken anscheinend hier die Injektionen von bestrahltem Eigenblut. Die Mehrzahl der Fälle wurde schon nach 2–3 Injektionen «trocken». Besonders schwere Fälle, die seit vielen Jahren rezidivierten und die erst nach vollem Ausbruch des Schnupfens in Behandlung traten, bedurften 6–8 Injektionen.» Die Aktivierung des Eigenblutes durch den Hämoaktivator verstärkt die Wirkung des reinjizierten Blutes noch um ein Vielfaches.

Akutes Stadium
1. Tag 10,0 ml aktivierte Eigenblutlösung
2. Tag 10,0 ml aktivierte Eigenblutlösung
3. Tag 10,0 ml aktivierte Eigenblutlösung
4. Tag 10,0 ml aktivierte Eigenblutlösung.

Wenn überhaupt erforderlich, erfolgt ab 5. Tag ausschleichende Behandlung, d. h. nur noch jeden 3., 5. bzw. 7. Tag eine Injektion von aktiviertem Eigenblut bis zur vollständigen Behebung der Symptome.

Medikamentöse Zusatztherapie in der Akutphase:
- Allergo Dolan Gripp
  S. 2 Tage 6 × tgl. 1 TL voll mit Wasser verdünnt einnehmen, ab 3. Tag 4 × tgl. 30 Tropfen, oder
- Proaller Pekana
  S. 4 × tgl. 20 Tropfen mit Wasser verdünnt einnehmen
- Toxex Pekana
  S. 4 × tgl. 30 Tropfen mit Wasser verdünnt einnehmen, oder
- Luffa-Tbl. Nestmann
  S. 6 × tgl. 1 Tbl. im Mund zergehen lassen
- Apis Komplex Nestmann
  Stibium Komplex Nestmann
  Eupatorium Komplex Nestmann aa 50.0
  MDS.: 6 × tgl. 30 Tropfen mit Flüssigkeit verdünnt einnehmen.

Chronisches Stadium:
Sinnvoll ist die Durchführung einer Kur mit aktiviertem Eigenblut. Hierbei werden im Laufe von 6 bis 8 Wochen 12 bis 15 Injektionen verabfolgt. Die Behandlung sollte nach Möglichkeit sehr frühzeitig beginnen, d. h. bereits im Oktober.

Beginn Oktober
1. Woche
1. Injektion am Montag 10,0 ml aktivierte Eigenblutlösung
2. Injektion am Freitag 10,0 ml aktivierte Eigenblutlösung
2. Woche
3. Injektion am Montag 10,0 ml aktivierte Eigenblutlösung
4. Injektion am Freitag 10,0 ml aktivierte Eigenblutlösung
3. Woche
5. Injektion am Montag 10,0 ml aktivierte Eigenblutlösung
6. Injektion am Freitag 10,0 ml aktivierte Eigenblutlösung

Nach diesem Schema werden die Injektionen bis zur Beendigung der Kur durchgeführt. Anschließend kann vierwöchentlich eine «Auffrischungsinjektion» erfolgen, vor allen Dingen dann, wenn der Heuschnupfen bereits seit Jahren besteht.

Zusätze zur Eigenblutinjektion: Cupridium DHU, Acidum Formicicum D6−D12, Allergie Injektopas.

Beginn Januar
1. Woche
1. Injektion am Montag 10,0 ml aktivierte Eigenblutlösung
2. Injektion am Freitag 10,0 ml aktivierte Eigenblutlösung
2. Woche
3. Injektion am Freitag 10,0 ml aktivierte Eigenblutlösung
3. Woche
4. Injektion am Freitag 10,0 ml aktivierte Eigenblutlösung.

Die nachfolgenden Injektionen werden 14tägig injiziert. Insgesamt können 12 bis 15 aktivierte Eigenblutinjektionen appliziert werden.

Zusätze zur Eigenblutinjektion:
Cupridium DHU, Acidum Formicicum D6−D12, Allergie Injektopas.

Medikamentöse Zusatztherapie:
− Pollinose Kps.
 S. tgl. morgens nüchtern 1 Kps. einnehmen
− Phönix Antitox
 S. 3 × 20−30 Tropfen tgl. mit etwas Flüssigkeit verdünnt einnehmen.

Allergische Rhinitis

Sie verläuft etwa unter der gleichen Symptomatik wie der Heuschnupfen, tritt aber nicht saisongebunden auf. Die Beschwerden dehnen sich in der Regel nicht in dem Maße wie beim Heuschnupfen auf andere Schleimhautpartien aus, dennoch können Pharynx und Konjunktiven ebenfalls betroffen sein. Als Ursache kommen in erster Linie Fremdantigene in Betracht wie z. B. Bettfedern, Hausstaub, Epidermisbestandteile von Haustieren, Pflanzenstaub (Mehl, Getreide), Arzneimittel, berufsbedingte Stäube, Schimmelpilze.

Die Therapie erfolgt nach den gleichen Grundsätzen wie beim Heuschnupfen.

Akute Bronchitis

Die Ursachen können verschiedenartigster Natur sein. Häufig ausgelöst durch Witterungseinflüsse oder Erkältung, handelt es sich meist um einen Virusinfekt unterschiedlicher Art. So können Rhinoviren, Reoviren, Adenoviren, Myxoviren oder Enteroviren die Ursache sein. Ebenso können physikalisch-chemische Reize wie Staub, Dämpfe oder Rauch eine akute Bronchitis bewirken. Daneben ist es die Begleitbronchitis die als Folge einer Infektionskrankheit wie z. B. Masern usw. auftreten kann.

Die Schleimhaut der Bronchien ist hyperämisch und geschwollen. Es kommt zu schleimigem, später schleimig-eitrigem Auswurf. Husten, Brustschmerzen, Fieber und allgemeines Krankheitsgefühl kennzeichnen das Krankheitsbild.

Therapieempfehlungen: Die akute fieberhafte Bronchitis ist durch die Eigenbluttherapie – rechtzeitig angewandt – sehr gut zu beeinflussen. Neben dem Rückgang der erhöhten Temperatur, wird der schmerzende und quälende Hustenreiz sehr schnell gebessert. Nach wenigen Eigenblutbehandlungen stellt man eine deutlich wahrnehmbare Verflüssigung des Sekretes fest.

Potenziertes Eigenblut für Kinder: Anfertigung einer C5 Potenz
1. Tag 1 × tgl. 3 Tropfen unverdünnt auf die Zunge
2. Tag 1 × tgl. 3 Tropfen unverdünnt auf die Zunge.

Am 3. Tag wird eine Potenz C7 zubereitet, die in 3tägigen Abstand mit 1 × tgl. 3 Tropfen bis zur Ausheilung der akuten Bronchitis verabfolgt wird.

In schweren Fällen ist folgende Vorgehensweise angezeigt:
Anfertigung einer C5 Potenz
1. Tag 1 × tgl. 3 Tropfen unverdünnt auf die Zunge geben
2. Tag 1 × tgl. 3 Tropfen unverdünnt auf die Zunge geben.
Anfertigung einer C7 Potenz
3. Tag 1 × tgl. 3 Tropfen unverdünnt auf die Zunge geben

6. Tag 1 × tgl. 3 Tropfen unverdünnt auf die Zunge geben
9. Tag 1 × tgl. 3 Tropfen unverdünnt auf die Zunge geben.
Anfertigen einer C9 Potenz
1 × wöchentlich 5 Tropfen – insgesamt 3mal
Anfertigung einer C12 Potenz
1 × wöchentlich 5 Tropfen – insgesamt 3 bis 5mal.

Medikamentöse Zusatztherapie:
– Phönix Anphön
  Phönix Antitox
  Phönix Kalium nitricum aa 50.0
  MDS.: je nach Alter stdl. 5–20 Tropfen mit Flüssigkeit verdünnt einnehmen
– Phönix Arsenicum
  S. je nach Alter 3 × tgl. 10–20 Tropfen mit Flüssigkeit verdünnt einnehmen oder
– Pulmonaria Komplex Nestmann
  Bryonia Komplex Nestmann aa 50.0
  MDS.: je nach Alter stdl. 5–30 Tropfen mit Flüssigkeit verdünnt einnehmen
– Echinacea Komplex Nestmann
  S. je nach Alter stdl. 5–30 Tropfen mit Flüssigkeit verdünnt einnehmen.

Äußerliche Einreibungen von Brust und Rücken mit Schweineschmalz oder Hustenbalsam ohne Menthol wie z. B. Transpulmin Kinderbalsam, Tumarol-Balsam sine mentholo usw.

Eigenblutinjektionen: Bei der akuten fieberhaften Bronchitis werden am *1. Tag* 3,0 ml Eigenblut i. m. verabfolgt. Gleichzeitig wird auf die andere Seite folgende Mischinjektion i. m. appliziert:
Lachesis D30
Pyrogenium D20
Formisoton forte
Formisoton D12
Echinacin
3. Tag 3,0 ml Eigenblut i. m.
Wiederholung der Mischinjektion
6. Tag 3,0 ml Eigenblut i. m.
Wiederholung der Mischinjektion.

Je nach Zustand des Patienten werden die Injektionen am 9., 12. und 15. Tag wiederholt.
Bei Atemwegserkrankungen hat sich auch folgende Eigenblutinjektionstechnik bewährt:

1. Tag 0,3 ml Eigenblut plus
1 Ampulle AP V Steigerwald
1 Ampulle AP VI Steigerwald.

Diese Mischinjektion wird gemäß Abbildung im 1. Interkostalraum 1 Querfinger neben dem Sternum bzw. am unteren Rand des Sternoclaviculargelenks i. c. injiziert. Eine weitere Injektion erfolgt zwischen den Querfortsätzen des 3. und 4. Brustwirbels auf beiden Körperhälften.

Medikamentöse Zusatztherapie:
– Phönix Anphön
  Phönix Antitox
  Phönix Kalium nitricum aa 50.0
  MDS.: stdl. 50 Tropfen mit Flüssigkeit verdünnt einnehmen, ab 3. Tag 4 × 30 Tropfen tgl.
– Phönix Arsenicum
  S. 4 × tgl. 30 Tropfen mit Flüssigkeit verdünnt einnehmen, oder

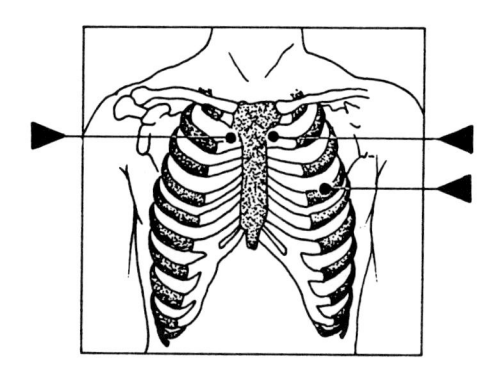

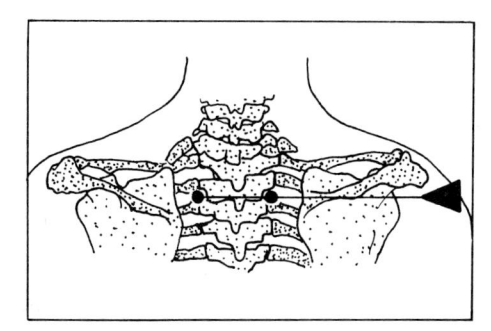

Abb. 18: AP Punkte Steigerwald Atemwegserkrankungen

– Pulmonaria Komplex Nestmann
  Bryonia Komplex Nestmann aa 50.0
  MDS.: stdl. 60 Tropfen mit Flüssigkeit verdünnt einnehmen, ab 3. Tag 4 × 30 Tropfen tgl.
– Echinacea Komplex Nestmann
  S. stdl. 30 Tropfen mit Flüssigkeit verdünnt einnehmen, ab 3. Tag 3 × 30 Tropfen täglich, oder
– Bronchi Pertu Pekana
  S. 4 × tgl. 1 EL
– Pulmonaria Komplex Nestmann
  S. stdl. 60 Tropfen mit Flüssigkeit verdünnt einnehmen.

Äußerlich Einreibungen von Brust und Rücken mit Transpulmin Balsam, Kneipp Erkältungs-Balsam oder Palatol Salbe.

Wichtig ist die ausreichende Flüssigkeitszufuhr. Sinnvoll sind die Verabreichungen von verschiedenen Teemischungen wie z. B.:
– Rad. Althaeae 40.0
  Rad. Liquiritiae 15.0
  Rhiz. Iridis 5.0
  Fol. Farfarae 20.0
  Fruct. Anisi cont aa ad 100.0
  M. f. spec.
  D. S.: 1 EL mit 1/4 l kochendem Wasser übergießen, 10 Minuten ziehen lassen. 3 Tassen tgl. trinken, oder
– Rad. Primulae
  Rad. Liquiritiae
  Fol. Farfarae
  Flor. Verbasci aa ad 50.0
  M. f. spec.
  D. S.: 2 TL pro Tasse mit kochendem Wasser übergießen, 5 Minuten ziehen lassen. 3 Tassen tgl. trinken.

Eigenblutbehandlung mit dem Hämoaktivator nach Dr. med. Höveler: Schon nach wenigen Injektionen stellt sich eine deutlich expektorationsfördernde Wirkung ein. Wird die aktivierte Eigenblutlösung bereits in der Entstehungsphase der beginnenden Bronchitis injiziert, erfolgt unter Umständen eine Kupierung des Krankheitsprozesses.
1. Tag   5,0 ml aktivierte Eigenblutlösung
3. Tag   5,0 ml aktivierte Eigenblutlösung
5. Tag   5,0 ml aktivierte Eigenblutlösung.

Je nach Krankheitszustand werden 2 bis 3mal wöchentlich weitere aktivierte Eigenblutlösungen intraglutäal injiziert bis zur Behebung des Krankheitszustandes.

Zusätze zur Eigenblutinjektion: Broncho-Injektopas, Remedia-Pulmona usw.

Chronische Bronchitis

Die Nichtausheilung einer akuten Bronchitis oder die allgemeine Anfälligkeit der Schleimhaut sowie vorhandene Foci oder chronische Entzündungen können den chronischen Krankheitsprozeß begünstigen. Weitere Faktoren sind das Einatmen von Staub, Dämpfen, Rauch oder sonstigen Noxen. Daneben spielen Deformierungen im Bronchialbaum, konstitutionelle Schwächen usw. eine Rolle.

Leichte Formen der chronischen Bronchitis zeigen geringen Husten mit wenig Auswurf und können über Jahre hinweg bestehen. Bei schweren Zuständen kommt es zu zahlreichem Husten mit erheblichen eitrigen Auswurf.

Therapieempfehlungen: Die Behandlung mit Eigenblut muß über einen sehr langen Zeitraum erfolgen. Vor allen Dingen soll der Patient von vornherein darauf aufmerksam gemacht werden, daß unter Umständen zunächst eine erhebliche Erstverschlimmerung auftreten kann. In vielen Fällen werden die Patienten von ihrem chronischen Bronchialkatarrh befreit, natürlich nur unter der Voraussetzung, daß sie die Therapie auch konsequent durchhalten. Bei einigen Fällen kann es durchaus vorkommen, daß die Therapie mit Eigenblut versagt.

Potenziertes Eigenblut für Kinder: Unter Beachtung der im Kapitel «chronische Nase- und Racheninfektionen» bereits erwähnten Aspekte, beginnen wir die Therapie mit einer Eigenblutnosode

C 7 = 1 × wöchentlich 5 Tropfen insgesamt 6mal
C 9 = 1 × wöchentlich 5 Tropfen insgesamt 6mal
C10 = 1 × wöchentlich 5 Tropfen insgesamt 6mal
C12 = 1 × wöchentlich 5 Tropfen insgesamt 6mal

Bereits nach wenigen Verabreichungen von der Eigenblutnosode C7 kann ein verstärkter Auswurf beobachtet werden.

Eigenblutinjektionen: Am besten wirksam sind die Injektionen von kleinen Mengen Blut, die in einem Abstand von 5 bis 6 Tagen intramuskulär und unter gleichzeitiger Quaddelung der Rückenhaut verabreicht werden.
1. Tag 2,0 ml Eigenblut, davon
   1,5 ml Eigenblut i. m. und
   0,5 ml Eigenblut plus Zusatz i. c.

Die intrakutane Injektion erfolgt zwischen den Querfortsätzen des 3. und 4. Brustwirbels auf beiden Körperhälften sowie im 1. Intercostalraum 1 Querfinger neben dem Sternum bzw. am unteren Rand des Sternoclaviculargelenkes. Nach der i. m. verabfolgten Injektion wird das Blut mit je einer Ampulle AP V bzw. AP VI gemischt und i. c. appliziert.

5. Tag 2,0 ml Eigenblut, davon
   1,5 ml Eigenblut i. m. und
   0,5 ml Eigenblut plus Zusatz i. c.
10. Tag 2,0 ml Eigenblut, davon
   1,5 ml Eigenblut i. m. und
   0,5 ml Eigenblut plus Zusatz i. c.

Je nach Reaktionslage und Ansprechbarkeit des Patienten werden die Injektionsintervalle entsprechend erweitert. So daß der Erkrankte später 1mal wöchentlich, 14tägig bzw. 3mal wöchentlich je eine Injektion nach vorgegebenem Muster erhält.

Medikamentöse Zusatztherapie: Neben den bereits aufgeführten oral zu verabreichenden Medikamenten, sind bei der chronischen Bronchitis zur Unterstützung des Heilungsprozesses die Enderleinmittel einzusetzen.
– Recarcin Kps.
   S. montags 1 Kps. nüchtern einnehmen und 3 Stunden nüchtern bleiben
– Utilin Kps. S schwach
   S. freitags 1 Kps. nüchtern einnehmen und 3 Stunden nüchtern bleiben
   Nach fünf Wochen anstelle von Utilin S schwach Kps., Utilin S stark Kps. einnehmen.

Zur regelmäßigen Inhalation hat sich Phönix Bronchophön bewährt. Dadurch wird das Abhusten des zähen Schleims wesentlich erleichtert.

Neben den üblichen hydrotherapeutischen Maßnahmen darf die Darmsanierung nicht

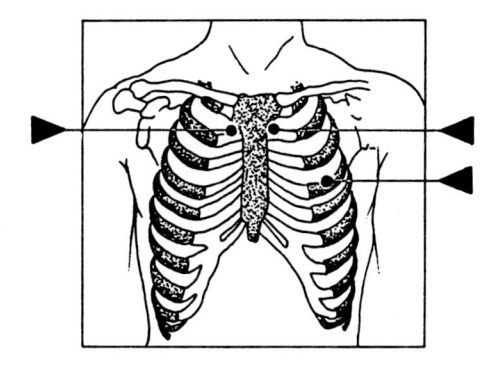

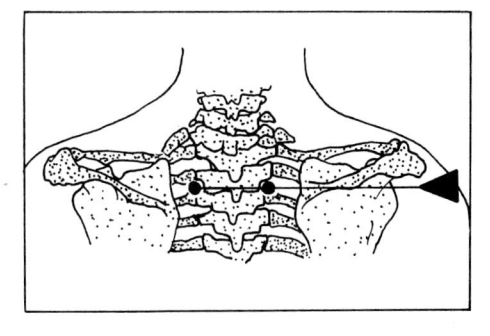

Abb. 19: AP Punkte Steigerwald Atemwegserkrankungen

vergessen werden. Hierzu eignet sich z. B. das Präparat Mikroflorana+.

Eigenblutbehandlung mit dem Hämoaktivator nach Dr. med. Höveler: Die Behandlung mit aktiviertem Eigenblut muß ebenfalls über längeren Zeitraum durchgeführt werden.

Vier Wochen
3 × wöchentlich   5,0 ml aktivierte Eigenblutlösung.

Die Injektionsintervalle vergrößern sich anschließend auf 7, später auf 14 Tage. Nach etwa 20 bis 30 Eigenblutinjektionen mit aktiviertem Eigenblut, wird monatlich eine «Auffrischungsinjektion» wiederholt.

Zusätze zur Eigenblutinjektion: Acirufan, Injectio antiasthmatica oder je nach Lage des Falles Nosodentherapie durchführen.

Asthma bronchiale

Das Asthma bronchiale ist eine anfallsweise auftretende Atemnot infolge einer generalisierten Verengung der Luftwege durch vermehrte Reagibilität von Trachea und Bronchien auf verschiedene Reize. Oftmals auch als Begleiterscheinung bei akuter oder chronischer Bronchitis oder auch bei kardiovaskulären Krankheiten.

Die typische Manifestation ist der Asthmaanfall, d. h. eine sich innerhalb von Stunden manifestierende Atemnot. Der Zustand tritt häufig nach Allergenexposition (Pollenstaub, Sporen von Pilzen, Hausstaub, Federn, Tierhaare) auf. Aber auch andere Anlässe wie Irritationen durch chemisch-physikalische Noxen können auslösende Ursachen sein. Weiterhin sind Infekttoxine für das Asthma von Bedeutung, die durch Herabsetzung der allgemeinen Widerstandskraft, das Eindringen der Allergene begünstigen. Ferner bestehen enge Beziehungen zwischen Asthma und Psyche. Schettler spricht von einer besonderen «Persönlichkeitsstruktur» und einem «eigenem psychologischen Profil».

Häufig beginnen die Anfälle mit Augenjukken, Kopfschmerzen, Niesattacken und Beklemmungsgefühl. Hinweise, die bereits Ausdruck einer allergischen Reaktion sind. Nach einer kurzen Periode des Angstgefühls setzt die Beeinträchtigung der Atmung ein. Ein trockenes, unproduktives Husten quält den Patienten solange, bis genügend Sekret aus der Lunge entfernt ist. Mit zunehmender Dauer des Anfalles tritt ein Erschöpfungszustand ein, die schweißnasse Haut wird zyanotisch. Die Halsvenen werden deutlich sichtbar. Durch die erschwerte Atmung ist die Exspiration verlängert. Oftmals ist ein deutlicher exspiratorischer Stridor zu hören. Der Thorax ist gebläht und die Atemmuskulatur stark angespannt. Die ICR sind erweitert. Der Klopfschall hypersonor. Auskultatorisch finden sich Giemen, Pfeifen und Brummen, so daß die Beurteilung der Atemgeräusche unmöglich wird. Sehr auffällig ist eine erhebliche Tachycardie mit geringer Blutdruckamplitude.

Die Dauer des Anfalls kann eine Stunde oder weniger anhalten oder als Status asthmaticus mehrere Tage fortwähren. Die Folge ist eine restlose körperliche und seelische Erschöpfung. Als erstes Zeichen der Remission tritt ein heftiger, produktiver Husten ein mit Expektoration eines dicken zähen Sputums. Die Atemnot geht zurück, es folgt ein Gefühl der Erleichterung.

Bevor eine umfassende Asthmatherapie beginnt, sollte eine Ausschaltung von evtl. vorhandenen Störfeldern und eine Herdsanierung, wenn notwendig, erfolgen.

Zu den wichtigsten Störfaktoren gehören:

Zahnherde
Dysbiosen
chronische Appendicitis
chronische Sinusitis
chronische Cholecystitis.

Zur Therapie von dentogenen Fokaltoxikosen: Der chirurgische Eingriff wird in diesem Fall wesentlicher Bestandteil der Therapie sein. Zur prä- und postoperativen Behandlung können eingesetzt werden:
– Phönix Antitox
  Phönix Lymphophön aa 50.0
  MDS.: 3 × 30 Tropfen mit etwas Flüssigkeit verdünnt n. d. E.
– Opsonat Pekana
  S. 3 × tgl. 1 TL voll auf 1/4 Glas warmes Wasser v. d. E.

Zur Therapie von Dysbiosen: Für Die Grundlagentherapie und die Regeneration gestörter Darmverhältnisse ist die Nährflüssigkeit Mikroflorana L+ von eminenter Bedeutung. Zur Aktivierung des Leberparenchyms und zur Entgiftung der aus dem Darm stammenden toxischen Stoffwechselmetaboliten ist die Durchführung der Phönix'schen Entgiftungstherapie notwendig:
3 Tage Anregung der Leber-Gallefunktion und Ausleitung über den Darm durch Phönohepan
3 Tage Aktivierung der Nierenfunktion durch Phönix Solidago
3 Tage Steigerung der körpereigenen Abwehr und verstärkte Ausscheidung über die Haut durch Phönix Antitox.

Dieser Zyklus ist bis zu einer Gesamtdauer von 45 Tagen zu wiederholen.

Zur Therapie der chronischen Appendicitis: Therapeuten, die Ganzheitsmedizin betreiben, sind sich einig darüber, daß Darmherde als allergiesierende Faktoren ernst genommen werden müssen. Das bedeutet, daß unter Umständen eine chirurgische Sanierung indiziert ist.

Zur Therapie der chronischen Sinusitis: Sie ist sehr häufig und wird nur allzuoft übersehen! Neben den üblichen Dampfinhalationen mit folgender Teemischung:
Fol. Menthae pip.
Fol. Salviae
Flor. Violae odoratae
Herb. Basilici aa 30.0
M. f. spec.
D. S. 1 EL auf 1 Liter Wasser, kurz aufkochen und 3 Minuten ziehen lassen. Anschließend 1 Tropfen JHP Öl hinzugeben und 2 × tgl. 10 Minuten inhalieren
ist die nachfolgende Medikation angezeigt:
– Toxex Pekana
 Ricura Pekana aa 50.0
 MDS.: stdl. 20 Tropfen mit Flüssigkeit verdünnt einnehmen, ab 2. Tag 4 × 30 Tropfen tgl., oder
– Biosanum Pansinusitum
 S. stdl. 20 Tropfen mit Flüssigkeit verdünnt einnehmen, ab 2. Tag 4 × 20 Tropfen tgl.
– Phönix Lymphophön
 S. 4 × tgl. 20 Tropfen mit Flüssigkeit verdünnt einnehmen.

Zur Therapie der chronischen Cholezystitis: Sie ist häufig die Ursache einer Dysbiose und verantwortlich dafür, daß das gesamte Abwehrsystem blockiert ist. In der praktischen Anwendung haben sich bewährt:
– Phönix Plumbum
 S. 3 × tgl. 30 Tropfen mit Flüssigkeit verdünnt nach dem Essen, oder
– Opsonat Pekana
 S. 3 × tgl. 1 TL voll in 1/4 Glas warmes Wasser geben und v. d. E. einnehmen
– Speci – Chol Pekana.

Therapieempfehlungen zur Behandlung des Asthma bronchiale: Bereits im Jahre 1918 hat Koschade zur Asthmabehandlung Eigenblutinjektionen durchgeführt, teils in Form von Nativblutinjektionen, teils in Verbindung mit Medikamenten. Zunächst beobachtete Koschade erhebliche Erstverschlimmerungen, die ihn veranlaßten, diese Form der Behandlungsmethode vorerst nicht mehr durchzuführen. Später stellte er fest, daß die erfolgreiche Asthmabehandlung nur eine Frage der richtigen Dosierung der Eigenblutmenge ist. Von vielen Autoren wird die Behandlung des Asthma bronchiale mit Eigenblut unterschiedlich beurteilt. Einerseits wird von sehr guten Ergebnissen geschrieben, andererseits sind auch ebenso viele Mißerfolge zu verzeichnen. Ausschlaggebend für den Erfolg sind neben der Dosierungsfrage auch die Injektionsintervalle. Bis zum 40. Lebensjahr liegt der Behandlungserfolg durch Eigenblutbehandlung beim Asthma bronchiale bei etwa 68%, während beim älteren Patienten die Heilungstendenzen wesentlich geringer sind.

Potenziertes Eigenblut für Kinder: Wichtig ist, daß erstmals das Blut während eines Asthmaanfalls entnommen wird und die Durchführung der Eigenblutkur konsequent über mehrere Monate erfolgt.
Anfertigung einer C5 Potenz, 1 × wöchentlich 5 Tropfen – insgesamt 4mal,
im Anschluß daran *Anfertigung einer C7 Potenz*, 1 × wöchentlich 5 Tropfen – insgesamt 4–6mal,
Anfertigung einer C9 Potenz, 1 × wöchentlich 5 Tropfen – insgesamt 4–6mal,
Anfertigung einer C12 Potenz, 1 × wöchentlich 5 Tropfen – insgesamt 4–6mal,
Anfertigung einer C15 Potenz, 1 × wöchentlich 5 Tropfen – insgesamt 6–8mal.

Medikamentöse Zusatztherapie:
– Phönix Antitox
 Phönix Lymphophön aa 50.0
 MDS.: 3 × 10–30 Tropfen je nach Alter mit Flüssigkeit verdünnt einnehmen
– Bronchi Pertu Saft Pekana
 S. 3 × tgl. 1 Teel. voll n. d. E.
– Mikroflorane L+
 S. 3 × tgl. 1 Teelöffel voll auf 1/4 Glas Wasser v. d. E.

Eigenblutinjektionen
1. Tag 0,3–0,5 ml Eigenblut intrakutan oder subkutan injizieren
6. Tag 0,5 ml s. c.
11. Tag 0,6 ml s. c.
16. Tag 0,7 ml s. c.

21. Tag 0,9 ml s. c.
26. Tag 1,0 ml s. c. bzw. i. m.
31. Tag 1,0 ml Eigenblut plus
         0,2 ml Allergie Injektopas
41. Tag 1,0 ml Eigenblut plus
         0,4 ml Allergie Injektopas
46. Tag 1,0 ml Eigenblut plus
         0,5 ml Allergie Injektopas
anschließend 2–3mal 14tägig:
         1,0 ml Eigenblut plus
         1,0 ml Allergie Injektopas
dann jeweils 3wöchig:
         1,0 ml Eigenblut plus
         1,5 ml Allergie Injektopas
dann jeweils 4wöchig:
         1,0 ml Eigenblut plus
         2,0 ml Allergie Injektopas.

Die Steigerung der Eigenblutmenge und des entsprechenden Zusatzes sind immer abhängig von der Reaktionslage des Patienten und sind dem jeweiligen Zustand anzupassen. Die anfänglich auftretenden Erstverschlimmerungen sind positiv zu werten, sie machen deutlich, daß der Patient auf die Behandlung reagiert.

Medikamentöse Zusatztherapie:
– Utilin Kps. schwach
  in langsamer Steigerung bis Utilin «S»
  S. montags 1 Kps. nüchtern einnehmen und 3 Stunden nüchtern bleiben
– Recarcin Kps.
  S. freitags 1 Kps. nüchtern einnehmen und 3 Stunden nüchtern bleiben
– Phönix Antitox
  Phönix Lymphophön aa 50.0
  MDS.: 3 × 30 Tropfen mit Flüssigkeit verdünnt einnehmen, evtl. ist eine einschleichende Dosierung erforderlich
– Mikroflorana L+
  S. 3 × tgl. 1 Teelöffel in einem 1/4 Glas Wasser v. d. E., langsame Steigerung auf 3 × tgl. 1 EL
– Bronchi Pertu Pekana
  S. 3 × tgl. 1 EL n. d. E.

Vor einigen Jahren hat Dr. med. Berthold Kern eine sehr wirksame Inhalationsmethode bei Asthma bronchiale und chronischer Bronchitis entwickelt. Durch die Kernsche Inhalationsmethode wird ein Rekultivieren der Atemwegsflora bewirkt.

Durchführung:
1. Symbioflor I Tropfen unverdünnt inhalieren
   4–5mal tgl. je 10 Minuten.
   Inhalat vor der Inhalation aufschütteln!
   Die Inhalation sollte mit einem Druckluftinhalator wie z. B. Pari-Inhalierboy oder Hestia-Tiefeninhalator erfolgen.
   50 ml Symbioflor I reichen etwa 8 Tage. Bei Besserung Probepause.
2. Bei unzureichender Besserung:
   Vorkur mit Bactisubtil Kps.
   1 Kapsel öffnen, Pulver in 15 ml Kochsalzlösung geben, aufschütteln, reicht zur Inhalation für 2 Tage.
   Inhalation erfolgt 4–5mal tgl. je 10 Minuten. Nach der Inhalationsanwendung kann es durchaus zur leichten Erhöhung der Körpertemperatur kommen.
   Herstellen der 1/2prozentigen Kochsalzlösung: 1 l abgekochtes Wasser mit 1 TL Salz (5 g) mischen.
3. Symbioflor I inhalieren (s. o.) zum Implantieren der physiologischen Atemwegsflora.

Eigenblutbehandlung mit dem Hämoaktivator nach Dr. med. Höveler: Die ionisierte und aktivierte Eigenbluttherapie zeigt in der Asthmatherapie akzeptable Ergebnisse.

Zu Beginn der Behandlung sollten die Intervalle jeweils 7 Tage betragen – etwa 6–8mal.

Je nach Reaktionslage werden die Injektionsintervalle vorerst auf 14, später auf 21 Tage verlängert. Die Behandlung muß über langen Zeitraum durchgeführt werden. Neben der üblichen intraglutäalen Injektion können intrakutane Injektionen nach Art der Segmenttherapie gleichzeitig durchgeführt werden u. a. auch am oberen Rand der Sternoclaviculargelenke auf beiden Körperhälften.

Zusätze zur Eigenblutinjektion: Allergie Injektopas, Cupridium DHU oder Formidium D6–D12.

Erkrankungen der Gefäße und des Kreislaufs

Cerebralsklerose

Bei etwa 68% der Patienten mit cerebraler Insuffizienz stehen metabolische Störungen im Vordergrund, während 17,5% der Fälle vaskuläre Störungen aufweisen.

Das Nachlassen der geistigen Spannkraft und Merkfähigkeit, Wiederholung der Redewendungen, Persönlichkeitsabbau und Veränderungen des Charakters, zunehmende Vergeßlichkeit und Schwindel, auftreten von Ohrensausen, nächtliche Unruhe und zunehmende Schlaflosigkeit sind Hinweise für eine zunehmende Cerebralsklerose. Im fortgeschrittenen Stadium können neurologische Ausfallserscheinungen auftreten wie z. B. Doppeltsehen, Bewußtseinsstörungen, Hemi- oder Monoparesen, Erbrechen, starke Kopfschmerzen. Je häufiger diese Ausfallserscheinungen auftreten, desto eher besteht die Gefahr, daß neurologische Restsymptome zurückbleiben.

Therapieempfehlungen: Die Behandlung mit Eigenblut führt bei einer Mehrzahl von gefährdeten Patienten nicht nur zu einer subjektiven Besserung, sondern es tritt auch eine günstige Wirkung auf Symptome und Verlauf ein, so daß dadurch auch die Gefahr eines apoplektischen Insultes verringert wird.

Eigenblutinjektionen: Sinnvoll sind Eigenblutinjektionen in Kombination mit einem zu injizierendem Medikament, das in der Lage ist, den cerebralen Energiestoffwechsel zu steigern und die Durchblutung im Kapillargebiet fördert. Insgesamt sind erfahrungsgemäß 15 bis 20 Mischinjektionen angezeigt, wobei zunächst 3mal wöchentlich, dann 2mal wöchentlich und schließlich nur noch 1mal wöchentlich eine Injektion erfolgt. Zur Eigenblutmischung haben sich bewährt Actovegin, Actihaemyl usw.

1. Tag 5,0 ml Actovegin oder Actihaemyl i. v.
2. Tag 10,0 ml Actovegin oder Actihaemyl i. v.
3. Tag 10,0 ml Actovegin oder Actihaemyl, davon
   8,0 ml intravenös und
   2,0 ml Actovegin oder Actihaemyl mit
   2,0 ml Blut gemischt i. m.
5. Tag wie 3. Tag usw.

Medikamentöse Zusatztherapie:
– Actovegin forte Drg., oder
– Actihaemyl Drg.
   S. 3 Tage 3 × 3 Drg., ab 4. Tag fortlaufend 3 × 2 Drg. 1/2 Stunde v. d. E.
– AE-Muslin forte
   S. 1 × 30 Tropfen tgl.
   bei Hypertonie zusätzlich
– Phönix Aurum
   S. zunächst 3 × 80, dann Reduzierung auf 3 × 60 bzw. 3 × 40 Tropfen tgl.

Bei einer noch so umfassenden Therapie muß der Patient auch selbst dazu beitragen, daß seine geistige Leistungsfähigkeit wieder gesteigert und stabilisiert wird. Das kann auf vielfältige Art und Weise erfolgen so z. B. durch täglich durchgeführte Merkübungen wie z. B. Zahlenkolonnen addieren, Gedichte lernen. Außerdem durch Kontaktpflege mit anderen Menschen wie es in Seniorenclubs oder Vereinen durchaus möglich ist. Letztendlich sollte durch ausreichende Bewegung wie z. B. Wandern, Seniorenturnen u. vieles andere mehr die körperliche Aktivität gefördert werden.

Eigenblutbehandlung mit dem Hämoaktivator nach Dr. med. Höveler: Die Anwendung von aktiviertem Eigenblut bewirkt ein deutliches Wiederaufleben mit Rückgewinnung der körperlichen und geistigen Fähigkeiten. Die Erklärung für diese erfreuliche Tatsache liegt u. a. darin, daß bei UV-Bestrahlung und unter Anwesenheit von H_2O_2 im Blut:

1. sich Ozonperoxydasen bilden, die eine vermehrte Sauerstoffanreicherung im Gewebe bewirken und pathologischen Gärungsvorgängen entgegenwirken.
2. zur aktiven Vasodilatation kommt
3. eine Mobilisation der Cholesterindepots in den Geweben und Gefäßen stattfindet, die nach anfänglichem Anstieg der Blutcholesterinwerte zu einer deutlichen und anhaltenden Senkung der Cholesterinwerte führt.

Zu Beginn der Eigenblutbehandlung mit aktiviertem Eigenblut sollten pro Woche zunächst 3 später 2 Eigenblutbehandlungen erfolgen, insgesamt 12 bis 15 Injektionen. Der für den Patienten spürbare Erfolg setzt zwischen der 6. und 8. Injektion ein. Zur Aufrechterhaltung des Therapieerfolges ist eine monatliche «Auffrischungsinjektion» angebracht.

1. Injektion 5,0 ml Actovegin oder Actihaemyl plus
   5,0 ml aktiviertes Eigenblut intraglutäal
2. Injektion 5,0 ml Actovegin oder Actihaemyl plus
   5,0 ml aktiviertes Eigenblut intraglutäal usw.

Extremitäten-Angiopathie

Die Symptome sind eindeutig: Herabsetzung bzw. Ausfall peripherer Pulse A. dorsalis pedis, A. poplitea, A. femoralis. Ferner kühle, blasse Hautfarbe und zunehmende Schmerzen in den Extremitäten, Claudicatio intermittens, Auftreten von Gewebsläsionen, Ulcerationen bis hin zum Gangrän.

Therapieempfehlungen: Man muß sich darüber im Klaren sein, daß auch die Eigenbluttherapie ihre Grenzen hat. So können z. B. die diabetischen Gefäßschäden, die Endangiitis obliterans, das Claudicatio intermittens oder die Morbus Raynaudsche Erkrankung sowie angiopatisch bedingte trophische Störungen bis zu einem gewissen Stadium sehr günstig beeinflußt werden. Bei fortgeschrittenen Stadien ist der Therapieerfolg zweifelhaft. Daher ist in solchen Fällen die Eigenblutbehandlung mit Nativblut weniger angezeigt.

Dagegen erreichen wir mit aktiviertem Eigenblut und einem aktiven Bewegungstraining eine erhebliche Verbesserung des kollateralen Blutflusses im Stadium II, keinesfalls jedoch in den Stadien III und IV. In Verbindung mit Actovegin oder Actihaemyl Ampullen wirkt aktiviertes Eigenblut zellstoffwechselaktiv durch eine erhebliche Verbesserung der Aufnahme und Verwertung von Glukose und Sauerstoff in den Zellen, was schließlich zu einer gesteigerten Mikrozirkulation führt und eine Reorganisation geschädigter Zellstrukturen bewirkt.

Eigenblutbehandlung mit dem Hämoaktivator nach Dr. med. Höveler: Zu Beginn der Behandlung 3 Eigenblutinjektionen pro Woche, später 2 × wöchentlich, insgesamt 20 bis 30 Behandlungen. Im Anschluß daran monatlich eine «Auffrischungsinjektion», die über sehr langen Zeitraum beibehalten werden soll.

Zusätze zur Eigenblutinjektion: Actovegin pro injectione, Actihaemyl, Tebonin.

Medikamentöse Zusatztherapie: Bei Rauchern erfolgt die Einleitung der Therapie grundsätzlich mit Tabacum D10 oder D12 je 1 Tbl. oder 10 Tropfen morgens und abends über einen längeren Zeitraum. Zur Entschlakkung des Organismus und zur Anregung der Stoffwechselfunktion sollte die Phönixsche Entgiftungstherapie durchgeführt werden:
- Phönix Phönohepan
  S. 3 × tgl. 1 TL, 3 Tage Anregung der Leber-Gallefunktion und Ausleitung über den Darm
- Phönix Solidago
  S. 3 × tgl. 1 TL, 3 Tage lang Aktivierung der Nierenfunktion
- Phönix Antitox
  S. 3 × tgl. 1 TL, 3 Tage Steigerung der körperlichen Abwehr und verstärkte Ausscheidung über die Haut.

Dieser Zyklus ist bis zu einer Gesamtdauer von 45 Tagen zu wiederholen
- Actovegin forte Drg., oder
- Actihaemyl Drg.
  S. 3 Tage 3 × 3 Drg. 1/2 Std. v. d. E. ab 4. Tag fortlaufend 3 × 2 Drg. v. d. E., oder
- Dyscornut Tropfen
  S. 1.–4. Woche 3 × 50 Tropfen v. d. E., 5.–7. Woche 3 × 40 Tropfen v. d. E., ab 8. Woche 3 × 30 Tropfen v. d. E.

Zur Unterstützung ist die Anwendung von Schiele-Fußbädern angezeigt. Bei konsequenter Durchführung der aufgezählten Therapien wird der Erfolg nicht ausbleiben.

Essentieller Hochdruck

Eine essentielle Hypertonie verläuft in vielen Fällen, abgesehen von der Hypertonie, zunächst symptomlos. Im Verlaufe der Jahre klagen die Patienten zunehmend über Müdigkeit, Schwindel, Schlaflosigkeit, Kopfschmerzen, zunehmende Nervosität. Auch cardiale Zeichen können plötzlich in den Vordergrund treten, wie z. B. starkes Herzklopfen, Herzstiche und Stauungsbronchitis usw. Jede Hypertonie begünstigt die degenerative Abnützung der Gefäßwände und damit die Arteriosklerose. Es muß daher versucht werden, die ständige Überbeanspruchung der Gefäße zu reduzieren, d. h. die Hypertonie zu beheben.

Therapieempfehlungen: Fabre-Bordeaux, Colilla und Pizillo berichteten bereits darüber, daß durch Eigenblutinjektionen, die sie jeden 2. Tag bzw. 2 × wöchentlich verabreichten, bestehende Hypertonien erheblich gesenkt werden konnten. Mit dem Abfall des Blutdrucks verschwanden auch die subjektiven Beschwerden. Die Eigenblutbehandlung ist daher auch immer als Prophylaktikum bei drohender Gefahr eines Schlaganfalles einzusetzen, insbesondere dann, wenn eine erbliche Disposition vorgegeben ist. Vor allen Dingen auch deshalb, weil die Senkung des Blutdrucks von Dauer ist. Besonders eindrucksvoll sind die Therapieergebnisse bei weiblichen oder männlichen Patienten, die unter einer «klimakterischen Hypertonie» leiden.

Eigenblutinjektionen:
1. Woche montags und freitags je 2,0 ml Eigenblut i. m.
2. Woche montags und freitags je 2,0 ml Eigenblut i. m.
3. Woche montags und freitags je 3,0 ml Eigenblut i. m.

Ab 4. Woche 1 × wöchentlich 1 Eigenblutinjektion mit 5,0 ml Eigenblut i. m. Insgesamt werden 6–8 Wochen die Injektionen durchgeführt.

Medikamentöse Zusatztherapie: Im Falle einer klimakterischen Hypertonie ist zu jedem Antihypertonika folgende Rezeptur einzusetzen:

– Phönix Cuprum
  S. 3 Tage 3 × 50 Tropfen tgl. v. d. E.
  ab 4. Tag 3 × 30 Tropfen v. d. E.
– Phönix Aurum
  S. 3 × 30 Tropfen n. d. E.

Zur oralen Medikation bewährt sich außerdem:
– Biosanum hypertonikum Tropfen
  S. 4 × 25 Tropfen tgl., oder
– Rauwolsan Tropfen Pflüger
  S. 4 × tgl. 15 Tropfen
– Magnerot Tbl.
  S. 3 × 2 Tbl. tgl. mit den Mahlzeiten einnehmen.

Die Eigenblutbehandlung mit dem Hämoaktivator nach Dr. med. Höveler: Die kurmäßige Anwendung von aktiviertem Eigenblut bei bestehender Hypertonie hat sich immer wieder bewährt. Erfahrungsgemäß werden wöchentlich 3 Eigenblutbehandlungen durchgeführt, insgesamt 12 bis 15 Injektionen. Weiterhin erfolgt monatlich eine Wiederholungsinjektion.

Zusätze zur Eigenblutinjektion: Mucor racemosus D5 oder Rauwolsan Pflüger.

Nach Kurbeendigung können in den meisten Fällen die Antihypertonika erheblich reduziert oder ganz eingespart werden.

Arterielle Hypotonie

Bei diesem Patientenkreis finden wir systolische Blutdruckwerte unter 90–100 mm/Hg. Der zu niedrige Blutdruck führt zu funktionellen Beschwerden wie z. B. frühmorgens Schwindel, Herzklopfen, Schwarzwerden vor den Augen. Außerdem besteht Neigung zum othostatischen Kollaps.

Therapieempfehlungen: Zunächst Ursachenforschung des Grundleidens! Frage nach den Lebens- und Essensgewohnheiten, Alkohol- und Nikotinkonsum. Patienten mit einer Hypotonie sprechen sehr gut auf die Eigenblutbehandlung an. In Verbindung mit weiteren Therapiemaßnahmen lassen sich die unangenehmen Begleiterscheinungen vollständig beheben.

Eigenblutinjektionen:
1. Woche montags und freitags je 2,0 ml Eigenblut i. m.
2. Woche montags und freitags je 3,0 ml Eigenblut i. m.
3. Woche montags und freitags je 3,0 ml Eigenblut i. m.
4. Woche montags und freitags je 3,0 ml Eigenblut i. m.
5. Woche montags 3,0 ml Eigenblut i. m.

Die weiteren einmal wöchentlich durchgeführten Eigenblutinjektionen werden für die Dauer von zwei Monaten durchgeführt.

Zusätze zur Eigenblutinjektion: Cefaktivon novum pro Injektion 2–3 Ampullen oder Cocculus olpx.

Medikamentöse Zusatztherapie:
- Phönix Hypotonex
  Phönix Kal. nitric. aa 50.0
  MDS.: morgens vor dem Aufstehen 40 Tropfen, vor dem Frühstück 40 Tropfen, vor dem Mittagessen 30 Tropfen
- Infirmarius Kreislaufampullen
  S. morgens und mittags je 1 Ampulle aufsägen und mit etwas Wasser verdünnt trinken.
- Kneipp – Kreislauf Bad oder
  Leukona-Tonikum Bad.

Allgemeine Maßnahmen: Patienten mit Hypotonieneigung müssen auf ausreichende Flüssigkeitszufuhr achten. Daneben sind Kneipp-Maßnahmen und ausreichende Bewegung evtl. sportliche Betätigung sehr wichtig und wesentlich für den anhaltenden Therapieerfolg.

Eigenblutbehandlung mit dem Hämoaktivator nach Dr. med. Höveler: Es ist empfehlenswert, eine sechswöchige Kur mit 2mal wöchentlich durchgeführten aktivierten Eigenblutinjektionen durchzuführen. Zur Stabilisierung verabfolgt man über eine gewisse Zeit hinaus, monatlich eine weitere Injektion mit aktiviertem Eigenblut.

Zusätze zur Eigenblutinjektion:
- Cefaktivon novum, oder
  Cocculus olpx, oder
  Iberis Injektionslösung.

Vegetative Labilität

Dieser Begriff umfaßt eine Fehlsteuerung der vegetativen Innervation, die sich insbesondere an den von Sympathicus und Parasympathicus innervierten Organe zeigen kann. Diese Form der Dysregulose zeigt sich besonders am Kreislaufverhalten oder in Form von «nervösen» Herzbeschwerden, ferner am Magen als Hyperacidität, als Dyskinese an den Gallenwegen oder als Entleerungsstörungen an der Harnblase. Die Beschwerden können mannigfaltiger Art sein.

Therapieempfehlungen: Neben den Eigenblutinjektionen werden gleichzeitig weitere Injektionen verabreicht, damit der Patient möglichst rasch in einen Zustand des «Wohler fühlens» gelangt.

Eigenblutinjektionen: Empfehlenswert ist eine 2mal wöchentlich durchgeführte Eigenblutbehandlung ohne jegliche Zusätze.

Gleichzeitig wird neben der Eigenblutapplikation eine weitere Mischinjektion i. m. verabfolgt:
je 1 Ampulle Eukalisan
              Hyperforat
              Psychoneuroticum
              Excitans.

Der Erfolg stellt sich bei diesen Patienten sehr langsam ein. Daher ist die Anzahl der Injektionen von dem Gesamtzustand des Patienten abhängig.

Medikamentöse Zusatztherapie:
- Psy stabil Pekana
  S. 3 × 20 Tropfen v. d. E.
- Strychninum D12 Tbl.
  S. 3 × tgl. 1 Tbl. n. d. E. im tgl. Wechsel mit
- Agaricus D6–12 Tbl.
  S. 3 × tgl. 1 Tbl. n. d. E.
- Zincum valerianicum D6 Tbl.
  S. vor dem Schlafengehen 1 Tbl.

Außerdem ist es sehr hilfreich, wenn die Patienten zu Hause eine regelrechte Badekur durchführen. Bewährt haben sich bei vegetativen Fehlregulationen: Silvapin Rosmarinblätter-Extrakt oder Pino Medizinisches Badeöl Heublumen/Kräuter.

Die Badetemperatur sollte je nach Wärmebedürfnis des Patienten zwischen 35 und 37

Grad C liegen. Eine Badekur, die Erfolg zeigen soll, umfaßt etwa 10–12 Bäder, wobei wöchentlich 2–3 Bäder genommen werden.

Ruhezeit: Nach jedem medizinischem Bad muß eine Ruhepause von 30 Minuten eingehalten werden, damit der Organismus die Reize des Bades ungestört «verarbeiten» kann. Weiterhin ist zu beachten, daß der Organismus nicht auskühlt. Daher sollte der Patient nach dem Bad in ein angewärmtes trockenes Leinenlaken oder in eine warme Wolldecke eingeschlagen werden. Dadurch bildet sich ein warmes, den Patienten einhüllendes Luftkissen.

Eigenblutbehandlung mit dem Hämoaktivator nach Dr. med. Höveler: In der ersten Woche werden 3 Injektionen mit aktiviertem Eigenblut appliziert. Ab 2. Woche wöchentlich 2 Injektionen bis zu einer Gesamtdauer von 6 Wochen. Im Anschluß daran werden zunächst 2mal monatlich eine Wiederholungsinjektion injiziert, um nach einer gewissen Zeit monatlich eine Wiederholungsinjektion durchzuführen. Im Gegensatz zu den üblichen Eigenblutinjektionen verzeichnet der Patient erst nach der 10 bis 12 Injektion eine zunehmende Besserung seines Gesamtzustandes, der sich mit fortlaufender Injektionsdauer stabilisiert.

Zusätze zur Eigenblutinjektion:
– Hypericum Pflüger
   Cypripedium Pflüger, oder
– Nervauxan Pflüger
   Regeneratio Pflüger.
Besteht der Eindruck einer vorwiegend seelischen Genese, kann Suggestivtherapie, autogenes Training oder Hypnose sehr hilfreich sein.

Erkrankungen des Herzens

Koronarsklerose

Infolge einer zunehmenden Arteriosklerose der Koronararterien kommt es zu einem Mißverhältnis zwischen Blutzufuhr und tatsächlichen Blutbedarf des Herzmuskels, mit der Folge einer Mangeldurchblutung des Herzens. Die Koronarsklerose ist meist der Beginn einer zunehmenden Arteriosklerosemanifestation im Gefäßsystem. Wenn auch die Ätiologie der Arteriosklerose weitgehend unbekannt ist, so tritt sie jedoch häufig in Verbindung mit einer Hypertonie, einer Hypercholesterinämie oder auch einem Diabetes mellitus auf. Neben den altersbedingten Verschleißerscheinungen, sind die Hypothyreose und die Fettsucht weitere Risikofaktoren.

Das klinische Erscheinungsbild ist weitgehend abhängig von der Anzahl der unterversorgten Stellen und wird geprägt durch die Ausdehnung der Ischämie eines mehr oder weniger größeren Gebietes im Herzmuskelbereich. Die Arteriosklerose der großen und mittleren Herzkranzgefäße führt u. a. zum Erscheinungsbild der Angina pectoris mit den typischen anfallsweise auftretenden Herzschmerzen hinter dem Sternum und der Ausstrahlung der Schmerzen in den linken Arm. Es tritt oftmals ein Angst- und Vernichtungsgefühl auf. Hinzu kommen Schweißausbruch, Tachycardie und Blutdruckanstieg. Die Anfälle können wenige Minuten bis zu einer halben Stunde betragen.

Therapieempfehlung: Schon 1920 verabfolgte Koschade bei Angina pectoris mit guten Ergebnissen Eigenblut. Über einen Zeitraum von drei Monaten injizierte er in 5–10tägigen Intervallen 2,0 ml Eigenblut. Wachsmuth, von der Medizinischen Klinik Heidelberg, konnte die Erfolge von Koschade durch eigene Untersuchungen bestätigen. Auch wir konnten beobachten, daß mit Zunahme der Eigenblutinjektionen die Stenocardiekranken eine erhebliche Linderung ihrer Beschwerden erfahren, die Häufigkeit der Anfälle sich erheblich verringert und die Heftigkeit der Beschwerden merklich nachläßt.

Eigenblutinjektionen:
2 × wöchentlich   je 2,0 ml Eigenblut plus
                  Crataegutt Schwabe oder
                  Angio 2 Injektopas i. m.
Die Injektionen werden etwa für die Dauer von 8 Wochen verabfolgt.

Medikamentöse Zusatztherapie:
– Strophanthus strath
   S. 3 × tgl. 40–60 Tropfen n. d. E.
– Magnerot Tbl.

S. 3 × 2 Tbl. tgl. späterhin 3 × 1 Tbl. tgl. evtl. pflanzliche Beruhigungsmittelkombinationen.

Allgemeine Hinweise: Umstellung der Lebens- und Essensgewohnheiten. Gewichtsreduzierung bei Adipositas. Einschränkung von Alkohol- und Zigarettenkonsum, evtl. Rauchverbot. Keine Überanstrengung, aber regelmäßige körperliche Betätigung durch Spaziergänge und vor allem seelische Entspannung und Lösung von seelischen Verkrampfungen.

Eigenblutbehandlung mit dem Hämoaktivator nach Dr. med. Höveler: Schliephake injizierte bei Angina pectoris Anfällen erfolgreich UV-bestrahltes Eigenblut. Unter der Behandlung mit aktiviertem Eigenblut verspüren die Patienten sehr rasch eine erhebliche Erleichterung ihrer Beschwerden und eine erhebliche Reduzierung der Anfallsbereitschaft. Somit stellt die aktivierte Eigenbluttherapie einen beträchtlichen Fortschritt in der Behandlung der Coronarsklerose dar.

Zu Beginn der Behandlung:
1. Woche   3 × wöchentlich aktivierte Eigenblutlösung
2.–6. Woche   2 × wöchentlich aktivierte Eigenblutlösung.

Nach der kurmäßigen Behandlung mit aktiviertem Eigenblut wird die monatliche Auffrischungsinjektion für die Dauer von einem Jahr beibehalten.

Zusätze zur Eigenblutinjektion: Crataegutt Schwabe, Mucor racemosus D5 oder Angio 2 Injektopas.

Infarktnachsorge

Für die Infarktnachsorge ist die Eigenblutbehandlung, kurmäßig angewendet, neben den üblichen Therapiemethoden eine wertvolle und wie ich meine, eine erfolgversprechende Ergänzung.

Eigenblutinjektionen:
2 × wöchentlich   je 2,0 ml Eigenblut plus Crataegutt Schwabe oder Angio 2 Injektopas.

Die Eigenblutinjektionen werden für die Dauer von 8 Wochen verabreicht. Im Anschluß daran kann monatlich eine weitere Eigenblutinjektion erfolgen.

Eigenblutbehandlung mit dem Hämoaktivator nach Dr. med. Höveler: Es werden wöchentlich zunächst 3 Eigenblutinjektionen durchgeführt, die ab 3. oder 4. Woche auf 2 Eigenblutinjektionen mit aktiviertem Eigenblut reduziert werden. Anschließend wird eine monatliche Auffrischungsinjektion beibehalten.

Zusätze zur Eigenblutinjektion: Crataegutt Schwabe oder Angio 2 Injektopas.

Man ist immer wieder erstaunt darüber, wie diese Behandlungsmethode anspricht und der Patient auch psychisch stabiler und belastungsfähiger wird. Höveler gibt in seinem Buch «Eigenbluttherapie», Haug-Verlag – Heidelberg, bereits den Hinweis, daß nach der aktivierten Eigenblutbehandlung bei der Nachsorge von Infarktpatienten auf gerinnungshemmende Stoffe verzichtet werden kann, unter der Voraussetzung einer durchgeführten aktivierten Eigenblutkur nach o. g. Muster. Es sei aber darauf hingewiesen, daß die herzwirksamen Glykoside durch Eigenblutbehandlung nicht ersetzt werden können, es kann allenfalls eine Reduzierung erfolgen.

Medikamentöse Zusatztherapie:
– Strophanthus straht
   S. 1.–3. Woche 3 × tgl. 60 Tropfen
   4.–8. Woche 3 × tgl. 40 Tropfen
   ab 7. Woche 3 × tgl. 30 Tropfen
– Magnerot Tbl.
   S. 3 × tgl. 2 Tbl., später 3 × tgl. 1 Tbl. n. d. E.

Nach Beendigung der Magnesiumkur mit Magnerot Tbl.:
– Kalium phosphoricum D6 Tbl. im Wechsel mit
– Magnesium phosphoricum D6 Tbl.
   S. 3 × tgl. 1 Tbl. im Mund zergehen lassen.

Zur Entgiftung und Ausleitungstherapie des Organismus wird im Frühjahr und Herbst jeweils eine Phönixsche Entgiftungstherapie durchgeführt:
– 3 Tage Anregung der Leber-Gallefunktion und Ausleitung über den Darm

– Phönix Phönohepan
  S. 3 × tgl. 60 Tropfen n. d. E.
– 3 Tage Anregung und Aktivierung der Nierenfunktion
– Phönis Solidago
  S. 3 × tgl. 60 Tropfen n. d. E.
– 3 Tage Steigerung der körpereigenen Abwehr und verstärkte Ausscheidung über die Haut
– Phönix Antitox
  S. 3 × tgl. 20 Tropfen nach dem Essen.
Dieser Zyklus ist bis zu einer Gesamtdauer von 45 Tagen zu wiederholen.

Nervöse Herzbeschwerden

Wer kennt sie nicht, die Patienten mit den nervösen Herzbeschwerden. Sie klagen über Herzstiche, Druckgefühl auf der Brust und Beklemmungsgefühl, teilweise treten vasomotorische Störungen auf, verbunden mit Schweißausbrüchen und kalten Extremitäten. Zeitweise kommt es zur Tachycardie oder Bradycardie. Gelegentlich sind Extrasystolen feststellbar.

Therapieempfehlungen: Gute Behandlungsergebnisse erzielt man bei diesen Patienten mit Eigenblutinjektionen, wobei sich die Eigenblutapplikationen nicht nur sehr häufig auf das körperliche, sondern auch auf das seelische Mißempfinden auswirken.

Eigenblutinjektionen:
2 × wöchentlich   je 2,0 ml Eigenblut plus
              Sedativa Injektopas und
              Spasmo Injektopas i. m.
Die Injektionen werden etwa für die Dauer von vier Wochen durchgeführt. Für eine gewisse Zeit werden evtl. 2mal monatlich und später 1mal monatlich weitere Injektionen gegeben. Oftmals ist die vierwöchige Kur ausreichend, so daß keine weiteren Injektionen erfolgen müssen.

Medikamentöse Zusatztherapie:
– Aconitum D6/12/30
  Iberis amara D4
  Kalmia D4, oder
– Tinctura Justi Pascoe
  S. 3 × tgl. 30–40 Tropfen

– Pascovegeton Tropfen
  S. 4 × tgl. 15 Tropfen.
Zur Stimulierung und Aktivierung des zumeist trägen Stoffwechsels ist die Verabreichung von
– Phönix Plumbum
  S. 3 × 30 Tropfen mit Flüssigkeit verdünnt vor dem Essen
– Phönix Phönohepan
  S. 3 × 30 Tropfen mit Flüssigkeit verdünnt n. d. E. angezeigt.

Eigenblutbehandlung mit dem Hämoaktivator nach Dr. med. Höveler: Für diesen Patientenkreis haben sich eine kurmäßige Anwendung von 12–15 aktivierten Eigenblutbehandlungen bewährt. Im Anschluß daran führt man über einige Zeit monatlich eine Auffrischungsinjektion durch.
1. Woche   3 × wöchentlich 5,0 ml aktivierte
              Eigenblutlösung plus
              Seda-Injektopas und Spasmo-Injektopas
ab 2. Woche bis zur Beendigung der Kur
2 × wöchentlich 5,0 ml aktivierte Eigenblutlösung plus
Seda-Injektopas und Spasmo-Injektopas.

Allgemeine Maßnahmen: Psychogene Herzbeschwerden können auch symbolhafter Ausdruck eines psychischen Konfliktes sein. Daher ist neben der gründlichen Anamnese auch das ausführliche Gespräch mit dem Kranken so bedeutungsvoll. Ein umfassendes Gespräch kann die Probleme zu Tage fördern und damit die erfolgreiche Therapie wesentlich erleichtern. In Verbindung mit der Eigenblutbehandlung ist unter Umständen die Durchführung von autogenem Training für den Patienten sehr nützlich.

Erkrankungen der Verdauungsorgane

Erkrankungen der Mundhöhle

Entzündungen der Mundschleimhaut entstehen nicht selten infolge unmittelbar einwirkender mechanischer oder chemischer Reizzustände. Unter den mechanisch wirkenden Ursachen sind es hauptsächlich scharfe Zahnränder oder abgebrochene kariöse Zähne. Auch schlecht sitzende Zahnprothesen können Entzündungszustände in der Mundhöhle verursachen.

Zu den auslösenden chemischen Reizen zählen scharfe Gewürze oder stark gewürzte Speisen, Nikotin- und Alkoholmißbrauch. Die dadurch vorgeschädigte Mundschleimhaut ist gegenüber pathogenen Keimen sehr anfällig. Daneben können auch zahlreiche Allergene wie z. B. Nahrungsmittel, Gewürze, Kaugummi, Zahnpflegemittel, Mundwässer usw. Ursache für eine Entzündung der Mundschleimhaut sein.

Stomatitis diffusa

Im Bereich der Mundschleimhaut entstehen sehr zahlreiche kleine, äußerst schmerzhafte Knötchen und Bläschen mit oberflächlichen Epitheldefekten und Blutungen. Die Patienten klagen über ein Brennen und Kratzen im Rachen, über Geschmacksstörungen und verstärkten Speichelfluß.

Stomatitis aphthosa

Lippen und Wangenschleimhaut zeigen kleine, gelbliche, fibrinöse Beläge aufweisende, flache Erosionen, die von einem roten Hof umgeben sind. Sie sind sehr schmerzhaft und heilen nur langsam ab. Kieferdrüsenschwellung, Speichelfluß und Fieber können die Mundschleimhautentzündung begleiten. Ätiologisch gesehen ist die Ursache noch sehr umstritten. Auf der einen Seite werden Viren für die Entstehung verantwortlich gemacht, während andererseits in verschiedenen Literaturen das häufige Auftreten von Antikörpern gegen Milchproteine als auslösende Ursache genannt werden, die durch die vorgeschädigte Mundschleimhaut aufgenommen werden.

Therapieempfehlungen: Dort, wo die körpereigene Abwehr nachläßt und der Organismus eine Adaptions- oder Anpassungsminderung zeigt, ist die Eigenblutbehandlung stets adäquat. So u. a. auch bei den Erkrankungen der Mundschleimhaut.

Potenziertes Eigenblut für Kinder: Anfangsdosierung
C 7 = 1 × wöchentlich 5 Tropfen mit Flüssigkeit verdünnt einnehmen, insgesamt 6mal
C 9 = 1 × wöchentlich 5 Tropfen mit Flüssigkeit verdünnt einnehmen, insgesamt 6mal.

Medikamentöse Zusatztherapie:
– Mercurius corrosivus D6
  S. 3 × tgl. 1 Tbl.
– Hepar sulfuris D4
  S. 3 × tgl. 1 Tbl.
in schweren Fällen Kalium bichromicum D6,
S. 3 × tgl. 1 Tbl.

Lokale Behandlung:
– Mundspülen mit Kamille-, Zinnkraut- oder Salbeiaufgüssen, oder
– Arnika D2
  S. 20 Tropfen in ein Glas Wasser geben und mehrfach den Mund ausspülen, oder
– Kalantol A Phönix
  S. 1 TL voll in ein Glas Wasser geben und mehrfach den Mund ausspülen.

Eigenblutinjektion
1. Tag 2,0 ml Eigenblut plus
        1 Ampulle Echinacin Madaus
2. Tag 2,0 ml Eigenblut plus
        1 Ampulle Echinacin Madaus
3. Tag 2,0 ml Eigenblut plus
        1 Ampulle Echinacin Madaus.
Bei sehr ausgeprägter Form werden die Eigenblutinjektionen zunächst 3mal wöchentlich, später 2mal wöchentlich weiter fortgesetzt, bis die Entzündung behoben ist.

Medikamentöse Zusatztherapie:
– Hepar sulfuris olpx Tbl.
  S. 3 × tgl. 2 Tbl. v. d. E. im Mund zergehen lassen
– Phönix Antitox
  Phönix Antimonium aa 50.0
  MDS.: 4 × tgl. 30 Tropfen mit Flüssigkeit verdünnt nach dem Essen.

Lokale Behandlung:
– Phönix Kalantol A
  S. 1 EL voll auf 1 Glas Wasser und mehrfach tgl. den Mund spülen. Nach etwa 2 Tagen

Kalantol A mit Wattestäbchen auf die befallenen Stellen auftragen, oder
- Salviathymol Hetterich
  S. 30–60 Tropfen auf ein Glas Wasser geben und mehrfach den Mund ausspülen. Nach etwa 2 Tagen Salviathymol mit Wattestäbchen auf die befallenen Stellen auftragen.

Allgemeine Maßnahmen: Behebung der auslösenden Ursachen, Sanierung der Zähne, regelmäßige Mundpflege, ausgewogene vitaminreiche Kost, Vermeidung von Alkohol und Nikotin.

Eigenblutbehandlung mit dem Hämoaktivator nach Dr. med. Höveler: Für eine dauerhafte Abheilung der Gewebsdefekte sind etwa 6 bis 10 aktivierte Eigenblutinjektionen notwendig, die 3mal wöchentlich verabreicht werden.

Zusätze zur Eigenblutinjektion: Echinacin Madaus, Pascotox forte oder Echinacea cpl. Vogel und Weber.

Soor des Mundes

Bei pflegebedürftigen Patienten breitet sich der Soorpilz aufgrund geschwächter Widerstandskraft oder mangelnder Mundpflege sehr schnell im Mund aus. Bei vorgeschädigter Mundschleimhaut kann sich der Soorpilz in die Schleimhaut einnisten und sehr stark ausbreiten.

Therapieempfehlungen
Potenziertes Eigenblut für Kinder: Anfangsdosierung
C 7 = 1 × wöchentlich 5 Tropfen mit Flüssigkeit verdünnt einnehmen, insgesamt 6mal
C 9 = 1 × wöchentlich 5 Tropfen mit Flüssigkeit verdünnt einnehmen, insgesamt 6mal

Medikamentöse Zusatztherapie:
- Bei Aphthen mit grauweißen Belägen
  Acid. mur. D6
  S. 3 × tgl. 1 Tbl. im Mund zergehen lassen
- Bei weißlichen Belägen mit rotem Hof
  Borax D3
  S. 3 × tgl. 1 Tbl. im Mund zergehen lassen

Lokale Behandlung: Mundspülen mit Kamille-, Zinnkraut- oder Salbeiaufgüssen.

Eigenblutinjektionen:
1. Tag 2,0 ml Eigenblut plus
       1 Ampulle Notakehl D5
       1 Ampulle Pefrakehl D6
3. Tag 2,0 ml Eigenblut plus
       1 Ampulle Notakehl D5
       1 Ampulle Pefrakehl D6
6. Tag 2,0 ml Eigenblut plus
       1 Ampulle Notakehl D5
       1 Ampulle Pefrakehl D6.

Danach kann sich eine Eigenblutbehandlung in Kombination mit Echinacin Madaus oder Pascotox forte zur Abwehrsteigerung anschließen.

Medikamentöse Zusatztherapie:
- Notakehl D5 Tbl.
  S. 3 × tgl. 1 Tbl. im Mund zergehen lassen im tgl. Wechsel mit
- Pefrakehl Tropfen D5
  S. 2 × tgl. 8 Tropfen v. d. Mahlzeiten einnehmen
- Phönix Antitox
  Phönix Antimonium aa 50.0
  MDS.: 4 × tgl. 30 Tropfen mit Flüssigkeit verdünnt einnehmen.
  Lokale Behandlung:
- Phönix Kalantol A
  S. 1 EL voll auf 1 Glas Wasser und mehrfach tgl. den Mund ausspülen.
  Nach etwa 2 Tagen Kalantol A mit Wattestäbchen auf die befallenen Stellen auftragen, oder
- Salviathymol Hetterich
  S. 30–60 Tropfen auf ein Glas Wasser geben und mehrfach den Mund spülen. Nach etwa 2 Tagen Salviathymol mit Wattestäbchen auf die befallenen Stellen auftragen.

Eigenblutbehandlung mit dem Hämoaktivator nach Dr. med. Höveler: Zur Erhöhung der Widerstandskraft und zur allgemeinen Stabilisierung und Revitalisierung werden 12–15 Eigenblutinjektionen mit aktiviertem Eigenblut durchgeführt. Befindet sich der Kranke in einem geschwächten Zustand, dann sollten nur 2 Injektionen pro Woche erfolgen. Ansonsten sind 3 Injektionen wöchentlich angezeigt.

Die ersten 3 bis 4 Injektionen werden nach folgendem Muster gemischt und injiziert:
5,0 ml aktiviertes Eigenblut plus
1 Ampulle Notakehl D6
1 Ampulle Pefrakehl D6.

Ab der 5. oder 6. Injektion entfällt die oben erwähnte Mischung, dann werden dem aktivierten Eigenblut Echinacin Madaus oder Pascotox forte Ampullen beigemischt.

Herpes simplex

Bei akuten Virusinfektionen oder Fieber kann es zur Bläschenbildung auf der Mundschleimhaut, analog dem Herpes an der Lippe, kommen. Es handelt sich hierbei um stecknadelkopfgroße bis pfefferkorngroße Bläschen, die in Gruppen auf Haut oder Schleimhaut auftreten können.

Therapieempfehlungen
Eigenblutinjektionen
1. Tag   2,0 ml Eigenblut plus
         1 Ampulle Echinacin Madaus i. m.
2. Tag   2,0 ml Eigenblut plus
         1 Ampulle Echinacin Madaus i. m.
3. Tag   2,0 ml Eigenblut plus
         1 Ampulle Herpes simplex Nosode D15 und
         1 Ampulle Herpes simplex Nosode D400, oder
         1 Ampulle Herpes simplex Nosode D30 und
         1 Ampulle Herpes simplex Nosode D400

den nachfolgenden Eigenblutinjektionen, die zunächst in 8tägigen, später in 14tägigen Intervallen verabfolgt werden, fügen wir nur die o. g. Herpesnosoden bei.

Bei einer Vielzahl der Patienten kann man durch diese Therapie tatsächlich eine Resistenzsteigerung und damit eine Rezidivneigung vermeiden und sie somit von diesem lästigen Übel befreien.

Medikamentöse Zusatztherapie:
– Phönix Antitox
  S. 3 × tgl. 30 Tropfen mit Flüssigkeit verdünnt n. d. E.
– Phönix Lymphophön
  S. 3 × tgl. 25 Tropfen mit Flüssigkeit verdünnt n. d. E.

Lokale Anwendung: Virudermin oder Lomaherpan.

Eigenblutbehandlung mit dem Hämoaktivator nach Dr. med. Höveler:

1. Woche   3 × wöchentlich 5,0 ml aktivierte Eigenblutlösung plus Echinacin Madaus
ab 2. Woche   2 × wöchentlich 5,0 ml aktivierte Eigenblutlösung plus Herpes simplex Nosode
ab 3. Woche   1 × wöchentlich 5,0 ml aktivierte Eigenblutlösung plus Herpes simplex Nosode.

Die Kur sollte etwa 12 bis 15 Eigenblutbehandlungen umfassen. Bei starker Rezidivneigung wird zunächst monatlich eine Auffrischungsinjektion beibehalten.

Bei einem bestehendem Herpes simplex kann man feststellen, daß im Gegensatz zur Nativblutbehandlung, die Anwendung von aktiviertem Eigenblut wesentlich schneller zum Erfolg führt und auch therapieresistente Fälle sehr günstig beeinflußt werden.

Krankheiten des weichen Gaumens und der Tonsillen

Die unterschiedlichen Formen der Angina

Die Anginen sind vorzugsweise eine Krankheit des jugendlichen Alters. Nach dem 35. Lebensjahr treten sie seltener auf. Bei unzureichender Widerstandskraft in kalten Jahreszeiten, durch den Einfluß von Kälte und Nässe, kann es zur Entzündung der Gaumenmandeln kommen. Wenn auch die meisten Anginen in der kälteren Jahreszeit vorkommen, so können einzelne Erkrankungen auch in der heißen Jahreszeit auftreten.

Angina catarrhalis

Bei dieser einfachen katarrhalischen Entzündung der Rachenorgane kommt es zu einer mehr oder weniger starken Rötung der Schleimhaut mit einer deutlich wahrnehmbaren Schwellung an den Gaumenbögen und am Zäpfchen. An manchen Stellen der Tonsillen treten kleine oberflächliche Geschwüre auf. Die regionären Lymphknoten zeigen meist nur eine geringe Anschwellung. Die katarrhalische Angina ist die leichteste Form der Mandelentzündung.

Therapieempfehlungen
Potenziertes Eigenblut für Kinder: Anfertigung einer C5 Potenz.
1. Tag   1 × tgl. 3 Tropfen unverdünnt auf die Zunge
2. Tag   1 × tgl. 3 Tropfen unverdünnt auf die Zunge.
Am *3. Tag wird eine Potenz C7* zubereitet, die in 3tägigen Abstand mit 1 × tgl. 3 Tropfen bis zur völligen Genesung verabreicht wird.

Medikamentöse Zusatztherapie:
– Arnika Heel Tropfen
  S. stdl. 10 Tropfen
– Mercurius Heel Tbl.
  S. stdl. 1 Tbl. lutschen.

Äußerlich:
– Phönix Kalantol A
  S. mehrfach tgl. Halswickel anlegen, oder
– Phönix Hydrargyrum
  Phönix Lymphophön aa 50.0
  MDS.: stdl. 10–20 Tropfen mit etwas Flüssigkeit verdünnt einnehmen
– Phönix Antitox
  S. 3 × tgl. 20 Tropfen mit etwas Flüssigkeit verdünnt einnehmen.

Eigenblutinjektionen: Am günstigsten wirkt die Injektion von 5,0 ml Eigenblut i. m. verabfolgt. Die Injektion kann, wenn es erforderlich erscheint, nach 24–48 Stunden wiederholt werden.

Medikamentöse Zusatztherapie:
– Phönix Lymphophön
  Phönix Hydrargyrum aa 50.0
  MDS.: 6 × 50 Tropfen tgl, ab 2. Tag 4 × 20 Tropfen tgl.
– Phönix Antitox
  S. 4 × 20 Tropfen tgl.

Äußerlich:
– Phönix Kalantol A
  S. mehrfach tgl. Halswickel anlegen
– Mercurius Heel Tbl.
  S. stdl. 1 Tbl. lutschen
– Arnika Heel Tropfen
  S. stdl. 10 Tropfen

Eigenblutbehandlung mit dem Hämoaktivator nach Dr. med. Höveler:
1. Tag   5,0 ml aktiviertes Eigenblut
2. Tag   5,0 ml aktiviertes Eigenblut
5. Tag   5,0 ml aktiviertes Eigenblut.

Angina lacunaris

Ausgelöst durch Strepto- oder Staphylokokken, Pneumokokken u. a. Bakterien kann sich eine Angina lacunaris entwickeln. Neben der deutlichen Schwellung und Rötung sind die Tonsillen von stippchenförmigen, grau-weißlichen Belägen bedeckt. Neben den örtlichen Beschwerden bestehen immer mehr oder weniger ausgeprägte Allgemeinsymptome wie z. B. subjektives Krankheitsgefühl, Fieber, Kopfschmerzen, Abgeschlagenheit. Außerdem kommt es zur Schwellung der regionären Lymphknoten.

Therapieempfehlungen
Potenziertes Eigenblut für Kinder: Anfertigung einer C5 Potenz.
1. Tag   1 × tgl. 3 Tropfen unverdünnt auf die Zunge
2. Tag   1 × tgl. 3 Tropfen unverdünnt auf die Zunge.
Am *3. Tag wird eine Potenz C7* zubereitet, die in 3tägigen Abstand mit 1 × tgl. 3 Tropfen bis zur völligen Genesung verabreicht wird.

Medikamentöse Zusatztherapie:
– Arnika Heel Tropfen
  S. stdl. 10 Tropfen
– Mercurius Heel Tbl.
  S. stdl. 1 Tbl. lutschen.

Äußerlich:
– Phönix Kalantol A
  S. mehrfach tgl. Halswickel anlegen, oder
– Phönix Hydrargyrum
  Phönix Lymphophön aa 50.0

MDS.: stdl. 10−20 Tropfen mit etwas Flüssigkeit verdünnt einnehmen
- Phönix Antitox
  S. 3 × tgl. 20 Tropfen mit etwas Flüssigkeit verdünnt einnehmen

Eigenblutinjektionen: Die Eigenblutbehandlung hat sich bei den unterschiedlichen Formen der Angina sehr gut bewährt. So machten Nourney und Thun die Feststellung, daß nach Eigenblutinjektionen ein sehr rasches Abklingen der Temperatur und der subjektiven Beschwerden eintraten. In fast allen Fällen konnte am Tage nach der Eigenblutinjektion ein Abfall der Temperatur von 39−40° auf 37° Celsius verzeichnet werden. Mit dem Abfall der Temperatur besserten sich auch das Allgemeinbefinden und der Appetit.
1. Tag 5,0 ml Eigenblut i. m.
2. Tag 5,0 ml Eigenblut i. m.
5. Tag 5,0 ml Eigenblut i. m.
9. Tag 5,0 ml Eigenblut i. m.

Bei ausgeprägter Angina empfiehlt es sich, zusätzlich folgende Mischinjektion auf die andere Gesäßhälfte zu applizieren: Mischinjektion i. m.
- Lachesis D30 DHU
  Pyrogenium D20
  Formisoton forte Staufen Pharma
  Formisoton D12 Staufen Pharma
  Echinacin Madaus,
  oder
- Hepar sulfuris Injeel forte
  Mercurius solubilis Injeel forte
  Phytolaca Injeel
  Lachesis Injeel
  Lycopodium Injeel.

Die Hälfte dieser Mischung wird i. v. injiziert, die andere Hälfte mit 0,3 ml Blut gemischt und i. m. verabfolgt.

Medikamentöse Zusatztherapie:
- Phönix Lymphophön
  Phönix Hydrargyrum aa 50.0
  MDS.: 6 × 50 Tropfen tgl. ab 2. Tag 4 × 20 Tropfen tgl.
- Phönix Antitox
  S. 4 × 20 Tropfen tgl.
  Äußerlich:
- Phönix Kalantol A
  S. mehrfach tgl. Halswickel anlegen, oder
- Mercurius Heel Tbl.
  S. stdl. 2 Tbl. lutschen
- Arnika Heel Tropfen
  S. stdl. 10 Tropfen
  Äußerlich:
- Phönix Kalantol A
  S. mehrfach tgl. Halswickel anlegen.

Während und nach einer Angina können Nierenfunktionsstörungen auftreten. Es ist daher notwendig, am 3. und 10. Tag der Krankheit den Urin zu kontrollieren. Eine weitere Urinkontrolle sollte 14 Tage später erfolgen.

Eigenblutbehandlung mit dem Hämoaktivator nach Dr. med. Höveler: Bei Krankheitsbeginn:
1. Tag 5,0 ml aktiviertes Eigenblut plus
         1 Ampulle Echinacin Madaus, oder
         1 Ampulle Pascotox forte
3. Tag 5,0 ml aktiviertes Eigenblut plus
         1 Ampulle Echinacin Madaus, oder
         1 Ampulle Pascotox forte
5. Tag 5,0 ml aktiviertes Eigenblut plus
         1 Ampulle Echinacin Madaus, oder
         1 Ampulle Pascotox forte
7. Tag 5,0 ml aktiviertes Eigenblut plus
         1 Ampulle Echinacin Madaus, oder
         1 Ampulle Pascotox forte.

Die nachfolgenden Injektionen werden in größeren Intervallen injiziert. Durch die Methode der aktivierten Eigenbluttherapie ist die, bei einer Angina bestehenden Gefahr der evtl. nachfolgenden Komplikationen, weitgehend ausgeschlossen.

Bei schwerer Angina hat sich folgendes Verfahren der aktivierten Eigenbluttherapie bewährt:
1. Tag Mischinjektion i. v.
         Hepar sulfuris Injeel forte
         Mercurius solubilis Injeel forte
         Phytolaca Injeel
         Lachesis Injeel
         Lycopodium Injeel
3. Tag Mischinjektion i. v.
         Hepar sulfuris Injeel forte
         Mercurius solubilis Injeel forte
         Phytolaca Injeel
         Lachesis Injeel
         Lycopodium Injeel
5. Tag Mischinjektion i. v.
         Hepar sulfuris Injeel forte
         Mercurius solubilis Injeel forte

Phytolaca Injeel
Lachesis Injeel
Lycopodium Injeel.
Zweidrittel dieser Mischung wird i.v. injiziert, das letzte Drittel wird mit 5,0 ml aktiviertem Eigenblut vermischt und intraglutäal verabreicht.
9. Tag 5,0 ml aktiviertes Eigenblut plus
1 Ampulle Echinacin Madaus, oder
1 Ampulle Pascotox forte.
Die weiteren Injektionen werden unter Beimischung eines Echinacinpräparates in größerem Abstand injiziert. Bei einer schweren Angina sollten insgesamt 12 bis 15 Eigenblutinjektionen mit aktiviertem Eigenblut erfolgen, um durch die Stärkung der Eigenabwehr die blockierten Abwehrmechanismen wieder in Gang zu setzen.

Laryngitis

Behinderte Nasenatmung, Nasennebenhöhlenentzündungen und chronische Mandelentzündungen sind die häufigen Ursachen einer Laryngitis. Ferner können chemische Reize und das Einatmen von Staub oder Gasen eine Kehlkopfentzündung bewirken. Die Folgen sind Heiserkeit und Reizhusten, Schmerzen und Temperaturerhöhung.

Therapieempfehlungen: Im akuten Stadium.

Eigenblutinjektionen
1. Tag 0,5 ml Eigenblut plus
1 Ampulle Phosphor Homaccord
3. Tag 0,5 ml Eigenblut plus
1 Ampulle Phosphor Homaccord.
Bei fieberhaften Prozessen fügen wir der Eigenblutmischung jeweils 1 Ampulle Gripp Heel und 1 Ampulle Traumeel hinzu. Weitere Injektionen sind nur dann erforderlich, wenn sich der akute Zustand nur langsam bessert.

Medikamentöse Zusatztherapie:
– Phosphor Homaccord
Arnica Heel aa 50.0
MDS.: stdl. 10 Tropfen mit etwas Flüssigkeit verdünnt einnehmen.
Später 4 × 20 Tropfen bis zur endgültigen Behebung der Beschwerden, oder

– Tussilago Komplex Nestmann
Kreosotum Komplex Nestmann
Eupatorium Komplex Nestmann aa 50.0
MDS.: stdl. 20 Tropfen mit etwas Flüssigkeit verdünnt einnehmen.
Später 4 × 20 Tropfen bis zur endgültigen Behebung der Beschwerden.

Weitere Maßnahmen:
– Kalte Halswickel mit Enelbin Paste, Kytta Plasma oder Quark, oder
– Feuchtkalten Umschlag mit Wasser und darüber gewickelten Schal,
– Dampfinhalation mit 15 Tropfen Wacholderöl auf 1 Kaffeekanne dampfendes Wasser und mehrmals tgl. 10 Minuten inhalieren, oder
– Inhalation von Kamillendämpfen.
Für Raucher gilt absolutes Rauchverbot! Auf ausreichende heiße Flüssigkeitszufuhr ist zu achten.

Eigenblutbehandlung mit dem Hämoaktivator nach Dr. med. Höveler.
1. Tag 5,0 ml aktivierte Eigenblutlösung plus
1 Ampulle Phosphor Homaccord
3. Tag 5,0 ml aktivierte Eigenblutlösung plus
1 Ampulle Phosphor Homaccord
5. Tag 5,0 ml aktivierte Eigenblutlösung plus
1 Ampulle Phosphor Homaccord
7. Tag 5,0 ml aktivierte Eigenblutlösung plus
1 Ampulle Phosphor Homaccord.
Dem aktivierten Eigenblut werden in diesem Fall keine weiteren Zusätze hinzugefügt, da durch die Aufbereitung des Blutes die körpereigenen Regulationsmechanismen so aktiviert werden, daß die vorhandene erhöhte Körpertemperatur günstig beeinflußt wird. Weitere Injektionen sind im akuten Stadium in der Regel nicht erforderlich.

Therapieempfehlungen: Im chronischen Stadium.
Jede chronische Heiserkeit ist krebsverdächtig und muß differenzialdiagnostisch abgeklärt werden. Alkohol- und Nikotinabusus, Einwirkung von Reizstoffen oder starke Inan-

spruchnahme der Stimme fördern eine chronische Laryngitis.

Eigenblutbehandlung mit dem Hämoaktivator nach Dr. med. Höveler: Bei vielen chronischen Erkrankungen besitzt das aktivierte Eigenblut, aufgrund seiner Aufbereitung, einen erheblich höheren Stimulationseffekt auf das ganze Immunsystem, als unverändertes Eigenblut. (Gemessen nach der «Low level Luminiscence Methode» als verläßlicher Parameter). Ein Beispiel dafür bietet die Anwendung des Hämoaktivators nach Dr. med. Höveler bei der Behandlung der chronischen Laryngitis. Dabei hat die Praxis gezeigt, daß eine kurmäßige Anwendung von etwa 12–15 Injektionen zweckmäßig ist. Anschließend sollte über einen gewissen Zeitraum hinaus, monatlich eine Auffrischungsinjektion erfolgen.

1. Tag 5,0 ml aktivierte Eigenblutlösung plus
 1 Ampulle Phosphor Homaccord
3. Tag 5,0 ml aktivierte Eigenblutlösung plus
 1 Ampulle Phosphor Homaccord
5. Tag 5,0 ml aktivierte Eigenblutlösung plus
 1 Ampulle Phosphor Homaccord.

Die nachfolgenden Injektionen werden nur Anfang und Ende der Woche gegeben.

Für jeden Sänger ist die kurmäßige Anwendung einer aktivierten Eigenbluttherapie nach o. g. Schema zur Regeneration und Pflege seiner Stimmbänder zweckmäßig.

Erkrankungen der Zunge

Der Zungenbelag ist oftmals harmlos und ohne Bedeutung, kann aber auch sehr häufig Ankündigung eines Organleidens sein wie z. B. der Hinweis auf Infektionskrankheiten oder akute und chronische Magen- und Darmbeschwerden. Auch bestimmte Mangelerscheinungen können sich auf der Zunge darstellen. So führt u. a. ein Defizit von Vitamin B2 und B6 zum Zungenbrennen. Bei pflegebedürftigen Patienten oder Kranken, die mit hohen Dosen Antibiotika behandelt werden, kommt es zur Zerstörung der natürlichen Mundflora mit der Folge einer Stomatitis. Durch die Ausbildung von Stomatitiden kann es auch zur Geschwürsbildung auf der Zunge kommen. Besonders am Zungenrand treten dann gelegentlich sehr unangenehm schmerzende Aphthen auf. Ferner können durch scharfkantige Zähne oder sonstige mechanische Reize Geschwürsbildungen am Zungenrand entstehen.

Therapieempfehlungen: Die Behandlung entspricht der Therapie der Stomatitis.

Potenziertes Eigenblut für Kinder: Anfangsdosierung

C 7 = 1 × wöchentlich 5 Tropfen mit Flüssigkeit verdünnt einnehmen, insgesamt 6mal.
C 9 = 1 × wöchentlich 5 Tropfen mit Flüssigkeit verdünnt einnehmen, insgesamt 6mal.

Medikamentöse Zusatztherapie:
– Mercurius corrosivus D6
 S. 3 × tgl. 1 Tbl.
– Hepar sulfuris D4
 S. 3 × tgl. 1 Tbl.
in schweren Fällen
– Kalium bichromicum D6
 S. 3 × tgl. 1 Tbl.

Lokale Behandlung:
– Mundspülen mit Kamille-, Zinnkraut- oder Salbeiaufgüssen, oder
– Arnika D2
 S. 20 Tropfen in ein Glas Wasser geben und mehrfach den Mund ausspülen, oder
– Kalantol A Phönix
 S. 1 TL voll in ein Glas Wasser geben und mehrfach den Mund ausspülen.

Eigenblutinjektion
1. Tag 2,0 ml Eigenblut plus
 1 Ampulle Echinacin Madaus
2. Tag 2,0 ml Eigenblut plus
 1 Ampulle Echinacin Madaus
3. Tag 2,0 ml Eigenblut plus
 1 Ampulle Echinacin Madaus.

Bei sehr ausgeprägter Form werden die Eigenblutinjektionen zunächst 3mal wöchentlich, später 2mal wöchentlich weiter fortgesetzt, bis die Entzündung behoben ist.

Medikamentöse Zusatztherapie:
– Hepar sulfuris olpx Tbl.

S. 3 × tgl. 2 Tbl. v. d. E. im Mund zergehen lassen
- Phönix Antitox
Phönix Antimonium aa 50.0
MDS.: 4 × tgl. 30 Tropfen mit Flüssigkeit verdünnt nach dem Essen.

Lokale Behandlung:
- Phönix Kalantol A
S. 1 EL voll auf 1 Glas Wasser und mehrfach tgl. den Mund spülen.
Nach etwa 2 Tagen Kalantol A mit Wattestäbchen auf die befallenen Stellen auftragen, oder
- Salviathymol Hetterich
S. 30–60 Tropfen auf ein Glas Wasser geben und mehrfach den Mund ausspülen.
Nach etwa 2 Tagen Salviathymol mit Wattestäbchen auf die befallenen Stellen auftragen.

Allgemeine Maßnahmen: Behebung der auslösenden Ursachen, Sanierung der Zähne, regelmäßige Mundpflege, ausgewogene vitaminreiche Kost, Vermeidung von Alkohol und Nikotin.

Eigenblutbehandlung mit dem Hämoaktivator nach Dr. med. Höveler: Für eine dauerhafte Abheilung der Gewebsdefekte sind etwa 6 bis 10 aktivierte Eigenblutinjektionen notwendig, die 3mal wöchentlich verabreicht werden.

Zusätze zur Eigenblutinjektion: Echinacin Madaus, Pascotox forte oder Echinacea cpl. Vogel und Weber.

Erkrankungen der Ohrspeicheldrüse

Parotitis epidemica

(siehe unter Infektionskrankheiten)

Erkrankungen der Speiseröhre

Reflux-Ösophagitis

Durch den Rückfluß von saurem Magensaft bei Kardiainsuffizienz, als Konsequenz einer Hiatushernie oder als Begleiterscheinung eines Ulcus duodeni, kann eine Reflux-Ösophagitis auftreten. Die umschriebenen krampfhaften Schmerzen hinter dem Brustbein, das sehr intensive «Sodbrennen» und das Gefühl des Passagestops sind bezeichnende Hinweise für eine Reflux-Ösophagitis.

Therapieempfehlungen: Neben der Beseitigung des Grundübels, unter Umständen durch eine erforderliche Operation, empfiehlt es sich als Roborantia remedia eine aktivierte Eigenblutkur durchzuführen.

Eigenblutbehandlung mit dem Hämoaktivator nach Dr. med. Höveler:
1. Woche   3 × wöchentlich 5,0 ml aktivierte Eigenblutlösung
ab 2. Woche 2 × wöchentlich 5,0 ml aktivierte Eigenblutlösung
ab 3. Woche 1 × wöchentlich 5,0 ml aktivierte Eigenblutlösung.
Die Kur sollte etwa 12 bis 15 Eigenblutbehandlungen umfassen.

Zusätze zur Eigenblutlösung: Juv 110 Injektionslösung oder Oesophagus suis Injeel und Baptisia Injeel forte als Mischung.
Neben der intraglutäalen Injektion kann man zusätzlich 2mal wöchentlich 0,5 ml dieser Eigenblutlösung subkutan in den Plexus solaris injizieren.

Medikamentöse Zusatztherapie: Bei Reflux-Oesophagitis mit starkem Sodbrennen haben sich zwei Einzelmittel zur oralen Therapie sehr gut bewährt:
- Baptisia D4 Tbl.
S. 3 × tgl. 1 Tbl. im Mund zergehen lassen
- Robinia D12 Tbl.
S. 3 × tgl. 1 Tbl. im Mund zergehen lassen.

Ernährungshinweise: Durch Beachtung verschiedener Ernährungsrichtlinien lassen sich bei bestehender Refluxösophagitis Beschwerden erheblich reduzieren oder ganz vermeiden. So sind der Genuß von sauren Fruchtsäften wie z. B. Grapefruit, Zitronen, Orangen, Aprikosen, Heidelbeeren, Stachelbeeren, Erdbeeren und Johannisbeeren nicht angezeigt. Verboten sind weiterhin Cola und süßer Sprudel, chininhaltige Getränke, saure Weißweine, Kaffee und schwarzer Tee, süße Nahrungsmittel (Dessert) und Röstprodukte.

Erlaubt ist eine flüssige-breiige Magenschonkost.

Akute Gastritis

Die akute Gastritis zählt zu den häufigsten Magenerkrankungen und wird in den meisten Fällen durch exogene Faktoren verursacht wie z. B. durch «Diätfehler», d. h. nach dem Genuß von zu reichlicher Nahrung oder von schwerverdaulichen Speisen. Auch die Aufnahme von verdorbenen Nahrungsstoffen, Alkohol- und Nikotinintoxikation bewirken die «Magenverstimmung». Weiterhin kann die Unverträglichkeit bestimmter Arzneimittel oder bakterielle Infektionen die Magenschleimhautentzündung auslösen.

Das Krankheitsgeschehen geht mit Übelkeit, Druckgefühl bis hin zu starken Schmerzen in der Magengegend einher, oftmals begleitet von Fieber, Erbrechen, Appetitlosigkeit, Foetor ex ore. Die Patienten haben ein starkes Durstgefühl infolge der Mundtrockenheit.

Therapieempfehlungen
Eigenblutinjektionen
1. Tag Mischinjektion i. v.
        Traumeel
        Erigotheel
        Nux vomica Ho
2. Tag Mischinjektion i. v.
        Traumeel
        Erigotheel
        Nux vomica Ho
3. Tag Mischinjektion i. v.
        Traumeel
        Erigotheel
        Nux vomica Ho
5. Tag Mischinjektion i. m.
        0,5 ml Eigenblut
        Traumeel
        Erigotheel
        Nux vomica Ho
7. Tag Mischinjektion i. m.
        0,5 ml Eigenblut
        Traumeel
        Erigotheel
        Nux vomica Ho
9. Tag Mischinjektion i. m.
        0,5 ml Eigenblut
        Traumeel
        Erigotheel
        Nux vomica Ho.

Die nachfolgenden Injektionen werden zweimal wöchentlich verabreicht und zwar bis zu dem Zeitpunkt der völligen Schmerzfreiheit, Appetitzunahme und Rückkehr des allgemeinen Wohlbefindens.

Neben der intramuskulären Injektion kann zur gleichen Zeit 0,5 ml der Eigenblutmischung s. c. in den Plexus solaris appliziert werden.

Medikamentöse Zusatztherapie:
bei Schmerzen   Thymus olpx Tbl.
                S. 4 × tgl. 2 Tbl. v. d. E. im
                Mund zergehen lassen
bei Erbrechen   Apomorphinum olpx
                S. 3 × tgl. 20 Tropfen auf 1
                EL Wasser v. d. E.
Antientzündlich Opsonat Pekana
                S. 3 × tgl. 1 TL voll in 1/4
                Glas warmen Wasser v. d. E.
Funktions-   Apo stom Pekana
regulierend   S. 3 × tgl. 20 Tropfen mit etwas Wasser verdünnt n. d. E.

Weitere Maßnahmen: Bettruhe, völlige Nahrungskarenz für 1–2 Tage, später Schleim- und Suppenkost, anschließend langsam aufbauende Magenschonkost.

Flüssigkeitszufuhr in Form von Pfefferminz-, Kamille- oder Fencheltee.

Morgens, jeweils vor dem Aufstehen und eine halbe Stunde vor dem Abendessen wird eine Rollkur z. B. mit Azupanthenol durchgeführt:
Azupanthenol liquid.
S. morgens 40 Tropfen auf 1/2 Glas warmes Wasser geben und nüchtern austrinken.

Nachdem die Flüssigkeit eingenommen wurde, legt man sich zunächst 5 Minuten auf den Rücken, anschließend 5 Minuten auf die linke Seite, 5 Minuten Bauchlage und abschließend 5 Minuten auf die rechte Seite.

Chronische Gastritis

Dieselben schädlichen Einflüsse, die u. a. eine akute Gastritis auslösen, führen bei sehr häufiger Rezidivierung, letztendlich zu einer chronischen Gastritis. Hinzu kommt außerdem, daß bei manchen Personen eine gewisse erbliche Disposition besteht. Daneben sind es auch allzuoft falsche Eßgewohnheiten, mangelhafte Kautätigkeit oder auch chronische Erkrankungen im Galle-, Leber- und Pankreasbereich, die zur Auslösung einer chronischen Gastritis führen. Gefördert wird dieses Krankheitsgeschehen durch unmäßigen Genuß von Alkohol und starken Zigarettenkonsum.

Therapieempfehlungen: Wie bei vielen chronischen Erkrankungen zeigt auch hier die Eigenbluttherapie und zwar ausschließlich mit aktiviertem Eigenblut durch den Hämoaktivator nach Dr. med. Höveler, gute Ergebnisse.

Eigenblutbehandlung mit dem Hämoaktivator nach Dr. med. Höveler:
1. Woche   3 × wöchentlich 5,0 ml aktivierte Eigenblutlösung
ab 2. Woche   2 × wöchentlich 5,0 ml aktivierte Eigenblutlösung.

Sobald der bestmögliche Zustand erreicht ist, wird die aktivierte Eigenbluttherapie über längeren Zeitraum mit monatlich einer Injektion weiter beibehalten.

Zusätze zur Eigenbluttherapie: Obatri-Injektopas oder Injectio gastrohepatica Fides.

Neben der intramuskulären Injektion kann zur gleichen Zeit 0,5 ml der Eigenblutmischung s. c. in den Plexus solaris appliziert werden.

Medikamentöse Zusatztherapie:
bei Schmerzen   Thymus olpx Tabl.
S. 4 × tgl. 2 Tbl. v. d. E. im Mund zergehen lassen
bei Erbrechen   Apomorphinum olpx
S. 3 × tgl. 20 Tropfen auf 1 EL Wasser v. d. E.

Antientzündlich   Opsonat Pekana
S. 3 × tgl. 1 TL voll in 1/4 Glas warmen Wasser v. d. E.
Argentum oplx Tbl.
S. 3 × tgl. 1 Tbl. v. d. Essen im Mund zergehen lassen (nach röntgenologischem Ausschluß eines Magengeschwürs oder Magenkarzinoms)
Funktions-   Apo stom Pekana
regulierend   S. 3 × tgl. 20 Tropfen mit etwas Wasser verdünnt n. d. E.

Weitere Maßnahmen: Morgens, jeweils vor dem Aufstehen und eine halbe Stunde vor dem Abendessen wird eine Rollkur mit Azupanthenol durchgeführt:
Azupanthenol liquid.
S. morgens 40 Tropfen auf 1/2 Glas warmes Wasser geben und nüchtern austrinken.

Nachdem die Flüssigkeit eingenommen wurde legt man sich zunächst 5 Minuten auf den Rücken, anschließend 5 Minuten auf die linke Seite, 5 Minuten Bauchlage und abschließend 5 Minuten auf die rechte Seite.

Ulcus ventriculi und Ulcus duodeni

Ein oftmals scharf umschriebener Schmerz im linken oder teilweise im mittleren Epigastrium, der sich durch Nahrungsaufnahme verstärkt, deutet auf ein Ulcus ventriculi hin. Sodbrennen und saures Aufstoßen, gelegentliches Erbrechen und Obstipation unterstreichen den Verdacht.

Wird ein Schmerz mehr im mittleren und rechten Epigastrium angegeben und treten die Schmerzen insbesondere bei leerem Magen auf, so ist ein Ulcus duodeni zu vermuten. Verschiedene Untersuchungen und diagnostische Maßnahmen sind zur Abklärung des Krankheitsbildes notwendig.

Therapieempfehlungen: Ähnlich wie bei der Behandlung der chronischen Gastritis, ist hier der Einsatz des Hämoaktivators nach Dr. med. Höveler sinnvoll und zweckmäßig. Durch die Kombination von gezielten Injektionspräparaten und aktiviertem Eigenblut wird die pharmakologische Wirkung der zugefügten Präparate verstärkt und somit sehr bald eine merkliche Besserung erreicht.

Eigenblutbehandlung mit dem Hämoaktivator nach Dr. med. Höveler:
1. Woche 3 × wöchentlich 5,0 ml aktivierte Eigenblutlösung
ab 2. Woche 2 × wöchentlich 5,0 ml aktivierte Eigenblutlösung.

Je nach Ausgangssituation besteht die Kur mit aktiviertem Eigenblut aus etwa 15 bis 20 Injektionen. Im Anschluß daran wird zur Fortbehandlung monatlich eine Auffrischungsinjektion mit aktiviertem Eigenblut beibehalten, um, wie Höveler sagt, die erreichte Stimulation des Regelkreises zu erhalten.

Zusätze zur Eigenbluttherapie: Kombination von Ulcus Injektopas und Obatri, oder
Traumeel und Erigotheel, oder
Injectio gastro-hepatica Fides.

Neben der intramuskulären Injektion kann zur gleichen Zeit 0,5 ml der Eigenblutlösung – unter Beimischung von 1 Ampulle Juv 110 Phönix – s.c. in den Plexus solaris appliziert werden.

Medikamentöse Zusatztherapie:
– Opsonat Pekana
S. 3 × tgl. 1 Teelöffel voll in 1/2 Tasse warmes Wasser und v. d. Mahlzeiten austrinken
– Psy stabil Pekana
S. 3 × tgl. 30 Tropfen n. d. E.
– Phönix Ulcophön
Phönix Gastriphön aa 50.0
MDS.: 3 × tgl. 30 Tropfen n. d. E. und vor dem Schlafengehen 1 × 60 in eine Tasse Kamillentee geben und austrinken, oder
– Bismutum Komplex Nestmann
S. 3 × tgl. 2 Tbl. v. d. E.
– Natrium phosphoricum Komplex Nestmann
Acidum nitricum Komplex Nestmann aa 50.0
MDS.: 3 × tgl. 20 Tropfen n. d. E., 1 × tgl. 30 Tropfen v. d. Schlafengehen.

Weitere Maßnahmen: Morgens, jeweils vor dem Aufstehen und eine halbe Stunde vor dem Abendessen wird eine Rollkur mit Azupanthenol durchgeführt:

Azupanthenol liquid.
S. morgens 40 Tropfen auf 1/2 Glas warmes Wasser geben und nüchtern austrinken.

Nachdem die Flüssigkeit eingenommen wurde, legt man sich zunächst 5 Minuten auf den Rücken, anschließend 5 Minuten auf die linke Seite, 5 Minuten Bauchlage und abschließend 5 Minuten auf die rechte Seite.

Dumping-Syndrom

Symptome wie Blässe, Schweißausbruch, Herzklopfen und Schwindelgefühl mit Kollapsneigung, Stuhldrang sowie auftretende Übelkeit, die kurz nach Nahrungsaufnahme auftreten, werden als Dumping-Syndrom bezeichnet. Diese Symptomatik tritt vorwiegend bei jüngeren, labilen Ulcuspatienten 1–3 Wochen post operationem auf.

Therapieempfehlungen: Die Durchführung einer Kur mit aktiviertem Eigenblut ist vor jeder größeren therapeutischen Maßnahme empfehlenswert.

Eigenblutbehandlung mit aktiviertem Eigenblut nach Dr. med. Höveler: Wöchentlich werden zwei aktivierte Eigenblutinjektionen durchgeführt, insgesamt 12–15 Injektionen.

Zusätze zur Eigenblutinjektion: Erigotheel und Hepeel Ampullen.

Neben der intramuskulären Injektion kann zur gleichen Zeit 0,5 ml der Eigenblutlösung – unter Beimischung von 1 Ampulle Juv 110 Phönix – s.c. in den Plexus solaris appliziert werden.

Medikamentöse Zusatztherapie:
– Zincum D12 Tbl.
S. 3 × tgl. 1 Tbl. im Mund zergehen lassen
– Duodenoheel Tbl.
S. 4 × tgl. 1 Tbl. im Mund zergehen lassen
– Bryaconeel Tbl.
S. 4 × tgl. 1 Tbl. im Mund zergehen lassen
– Spascupreel Supp.
S. morgens und abends 1 Supp.

Erkrankungen des Darmes

Colon irritabile – Reizkolon

Unter dem Oberbegriff «Colon irritabile» werden das spastische Reizkolon, die Colica mucosa und die funktionelle Enterokolopathie als ein Syndrom zusammengefaßt. Die Ätiologie ist noch weitgehend ungeklärt. Wir finden diese Erscheinung vorwiegend bei Frauen im Alter zwischen 20 und 50 Jahren, seltener bei Männern. Viele dieser Patienten haben eine auffällige Persönlichkeitsstruktur. Es sind stets sensible, neurotische, sehr ängstlich wirkende aber auch ehrgeizige, psycholabile Menschen. Neben den auslösenden psychischen Faktoren, bewirken mit Sicherheit Umwelteinflüsse und falsche Ernährungsweisen eine Verschlimmerung des Krankheitsbildes oder lösen bei disponierten Menschen das Krankheitsgeschehen aus.

Leitsymptome sind intermittierende Schmerzen im Mittel- und Unterbauch, besonders morgens beim Erwachen. Häufig ist ein Wechsel von Obstipation mit «scharfkotartigem» Stuhlgang bzw. Diarrhoe mit zeitweiligen Schleimabsonderungen zu beobachten. Durch die Hypermobilität des Dickdarms kann es zeitweise zu sehr starken kolikartigen Spasmen kommen. Auffallend sind Völlegefühl und starke Flatulenz. Zuweilen tritt Übelkeit und Appetitlosigkeit auf.

Therapieempfehlungen: Die günstige Wirkung des Eigenblutes auf Psyche und Vegetativum, die Anregung der Drüsentätigkeit und die Vermehrung der proteolytischen Fermente durch Eigenblutinjektionen machen diese Therapieform zum Mittel der Wahl.

Eigenblutinjektionen
1. Woche   3 × wöchentlich 2,0 ml Eigenblut i. m.
2.–6. Woche   2 × wöchentlich 2,0 ml Eigenblut i. m.

Zusätze zur Eigenblutinjektion: Sedativa-Injektopas und Ginseng-CPL.-Injektionslösung Pascoe.

Neben der intramuskulären Injektion von Eigenblut und o. g. Mischung, können 0,5 ml Eigenblut und 2 Ampullen Juv 110 Phönix zusammengemischt, nach folgendem Schema i. c. injiziert werden:

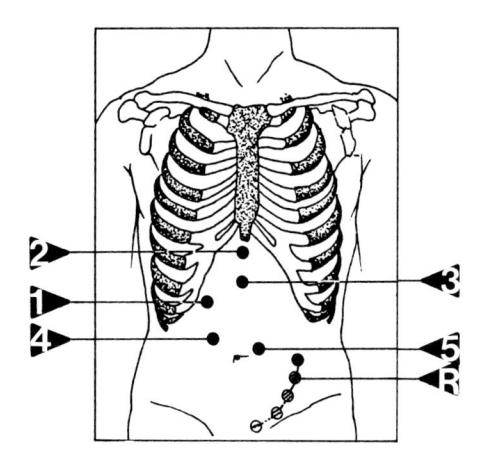

Abb. 20

1. In der Mitte der Verbindungslinie des Proc. xiphoideus mit dem freien Ende der rechten 11. Rippe
2. Unmittelbar unter der Xiphoidspitze
3. In der Medianlinie, 3 Querfinger unter dem Proc. xiphoideus.
4. Zwei Querfinger oberhalb und 1 Querfinger links neben dem Nabel
5. die verbleibende Injektionsmenge wird in der Region des Colon deszendenz injiziert.

Medikamentöse Zusatztherapie:
– Nux vomica D3
   Asa foetida D3 aa 50.0
   MDS.: 3 × tgl. 30 Tropfen v. d. E.
– Psy stabil Pekana
   Sepia olpx
   S. 3 × tgl. 2 Tbl. vor dem Essen im Munde zergehen lassen.
   Dunkelhaarige, agile, zur Depression neigende Frauen vom leptosomen Habitus sprechen besonders gut auf Sepia olpx an
– Agiocur
   S. 3 × tgl. 2 Teelöffel mit je 2 Gläsern Flüssigkeit.

Zur Entschlackung des Organismus und zur Anregung der Stoffwechselfunktion sollte die Phönixsche Entgiftungstherapie, gerade bei

diesen Patienten, zweimal jährlich durchgeführt werden:
- Phönix Phönohepan
  S. 3 × tgl. 1 TL
  3 Tage Anregung der Leber-Gallefunktion und Ausleitung über den Darm
- Phönix Solidago
  S. 3 × tgl. 1 TL
  3 Tage lang Aktivierung der Nierenfunktion
- Phönix Antitox
  S. 3 × tgl. 1 TL
  3 Tage Steigerung der körperlichen Abwehr und verstärkte Ausscheidung über die Haut.

Dieser Zyklus ist bis zu einer Gesamtdauer von 45 Tagen zu wiederholen.

Weitere Maßnahmen: Wichtig ist eine ausgewogene vitalstoffreiche biologische Ernährung mit viel Rohkostanteilen. Außerdem ist für eine ausreichende körperliche Bewegung Sorge zu tragen (Wandern, Schwimmen, Laufen, Gymnastik usw.). Sinnvoll wäre bei diesen Patienten auch die Durchführung von autogenem Training oder Hypnose.

Durch ein ausführliches Gespräch mit dem Patienten können mit Sicherheit auch Hinweise zur Umstellung seiner Lebensgewohnheiten gegeben werden, denn neben all den zu verordnenden Rezepturen ist das Zuhören können für eine erfolgreiche Therapie ebenso wichtig, wie ein wirkungsvolles Medikament. Denn wie sagte einst Franz Kafka:

«Rezepte schreiben ist leicht, aber im übrigen sich mit den Leuten verständigen ist schwer.»

Eigenbluttherapie mit dem Hämoaktivator nach Dr. med. Höveler: Es werden zunächst drei Eigenblutinjektionen wöchentlich durchgeführt und zwar so lange, bis eine wesentliche Besserung eintritt. Sodann werden die Eigenblutinjektionen mit aktiviertem Eigenblut auf wöchentlich zwei Behandlungen reduziert. Erfahrungsgemäß müssen insgesamt 15 bis 20 Injektionen verabfolgt werden. Eine monatliche Wiederholungsinjektion ist angebracht.

Zusätze zur Eigenblutinjektion: Sedativa-Injektopas und Ginseng-CPL.-Injektionslösung Pascoe.

Gastroenteritis acuta

Es handelt sich meistens um eine bakteriell bedingte Darmerkrankung, die u. a. auch durch unzweckmäßige Ernährung wie z. B. durch einseitige Überlastung der Verdauungsorgane durch zu viel Fett oder kalte Getränke usw. ausgelöst werden kann.

Es kommt zum reichlich, zunächst breiigen, später dünnflüssigen, gärigen Stuhl, oft begleitet von Fieber und Erbrechen.

Therapieempfehlungen
Eigenblutinjektionen: Zur schnellen Behebung der Beschwerden hat sich die nachfolgende Vorgehensweise bewährt:
1. Tag Mischinjektion
        1 Ampulle Traumeel
        1 Ampulle Veratrum Ho
        Die Hälfte der Mischung wird i. v. injiziert, während die andere Hälfte mit 0,5 ml Blut gemischt i. m. injiziert wird.
2. Tag Mischinjektion
        1 Ampulle Traumeel
        1 Ampulle Veratrum Ho
        Die Hälfte der Mischung wird i. v. injiziert, während die andere Hälfte mit 0,5 ml Blut gemischt i. m. injiziert wird.

Bereits wenige Stunden nach der ersten Injektion lassen die Beschwerden sehr deutlich nach.

Medikamentöse Zusatztherapie:
- Entero Teknosal Plv.
  S. 3 × tgl. 1 Teelöffel voll in etwas Wasser gelöst v. d. E.
- Phönix Plumbum
  Phönix Arsenicum aa 50.0
  MDS.: stdl. 1 Teelöffel voll verdünnt mit etwas Wasser einnehmen, oder
- Nux vomica oplx
  Basilicum oplx aa 50.0
  MDS.: 5 × tgl. 20 Tropfen auf ein Eßlöffel Wasser geben
- Agiocur
  S. 3 × tgl. 2 Teelöffel jeweils mit 2 Gläsern Tee
- Baptisia olpx
  S. 4 × tgl. 15 Tropfen auf ein Eßlöffel Wasser.

Weitere Maßnahmen:
1. Tag mehrfach dünner schwarzer Tee mit etwas Salz trinken,
2. Tag Karotten kochen und durch den Fleischwolf drehen, salzen und in kleinen Portionen über den Tag verteilt essen.
Zufuhr von reichlicher Flüssigkeit, lauwarmer dünner schwarzer Tee mit einer Prise Salz,
3. Tag Karotten kochen und zusammen mit gekochtem Rind- oder Kalbfleisch durch den Fleischwolf drehen. Nur mit Kochsalz abschmecken. Wenn verlangen auf Essiggurke besteht, kann diese gegessen werden.
Zufuhr von reichlicher Flüssigkeit, lauwarmer dünner schwarzer Tee mit einer Prise Salz,
4. Tag Wie 3. Tag. Dazu morgens ein weich gekochtes Ei, Toastbrot. Langsamer Kostaufbau zunächst mit leicht gesalzenen Breien aus Haferflocken oder Reis.

Zweimal täglich wird eine heiße Kompresse (feuchtes Tuch und Wärmflasche) für eine 1/2 Stunde auf den Bauch gelegt.

Eigenblutbehandlung mit dem Hämoaktivator nach Dr. med. Höveler:
1. Tag 5,0 ml aktivierte Eigenblutlösung plus
1 Ampulle Diarrhoe Infirmarius
1 Ampulle Traumeel intraglutäal
2. Tag 5,0 ml aktivierte Eigenblutlösung plus
1 Ampulle Diarrhoe Infirmarius
1 Ampulle Traumeel intraglutäal.

Chronische Enteritis

Die Nichtausheilung einer akuten infektiösen Enteritis oder der nicht auskurierte Darmkatarrh nach einer bakteriellen Nahrungsmittelvergiftung kann die Grundlage einer chronischen Darmentzündung darstellen.

Fermentmangel bei älteren Menschen oder Langzeiteinnahme schleimhautaggressiver Medikamente können ebenfalls eine chronische Enteritis bewirken. Der Symptomverlauf ist weniger akut. Es kommt zu Oberbauchbeschwerden und zeitweise auftretenden unangenehm riechenden Durchfällen. Die durch Fermentmangel bedingte unzureichende Nahrungsausnutzung führt zur Abmagerung, Avitaminosen und Anämie.

Therapieempfehlungen: Die chronische Enteritis gehört zu den hartnäckigen, zu Rezidiven neigenden Erkrankungen.

Eigenblutinjektion
1. Woche 3 × wöchentlich
2,0 ml Eigenblut plus
Veratrum Ho
Traumeel
Nux vomica Ho
2.–4. Woche 2 × wöchentlich
2,0 ml Eigenblut plus
Veratrum Ho
Traumeel
Nux vomica Ho
5.–8. Woche 1 × wöchentlich
2,0 ml Eigenblut plus
Veratrum Ho
Traumeel
Nux vomica Ho.

Medikamentöse Zusatztherapie: *Basistherapie*
– Mikroflorana+
S. 1. Woche 3 × tgl. 1 Teelöffel, ab 2. Woche 3 × tgl. 1 Eßlöffel mit Wasser verdünnt n. d. E.
– Biosanum Intestinum
S. 4 × tgl. 25 Tropfen.
Zur Entschlackung des Organismus und zur Anregung der Stoffwechselfunktion wird die Phönixsche Entgiftungstherapie durchgeführt:
– Phönix Phönohepan
S. 3 × tgl. 1 TL
3 Tage Anregung der Leber-Gallefunktion und Ausleitung über den Darm
– Phönix Solidago
S. 3 × tgl. 1 TL
3 Tage lang Aktivierung der Nierenfunktion
– Phönix Antitox
S. 3 × tgl. 1 TL
3 Tage Steigerung der körperlichen Abwehr und verstärkte Ausscheidung über die Haut. Dieser Zyklus ist bis zu einer Gesamtdauer von 45 Tagen zu wiederholen.

Weitere Maßnahmen: Sinnvoll ist die Durchführung einer Dysbioseuntersuchung des Stuhls in einem dafür geeigneten Labor. Bei vorliegender Dysbiosestörung ist der Beginn einer Symboselenkung des Darmes zweckmäßig.

Die Ernährung bei der chronischen Enteritis hat sich nach den Störungen und nach dem Krankheitsverlauf zu richten. So muß die Kostform bei vorliegender Gärungsdyspepsie eine andere sein, wie z. B. bei der Fäulnisdyspepsie, dagegen kann ein Patient mit einer unkomplizierten chronischen Enteritis mit dünnbreiigen Stühlen nach dem gleichen Diätschema ernährt werden, wie bei einer bestehenden akuten Gastroenteritis.

Empfehlenswerte Rezepturen sind in dem Buch «Krankenernährung», Alfred Welsch, Thieme Verlag Stuttgart, zu finden.

Die Eigenbluttherapie mit dem Hämoaktivator nach Dr. med. Höveler:

1. Woche 3 × wöchentlich
5,0 ml aktivierte Eigenblutlösung plus
1 Ampulle Diarrhoe Infirmarius
1 Ampulle Traumeel intraglutäal

2.–6. Woche 2 × wöchentlich
5,0 ml aktivierte Eigenblutlösung plus
1 Ampulle Diarrhoe Infirmarius
1 Ampulle Traumeel intraglutäal

7.–10. Woche 1 × wöchentlich
5,0 ml aktivierte Eigenblutlösung plus
1 Ampulle Diarrhoe Infirmarius
1 Ampulle Traumeel intraglutäal.

Für einen gewissen Zeitraum sollte die monatliche Auffrischungsinjektion beibehalten werden.

Obstipation

Die Obstipation gehört zu den größten und gefährlichsten Zivilisationsübeln. Daran ändern auch die vielen Abführmittel nichts, die tagtäglich in großen Mengen eingenommen werden. Im Gegenteil, sie bewirken einen immer größer werdenden Konsum von Abführmitteln bis schließlich die Darmflora total ruiniert ist.

Nach Prof. Rudschka besteht der Mensch im Alter von 50 Jahren bereits zur Hälfte aus Stoffwechselschlacken. Einer der Gründe ist die zu geringe tgl. Flüssigkeitsaufnahme. Die Folgen bleiben nicht aus:

1. zunehmende Mesenchymverschlackung
2. verlangsamte Stoffwechselabläufe
3. Obstipation
4. verringerte Nierentätigkeit

Durch falsche Ernährungsweisen ist bei den meisten Menschen die Darmpassagezeit verzögert. Sie beläuft sich beim Zivilisationsmenschen auf 72 Stunden, bei älteren Menschen bis zu zwei Wochen. Dagegen bei der Landbevölkerung der 3. Welt 24–36 Stunden.

Es stimmt schon bedenklich, daß Chirurgen bei Darmoperationen oftmals bis zu 5 kg trockenen Kot vorfinden. Daher ist die Ausleitung über den Darm durch natürliche Anregung aufgrund einer gesunden Lebensweise eine Lebensnotwendigkeit.

Bedauerlicherweise finden wir das leidige Zivilisationsübel «Obstipation» auch schon im Kindesalter. Ein Grundübel sind bereits hier die falschen Ernährungsweisen und Essensgewohnheiten. Schon der kindliche Organismus erhält mit der täglichen Nahrung viel zu wenig Rohkost. Sie sollte etwa ein Drittel der täglichen Nahrung ausmachen.

Ein Beispiel für ein sehr schmackhaftes und gesundes Frühstück ist das Osloer Frühstück:
Haferflocken werden über Nacht in roher Kuhmilch eingeweicht.
Am nächsten Morgen leicht erwärmt und mit folgenden Zutaten versehen:
1 Teelöffel Honig
1 Teelöffel geriebene Nüsse oder Mandeln
1 geraspelte Möhre.

Therapieempfehlungen: Bei kindlicher Obstipation hat sich neben der Kostumstellung folgende Therapie bewährt:
– Mikroflorana L+
S. 3 × tgl. 1 Teelöffel mit etwas Aprikosen- oder Pfirsichsaft einnehmen
– Phönix Phönohepan
S. 3 × tgl. 20 Tropfen n. d. E.
1 × tgl. 30 Tropfen v. d. Schlafengehen.

Zusätzlich wird folgendes Einzelmittel nach dem Ähnlichkeitsprinzip ausgewählt und verordnet:

Aluminia D12   Stuhl ist hart und zäh wie Kitt, oftmals kleinkugelig
                3 × 5 Tropfen tgl.
Bryonia D30   Stuhl ist sehr dunkel, kleinknollig und sehr hart
                1 × tgl. 5 Tropfen
Calcium carbonicum D30   dicker Kopf und Schwerfällig, Neigung zum Schwitzen
                1 × 5 Tropfen tgl.

Größere Kinder sprechen sehr gut auf zusätzlich durchgeführte Eigenblutinjektionen an.

Eigenblutinjektion: Wöchentlich werden zwei Eigenblutinjektionen durchgeführt, etwa 12 Injektionen.

Zusätze zur Eigenbluttherapie: Hepar 202 Staufen Pharma oder Nux vomica D12 Amp.

Medikamentöse Zusatztherapie: Mikroflorana L+, S. 3 × tgl. 1 Eßlöffel n. d. E.

Zur Entschlackung des Organismus und zur Anregung der Stoffwechselfunktion wird die Phönixsche Entgiftungstherapie durchgeführt:
– Phönix Phönohepan
S. 3 × tgl. 1 TL
3 Tage Anregung der Leber-Gallefunktion und Ausleitung über den Darm
– Phönix Solidago
S. 3 × tgl. 1 TL
3 Tage lang Aktivierung der Nierenfunktion
– Phönix Antitox
S. 3 × tgl. 1 TL
3 Tage Steigerung der körperlichen Abwehr und verstärkte Ausscheidung über die Haut.

Dieser Zyklus ist bis zu einer Gesamtdauer von 45 Tagen zu wiederholen.

Bei ausgeprägter Dysbiose ist eine Symbioselenkung, die sich über 12 Wochen erstreckt, sinnvoll und für eine dauerhafte Behebung der Obstipation erforderlich.

Symbioselenkung des Darmes:
I. Phase 1. Woche
– Ozovit – 3 × tgl. 1/2–1 Teelöffel auf 1 Glas Wasser, nach 1 Woche Präparat absetzen.
II. Phase 2.–4. Woche
– Amara Mischung (Pascopankreat 30,0, Amara Tropfen Pascoe 30.0, Quassia Similiaplex 20,0) 2 × tgl. 1/4 Std. v. d. Hauptmahlzeiten 20–30 Tropfen in etwas warmem Wasser.
– Markalakt: vormittags und nachmittags 1 Teelöffel auf 1 Tasse heißes Wasser zusammen mit
– Hepaticum Pascoe: vormittags und nachmittags je 2 Tbl.
III. Phase 5.–12. Woche
– Symbioflor I: 5–20 Tropfen schnupfen (mit 5 Tropfen beginnen, langsam steigern).
– Symbioflor II: 5–20 Tropfen nach dem Präparat beiliegender Gebrauchsanweisung einnehmen (mit 5 Tropfen beginnen, langsam steigern). Auf keinen Fall schnupfen!
– Es hat sich bewährt Symbioflor I morgens und nachmittags, Symbioflor II vormittags und abends einzunehmen.
Weiterhin sind folgende Präparate in abgeschwächter Dosierung zu nehmen:
Amara Mischung 1 × tgl. 20 Tropfen v. d. Hauptmahlzeit.
Markalakt: vormittags und nachmittags 1 Teelöffel auf 1 Tasse heißes Wasser zusammen mit jeweils 2 Tbl. Hepaticum-Pascoe.

Die Eigenbluttherapie mit dem Hämoaktivator nach Dr. med. Höveler
1. Woche   3 × wöchentlich 5,0 ml aktivierte Eigenblutlösung
ab 2. Woche 2 × wöchentlich 5,0 ml aktivierte Eigenblutlösung.
Insgesamt werden etwa 12 Injektionen verabfolgt.

Zusätze zur Eigenbluttherapie: Hepar 202 Staufen Pharma oder Nux vomica D12 Amp.

Meteorismus und Flatulenz

Durch vermehrten Gasgehalt im Bereich des Gastrointestinaltraktes kommt es zu einer schmerzhaften Aufblähung der Darmschlingen, was einen Trommelbauch zur Folge hat. Die Ursachen sind ernährungs- oder anlagebedingte intestinale Fäulnis- und Gärungsprozesse durch die Behinderung des intestinalen Gasaustausches. Betroffen sind vorwiegend Männer ab dem 35. Lebensjahr. Sie klagen über Völlegefühl und starke Blähungen. Nicht selten entwickeln sich pektanginöse Beschwerden infolge eines Zwerchfellhochstandes.

Therapieempfehlungen: Die Behandlung dieses Symptomenkomplexes ist nicht immer ganz einfach, vor allen Dingen deshalb, weil die meisten Betroffenen nicht dazu bereit sind, ihre Essensgewohnheiten umzustellen oder ihren Ernährungsplan zu ändern. Die Eigenblutbehandlung erweist sich hier als sehr wirkungsvolle Hilfe und zeigt bei richtiger Anwendung auch sehr schnell Erfolge.

Eigenblutinjektion:
1. Tag Mischinjektion i. m.
   2,0 ml Eigenblut plus
   1 Ampulle Lycopodium D6
   1 Ampulle Asa feotida D6
3. Tag Mischinjektion i. m.
   2,0 ml Eigenblut plus
   1 Ampulle Lycopodium D6
   1 Ampulle Asa foetida D6
5. Tag Mischinjektion i. m.
   2,0 ml Eigenblut plus
   1 Ampulle Lycopodium D6
   1 Ampulle Asa foetida D6
7. Tag Mischinjektion i. m.
   2,0 ml Eigenblut plus
   1 Ampulle Lycopodium D6
   1 Ampulle Asa foetida D6
9. Tag Mischinjektion i. m.
   2,0 ml Eigenblut plus
   1 Ampulle Lycopodium D6
   1 Ampulle Asa foetida D6.

Die weiteren Injektionen werden zweimal, später einmal wöchentlich verabreicht.

Ergänzend zu den intramuskulär verabfolgten Injektionen können einmal wöchentlich auch intrakutane Injektionen folgender Mischungen in den Bauchraum erfolgen:

- Mischinjektion i. c.
  0,5 ml Eigenblut plus
  2 Ampullen Juv 110 Phönix, oder
- Mischinjektion i. c.
  0,5 ml Eigenblut plus
  1 Ampulle AP 3 Steigerwald
  1 Ampulle AP 9 Steigerwald.

Die Injektionen erfolgen:

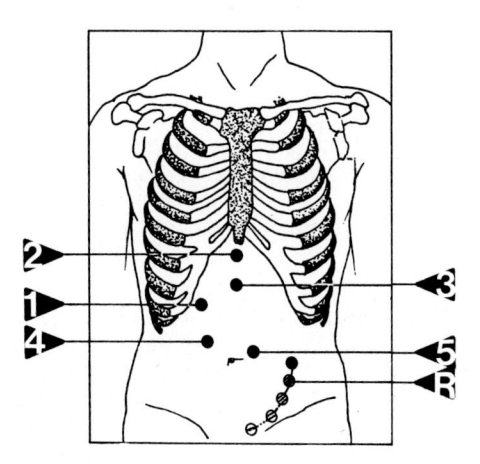

Abb. 21

1. In der Mitte der Verbindungslinie des Proc. xiphoideus mit dem freien Ende der rechten 11. Rippe
2. Unmittelbar unter der Xiphoidspitze
3. In der Medianlinie, 3 Querfinger unter dem Proc. xiphoideus
4. Zwei Querfinger oberhalb und 1 Querfinger links neben dem Nabel
5. die verbleibende Injektionsmenge wird in der Region des Colon deszendenz injiziert.

Medikamentöse Zusatztherapie:
- Colocynthis Komplex Nestmann
  Chelidonium Komplex Nestmann
  Grindelia Komplex Nestmann aa 50.0
  MDS.: 3 × tgl. 30 Tropfen n. d. E., 1 × 30 Tropfen v. d. Schlafengehen
- Magen-Tonikum Nestmann
  S. 3 × tgl. 1 Eßlöffel v. d. E., oder
- Basilicum olpx
  Momordica oplx aa 50.0
  MDS.: 3 × tgl. 30 Tropfen v. d. E.
- Diacard
  Carvomin aa ad 100.0
  MDS.: 3 × tgl. 40 Tropfen n. d. E.

Weitere Maßnahmen: Ausschaltung von blähungstreibenden und nicht verträglichen Nahrungsmitteln und Getränken. Anwendung von warmen Rizinuswickeln, Trinken von blähungstreibenden Tees wie z. B. Angelika, Fenchel, Anis, Gänsefingerkraut, Kamille usw.

Eigenbluttherapie mit dem Hämoaktivator nach Dr. med. Höveler: Durchführung von wöchentlich 3 Eigenblutinjektionen, insgesamt 12 Behandlungen. Monatlich erfolgt zunächst eine weitere Auffrischungsinjektion bis der Patient völlig beschwerdefrei ist.

Zusätze zur Eigenblutinjektion: Lycopodium D6 Asa foetida D6.

Divertikel des Dickdarms

Durch eine Wandschwäche des Dickdarms kommt es im Alter häufig zur Entstehung von Kolondivertikel. Gefördert wird die Divertikulosis vor allem durch ballaststoffarme Nahrungsstoffe und chronische Obstipation.

Therapieempfehlungen: Durch die Eigenblutbehandlung, insbesondere in Verbindung mit den zugefügten Injektionsampullen, können Komplikationen vermieden werden. Auch hier ist die Anwendung des Hämoaktivators nach Dr. med. Höveler wesentlich effizienter.

Eigenblutbehandlung mit dem Hämoaktivator nach Dr. med. Höveler: Sinnvoll ist die Durchführung von 12–15 Eigenblutinjektionen über einen Zeitraum von 6 bis 8 Wochen. Nach Beendigung der Kur ist es ratsam, weiterhin monatlich 1 Eigenblutinjektion zu verabfolgen.

Zusätze zur Eigenblutinjektion:
Veratrum Ho
Nux vomica Ho
Galium Heel
Chelidonium Ho
Hepeel
Injeel Chol.
Die einzelnen Ampullen werden zusammengemischt und zur Hälfte intravenös injiziert. Der verbleibende Rest wird zusammen mit dem aktivierten Eigenblut intraglutäal appliziert.

Medikamentöse Zusatztherapie:
– Mikroflorana L+
S. 3 × tgl. 1 Eßlöffel n. d. E.
– Veratrum Ho
Galium Heel
Nux vomica Ho aa 30.0
MDS.: 3 × tgl. 30 Tropfen n. d. E.
– Phönix Plumbum
Phönohepan aa 50.0
MDS.: 3 × 30 Tropfen v. d. E.
Therapiebegleitend ist es zweckmäßig eine Symbioselenkung des Darmes durchzuführen.

Colitis ulcerosa

Die Colitis ulcerosa ist eine in Schüben verlaufende chronisch-entzündliche Erkrankung der Kolonschleimhaut mit schleimigen, teilweise blutig-eitrigen und übelriechenden Durchfällen. Betroffen sind vorwiegend Frauen, die besonders egozentrisch, sehr sensibel und ehrgeizig sind. Es besteht entlang dem Kolon ein starker Druckschmerz. Die Patienten klagen über Spasmen und Tenesmen. Über Wochen kann Fieber bestehen, schließlich kommt es zur erheblichen Abmagerung, zur Hypokaliämie und schwerer hypochromen Anämie was letztendlich einen Kliniksaufenthalt notwendig macht.

Therapieempfehlungen: Bei der therapeutisch sehr schwer zu beeinflussenden Colitis ulcerosa ist ein Behandlungsversuch mit aktiviertem Eigenblut in jedem Fall angebracht. Besonders eindrucksvoll sind die Therapieerfolge, wenn neben der Eigenbluttherapie auch in bestimmten Zeitabständen eine Injektionskur mit PPX (Peyersches Frischdrüsenextrakt) nach Dr. med. Zoubek erfolgt. Es ist heute bekannt, daß die Peyersche Plaques als Träger der humoralen Abwehr die B-Lymphozyten programmiert und somit neben dem Thymus als primäres Immunorgan bezeichnet werden kann. Durch Verabfolgung von PPX wird die Regenerationskraft der Leber und anderer Stoffwechselorgane erheblich gesteigert. Ebenso wird die Reifung der B-Lymphozyten zu immunkompetenten Lymphozyten – nämlich den Plasmazellen – aktiviert. Durch die aktivierte Eigenbluttherapie und die kurmäßige Verabreichung von PPX Injektionen erreichen wir im kranken Organismus ein Höchstmaß an Immunaktivierung und damit eine günstige Beeinflussung der humoralen Abwehr.

Eigenbluttherapie mit dem Hämoaktivator nach Dr. med. Höveler

- 1. Woche: Mischinjektion intraglutäal, 3 × wöchentlich 5,0 ml aktiviertes Eigenblut plus 1 Ampulle Stronglife-Injektopas
- 2.– 6. Woche: Mischinjektion intraglutäal, 2 × wöchentlich 5,0 ml aktiviertes Eigenblut plus 1 Ampulle Stronglife-Injektopas
- 7.–12. Woche: Mischinjektion intraglutäal 1 × wöchentlich 5,0 ml aktiviertes Eigenblut plus 1 Ampulle Stronglife-Injektopas
- 13.–17. Woche: Injektionspause
- 18. Woche: tgl. 3 ml PPX nach Dr. Zoubek, intramuskulär
- 19. Woche: tgl. 4 ml PPX nach Dr. Zoubek, intramuskulär
- 20. Woche: tgl. 5 ml PPX nach Dr. Zoubek, intramuskulär

Ab 24. Woche wird monatlich einmal eine aktivierte Eigenblutinjektion mit dem Zusatz von Stronglife-Injektopas injiziert. Die kurmäßige Anwendung von PPX Injektionen nach Dr. Zoubek wird gemäß dem Befinden des Patienten halbjährlich oder jährlich wiederholt.

Medikamentöse Zusatztherapie: *Basistherapie*
– Biosanum Intestinum Tropfen
 S. 3 × 20 Tropfen tgl. n. d. E.
– Legalon liquid.
 S. 3 × tgl. 1 Meßlöffel n. d. E.
– Diarrheel Tbl.
 S. 4 × 1 Tbl. tgl. im Mund zergehen lassen
– Mikroflorana L+
 S. mit einschleichender Dosierung beginnen.

Weitere Maßnahmen: Die Ernährung muß eine hochkalorische, im akuten Stadium zunächst eine bilanzierte ballaststofffreie Ernährung sein, die reichlich Vitamine und hochwertige Eiweißstoffe enthält. Auf reichliche Flüssigkeitsgaben ist zu achten wie z. B. Schwarztee, Brombeerblätter-, Kamillen-, Pfefferminz- oder Hagenbuttentee.

In Gesprächen mit dem Kranken müssen, soweit es möglich ist, emotionelle Probleme gelöst und störende Milieufaktoren behoben werden.

Colonpolypen

Die gestielten Adenome kommen besonders im Rektum und Sigma vereinzelt oder in großer Anzahl vor. Sie sind häufiger bei Männern zu finden und nehmen mit dem Alter zu. Durch Ulcerationen können Darmblutungen auftreten und somit den ersten Hinweis auf eine Veränderung im Bereich der Darmschleimhaut geben. Colonpolypen können auch auslösende Ursache einer Colitis sein, ebenso ein Obstipation bewirken oder Stenosen verursachen. Eine klinische Abklärung ist immer notwendig!

Therapieempfehlungen: Nach der chirurgischen Entfernung der Darmpolypen kann postoperativ mit einer aktivierten Eigenblutbehandlung begonnen werden.

Eigenbluttherapie mit dem Hämoaktivator nach Dr. med. Höveler: Nach der Grundbehandlung von 12 Injektionen, zwei Behandlungen wöchentlich, ist eine monatliche Wiederholungsinjektion über mehrere Monate angezeigt.

Zusätze zur Eigenblutinjektion: Juv 110 Phönix Injektionslösung oder Thymovokal Injektionsampullen oder Thymowied Wiedemann.

Medikamentöse Zusatztherapie:
– Biosanum Polyposum Tropfen
 S. 3 × tgl. 20 Tropfen v. d. E.

- Biosanum lymphaticum Supp.
  S. morgens und abends 1 Supp
- Phönix Juv 110 Kur
  S. 3 × 8 Globuli im tgl. Wechsel n. d. E.
- Mikroflorana L+
  S. 3 × tgl. 1 Eßlöffel, oder
- Sanguinaria D2
  Lemna minor D3
  Teucrium scorod. D2 aa 10.0
  Kattwiga Synergon 20   20.0
  MDS.: 3 × 20 Tropfen tgl.
- Phönix Juv 110 Kur
  S. 3 × 8 Globuli im tgl. Wechsel n. d. E.
- Mikroflorana L+
  S. 3 × tgl. 1 Eßlöffel.

Unabhängig von jeglicher Medikation ist bei gefährdeten Patienten im Frühjahr und Herbst die Phönixsche Entgiftungstherapie durchzuführen:
- 3 Tage Anregung der Leber-Gallefunktion und Ausleitung über den Darm
- Phönix Phönohepan
  S. 3 × tgl. 1 Teelöffel n. d. E.
- 3 Tage lang Aktivierung der Nierenfunktion
  Phönix Solidago
  S. 3 × tgl. 1 Teelöffel n. d. E.
- 3 Tage Steigerung der körpereigenen Abwehr und verstärkte Ausscheidung über die Haut
- Phönix Antitox
  S. 3 × tgl. 1 Teelöffel n. d. E.

Dieser Zyklus ist bis zu einer Gesamtdauer von 45 Tagen zu wiederholen.

Nabelkoliken

Nicht selten kommen Mütter in die Praxis, deren Kinder unter Nabelkoliken klagen. Es handelt sich hierbei um eine besondere Form von Bauchschmerzen, die sich in der Gegend um den Nabel konzentrieren und von außerordentlicher Heftigkeit sein können. Die Schmerzen können mit solcher Intensität auftreten, daß die Kinder blaß werden und sich hinlegen müssen. Allerdings halten die Schmerzen nur kurze Zeit an. Nabelkoliken treten insbesondere bei vegetativ-labilen Kindern auf, die meist appetitlos, häufig verstopft sind, manchmal auch dyspeptische, unangenehm riechende Stühle aufweisen. Meist leiden die Kinder auch unter sehr starken Blähungen.

Wichtig ist immer, daß eine Appendicitis ausgeschlossen wird. Die fehlende Bauchdeckenspannung, der kurzzeitige Schmerz und die Fieberlosigkeit sprechen gegen eine Appendicitis. Sicherheitshalber sollte eine Urinuntersuchung, die Bestimmung der Leukozyten oder die Durchführung einer Blutsenkung erfolgen.

Therapieempfehlungen: Bei starken Beschwerden werden Umschläge mit angewärmtem Rizinusöl durchgeführt, die ein bis zwei Stunden auf der schmerzenden Stelle verbleiben.

Potenziertes Eigenblut für Kinder: Anfertigung einer Potenz C7, 1 × wöchentlich 5 Tropfen auf die Zunge geben über einen Zeitraum von 8 Wochen.

Medikamentöse Zusatztherapie: Phönix Plumbum S. 3 × 20 Tropfen tgl. n. d. E., bei Bedarf auch öfter.

Ein Großteil dieser Nabelkoliken ist auf psychische Belastung zurückzuführen, weshalb das klärende Gespräch mit den Eltern nicht zu vergessen ist. Bei der Entstehung dieser Neurose spielen oftmals falsche Erziehungsmethoden wie z. B. Überhütung und Verhätschelung, Überfütterung und Fernhalten aller natürlichen Lebensreize eine wesentliche Rolle.

Lebensmittelallergien

«Die moderne Medizin hat sich zur großen Bedrohung für die Gesundheit entwickelt, und ihre Möglichkeiten der sozialen und sogar der physischen Zerrüttung werden nur noch von den Gefahren erreicht, die in der industrialisierten Nahrungsmittelproduktion liegen.»
                                                    Ivan Illich 1974

Durch die immer stärker werdende Chemisierung der Nahrungsstoffe werden die Nahrungsmittelallergien häufiger. Für den Behandler ist es oftmals sehr schwierig, aus den unspezifischen und in ihrer Symptomatik nicht von anderen funktionellen oder organischen

Störungen zu unterscheidenden Merkmalen, die richtige Diagnose zu finden.

Die Symptome können vielfältig sein so z. B.
1. Anhaltende Müdigkeit, auch nach nächtlichem Schlaf
2. übermäßiges Schwitzen, das nicht durch körperliche Belastung entsteht
3. Zungenbrennen
4. Übelkeit und Erbrechen
5. Magenschmerzen
6. Völlegefühl
7. Durchfälle und Obstipation
8. verstärktes Herzklopfen nach dem Essen
9. gelegentliche Schwellungen an Gesicht, Unterleib, Hand und Fußgelenken
10. Analpruritus.

Allergische Erscheinungen im Magen-Darm-Bereich sind in großer Zahl bekannt. Sie gehören wie die Allergien der Atmungsorgane zum «Allergischen Soforttyp». Auslösende Ursachen können die Zufuhr antigener Nahrungsmittel oder Beimischungen zu Nahrungsstoffen sein, wie z.B. Konservierungsmittel, Insektizide, Farbstoffe oder parenterale Applikation von Arzneimitteln. Auch Viren, Bakterien, Pilze und Würmer, als physiologische oder pathologische Bewohner des Magen-Darm-Kanals, können allergische Reaktionen im Verdauungssystem auslösen.

Eine weitere Variante sind Autosensibilisierungsmechanismen, wie sie z. B. bei der chronischen Gastritis und der Colitis ulcerosa von Bedeutung sind. Hierfür werden Kreuzreaktionen zwischen Bestandteilen von Bakterien und der Schleimhaut oder auch eine Alteration von Schleimhautbestandteilen unter der Einwirkung von Bakterien verantwortlich gemacht.

Lebensmittelallergien am Verdauungsapparat zeigen folgende Symptome:

Lippen

Als Reaktion auf eine Allergie im Lippenbereich entstehen Rötung und Schwellung an den Lippen und oberflächliche Erosionen. Die Entzündung greift unter Bildung von Mundwinkelrhagaden auf die umgebende Haut über.

Allergene sind in erster Linie Kosmetika und hier insbesondere Lippenstifte. Aber auch Zahnpasta, Mundwasser, Kaugummi oder Nahrungsmittel können auslösendes Moment sein.

Mundhöhle

Stomatitis diffusa: Im Bereich der Mundschleimhaut entstehen sehr zahlreiche kleine, sehr schmerzhafte Knötchen und Bläschen mit oberflächlichen Epitheldefekten und Blutungen. Die Patienten klagen über ein Brennen und Kratzen im Rachen, über Geschmacksstörungen und verstärkten Speichelfluß.

Auslösende Allergene sind:
Nahrungsmittel, Zahnprothesen,
Gewürze, Zahnpflegemittel,
Kaugummi, Mundwässer,
nach zahnärztlicher Behandlung.

Stomatitis aphthosa: Im Bereich der Wangenschleimhaut und Lippen sind kleine, gelbliche, fibrinöse Beläge aufweisende, flache Erosionen mit rotem Hof umgeben, zu finden. Sie sind äußerst schmerzhaft und heilen nur langsam ab. Ätiologisch gesehen ist die Ursache noch sehr umstritten. In verschiedenen Literaturen wurde das gehäufte Auftreten von Antikörpern gegen Milchproteine und andere Nahrungsmittelallergene dafür verantwortlich gemacht, die durch eine vorgeschädigte Mundschleimhaut aufgenommen werden.

Speicheldrüse: Starke Schwellungen der Ohrspeicheldrüsen als Folge einer Nahrungsmittelallergie wurden wiederholt im Zusammenhang mit anderen allergischen Manifestationen des Respirations- und Verdauungstraktes beobachtet.

Magen

Nahrungsmittelantigene bewirken Entzündungen der Magenschleimhaut. Die Patienten klagen über Übelkeit und Druckgefühl, Aufstoßen, Erbrechen bis hin zu kolikartigen Schmerzen. Bereits unmittelbar nach Nahrungsaufnahme des auslösenden Allergens oder nach 1–2 Stunden stellen sich die genannten Beschwerden ein. Es treten in dem Zusammenhang auch oftmals Fernreaktionen auf in Form von Urticaria. Aber auch Asthma bronchiale oder Quincke Ödem können sich hinzugesellen.

Duodenum

Durch die relativ rasche Passage des Speisebreies durch den Dünndarm sind allergische Erscheinungen sehr selten. Vereinzelt können entzündliche Prozesse mit krampfartigen Schmerzen im Duodenalbereich auftreten. Besonders erwähnenswert ist die Gluten-Enteropathie oder Idiopathische Sprue, eine chronische Resorptionsstörung des Dünndarms. Sie ist charakterisiert durch Auftreten von voluminösen, übelriechenden Fettstühlen.

Ursache ist eine partielle bis subtotale Zottenatrophie im Bereich des proximalen Dünndarms, was zu einer Aktivitätsminderung zahlreicher Enzyme führt. Infolge der Dünndarmschädigung können Glutenbestandteile verschiedener Getreidearten toxisch wirken.

Die Zöliakie des Säuglings und des Kleinkindes ist mit großer Wahrscheinlichkeit eine pathogenetisch identische Erkrankung. Hier stehen, neben den übelriechenden Gärungsstühlen mit hohem Fettgehalt, das aufgetriebene Abdomen und die Kreislaufstörungen im Vordergrund.

Dickdarm

Nach Aufnahme von Nahrungsmittelantigenen können Druck- und Völlegefühl bis hin zu kolikartigen Schmerzen im Bereich des Dickdarms auftreten. Der Stuhlgang kann «schafkotartig» sein oder auch aus schleimigen Durchfällen bestehen. Erscheinungen, die als «Reizkolon» oder «Colon irritabile» bezeichnet werden.

Von noch unbekannter Ätiologie ist eine meist chronisch verlaufende entzündliche Erkrankung von Kolon und Rectum – die Colitis ulcerosa. Die sehr zahlreich auftretenden, dünnflüssigen Stühle sind hell, übelriechend und zeitweilig mit erheblichen Blut- und Schleimhautbeimengungen versehen. Starke Spasmen und Tenesmen, Fieber über Tage und Wochen und die häufigen Stuhlentleerungen führen zur erheblichen Abmagerung und stellen ein schweres Krankheitsbild dar.

Als Ursache werden neben bakteriellen oder viralen Infektionen auch Nahrungsmittelallergien, sowie Anomalien der Blut- und Lymphzirkulation ungeklärte Stoffwechseldefekte usw. angesehen. Viele Autoren machen auch psychische Faktoren verantwortlich, da Kolitispatienten, wie übrigens auch sehr viele Allergiker, oft von überdurchschnittlicher Intelligenz, egozentrisch und sehr sensibel sind.

Analbereich

Hier handelt es sich häufig um Kontaktsensibilisierungen. Die Symptome äußern sich in Juckreiz und Stuhldrang. Äußerlich sind selten Rötungen und ekzematöse Veränderungen zu sehen. Ursache sind selten Nahrungsmittelantigene, sondern meistens Suppositorien, Laxantien, Seifen usw.

Lebensmittel, die Allergien auslösen

Die häufigsten Nahrungsmittelallergien treten nach Genuß von roher Kuhmilch auf. Dagegen wird gekochte Milch und enzymatisch veränderte Milch wie z. B. Quark, Joghurt wesentlich besser vertragen. An zweiter Stelle der häufigsten Lebensmittelallergien ist die Überempfindlichkeit gegenüber Hühnerei zu nennen, wobei hier insbesondere das Eiklar des Hühnereis wesentlich intensiver allergen wirkt als das Eigelb. An dritter Stelle stehen Fische und Schalentiere, gefolgt von Zitrusfrüchten und verschiedenen Fleischsorten.

Wesentlich seltener treten Allergien gegen Gemüse und Früchte, Nüsse und Schokolade auf. Äußerst schwierig zu erkennen sind allergische Reaktionen auf Gewürze, Konservierungs- und Farbstoffe in Nahrungsmitteln.

Patienten mit häufig auftretenden Migräneanfällen sind hinsichtlich einer evtl. vorhandenen Kakao- und Nußallergie zu testen.

In Verbindung mit Alkohol können vereinzelte Nahrungsmittel, und zwar insbesondere Fisch, Allergien auslösen. Auch Getränkezusätze, wie sie in Cola oder Tonic Water enthalten sind, können erhebliche allergische Reaktionen auslösen.

So ist z. B. die Cocktail-Purpura bekannt, eine allergische Erscheinung, die durch Auftreten von kleinflächigen Hautblutungen nach Genuß von Tonic Water auftritt. Ursache ist hierfür eine Unverträglichkeit gegenüber Chinin, einer Substanz, die als Bitterstoff dem Tonic Water zugesetzt ist.

Die nachfolgende Tabelle verdeutlicht in entsprechender Reihenfolge die Häufigkeit von Nahrungsmittelallergien.

Tab. 3: Verteilung der Antigene bei 600 Patienten mit Nahrungsmittelallergien.

Nahrungsmittel	Prozent
Kuhmilch	42%
Hühnerei	
Eiklar	15%
Eigelb	9%
Eiklar u. Eigelb	10%
Fisch	11%
Zitrusfrüchte	5%
Hülsenfrüchte	3%
Pferdefleisch	2%
sonstige Fleischsorten	1%
Zwiebel	1%
sonstiges Gemüse	1%

(«Allergiefibel» Raab, Gustav Fischer Verlag, Stuttgart 1979)

Menschen mit ausgesprochener Empfindlichkeit gegen Salicylate sollten nachfolgende Nahrungsmittel meiden:

Schokolade	Haselnüsse
Erdbeeren	Mandeln
Paranüsse	Hagebutten
Erdnüsse	Preiselbeeren
Bohnen	Weintrauben
Rhabarber	Paprika
Petersilie	Möhren
Kohl	Zwiebeln
Gurken	Eier
Milch	Wein.
Erbsen	

Tab. 4: Was sollen Nahrungsmittelallergiker meiden?

Nahrungsmittelallergie gegen:	insbesondere sind zu vermeiden:
Fisch	Flunder, Scholle, Heilbutt, Steinbutt, Goldbutt, Schellfisch, Dorsch, Kabeljau, Sardine, Sardelle, Hering, Forelle, Hecht, Zander, Stör, Kaviar, Karpfen, Schleie
Schalentiere	Krabbe, Garnele, Hummer, Languste, Krebse
Muscheln	Miesmuschel, Auster
Obst	Aprikose, Kirsche, Pflaume, Pfirsich, Zitrone, Apfelsine, Mandarine, Erdbeere, Brombeere, Himbeere
Gemüse	Karotten, Sellerie, Fenchel, Rettich, Kresse, Kohlgemüse, Bohnen, Erbsen, Linsen, Schnittlauch, Lauch, Spargel

Bei bestehender Allergie gegen Birnen besteht auch häufig eine Überempfindlichkeit gegenüber folgenden Nahrungsmitteln:

Möhren	Haselnüsse
Äpfel	Walnüsse
Mandeln	Pfirsiche
Paranüsse	Kirschen
Zwetschgen	rohe Kartoffel.

Therapieempfehlungen: Die Therapie der Nahrungsmittelallergien erfolgt meist mit Antihistaminika oder Cortison. Dabei kommt auch dem Cortison keine kausale Heilwirkung zu, weil eine Sensibilisierung gedämpft oder unterdrückt wird. Außerdem hält der therapeutische Effekt nur solange an, bis die Cortisonwirkung abgeklungen ist. Demgegenüber ermöglicht die biologische Therapie durch Umstimmungseffekt und den vielerlei Entgiftungs- und Regenerationsmöglichkeiten eine wesentlich größere Heilungsaussicht.

Eine sichere Behandlungsmethode ist die Ausschaltung der allergieauslösenden Nahrungsstoffe. Bei der Vielzahl der Nahrungsmittel gelingt es jedoch nur selten, eine vermutete Allergie auf das eine oder andere Nahrungsmittel nachzuweisen.

Unter den mannigfachen biologischen Therapieverfahren bewährt sich bei den verschiedenen Nahrungsmittelallergien auch die Eigenbluttherapie in seinen unterschiedlichen Anwendungsmöglichkeiten.

Je nach Alter, Ausgangslage und Art der Allergie können folgende Verfahren angewendet werden:

1. Potenziertes Eigenblut in C7 und C9 hauptsächlich bei Milchallergien der Säuglinge und Kleinkinder.
2. Eigenblutinjektionen in langsam ansteigender Dosierung mit oder ohne medikamentösem Zusatz.
3. Eigenbluttherapie mit dem Hämoaktivator nach Dr. med. Höveler.
4. Injektionskuren mit Thymusgesamtextrakt nach Dr. Sandberg und modifiziert nach Dr. E. Zoubek oder Thymowied Injektionskuren.

Erkrankungen der Leber

Toxische Leberschäden

Toxische Leberschäden werden durch Umweltgifte, Arzneimittel und durch gewerblichen Kontakt mit chemischen Noxen ausgelöst. Daher ist eine wichtige Aufgabe der Leber, die Entgiftung der im Blut befindlichen toxischen Substanzen. Mit der Nahrung nehmen wir nicht nur wertvolle und lebensnotwendige Bestandteile auf, sondern es gelangen erhebliche Schadstoffmengen wie z. B. Konservierungsmittel, Antioxidantien, Emulgatoren, Stabilisatoren, Trennmittel usw. in den menschlichen Organismus. Die zunehmende chemische Komplexität unserer Umwelt schafft für die Leber täglich neue Probleme. Schließlich sind es Alkohol und Medikamente, die unsere Leber zusätzlich belasten. All diese Substanzen werden in der normal funktionierenden Leber zum größten Teil ungiftig gemacht und gelangen über die Galle in den Darm, wo sie mit dem Stuhl den Organismus verlassen. Nimmt die Aufnahme der in den Körper eingebrachten Giftstoffe überhand, so wird durch die Überlastung nicht nur unmittelbar die Leber geschädigt, sondern es kommt zu einer erheblichen Beeinträchtigung der Stoffwechselentgiftung. Durch die zunehmende Stoffwechselverschlackung, insbesondere des Mesenchyms, wird die Grundlage für eine beginnende langwierige chronische Erkrankung gelegt.

Drei wichtige Faktoren können für die toxischen Leberschäden verantwortlich gemacht werden:

1. Industrie- und Umweltgifte
2. Arzneimittelschäden
3. Alkoholismus und Drogenabhängigkeit.

Industrie- und Umweltgifte: Die unfreiwillige Aufnahme exogener Noxen kann über verschiedene Wege erfolgen. Werden sie oral aufgenommen, gelangen die Giftstoffe über den Darm und den enterohepatischen Kreislauf in den Stoffwechsel. Jüngstes Beispiel dafür: die Speiseölkatastrophe im Mai 1981 in Spanien.

Schadstoffe können aber auch über die Lunge inhaliert oder durch perkutane Resorption in den Organismus gelangen. Die aufgenommenen Toxine werden in der Regel mehr oder weniger stark an Proteine gebunden und durch verschiedene Umwandlungsprozesse verstoffwechselt und über Lunge, Niere und Darm ausgeschieden. Beobachtungen und Untersuchungen haben gezeigt, daß im Verlauf der hepatischen Metabolisierung nicht immer eine «Entgiftung» der aufgenommenen Substanzen erfolgt. Es ist durchaus möglich, daß vorher atoxische Substanzen, nach der Leberpassage hochtoxisch sind. Ein typisches Beispiel dafür ist das Lösungsmittel Tetrachlorkohlenstoff.

Die normale Entgiftungsfunktion der Leber kann nur bei ausreichender Eiweiß- und Vitaminversorgung der Leber funktionieren. Eiweiß und Vitaminmangel schwächt den Entgiftungsprozeß ab, ebenso Alkohol und zahlreiche Medikamente; letzteres kann dazu beitragen, daß es zu einer erheblichen Steigerung der schädlichen Noxen kommt. Es gibt eine große Anzahl gewerblicher Noxen, die bei Dauerbelastung des Körpers zu einer toxischen Hepatitis oder zur Fettleber führen. Vereinzelt kann es zu einer akuten Lebernekrose, Leberfibrose oder Leberzirrhose kommen.

Toxische Hepatitis

Sie wird durch eine Vielfalt chemischer Noxen hervorgerufen. Vor allem halogenisierte Kohlenwasserstoffe wie Chloroform, Trichloräthylen usw., ferner Phenole und Blei gelten als auslösende Ursachen. Diese Substanzen rufen nicht nur Veränderungen in der Leber hervor, sondern sie können auch andere Organschädigungen auslösen so z. B. Hautallergien, chronische Bronchitiden, Nierenschädigungen, Veränderungen im Knochenmark, Störungen im Zentralnervensystem bis hin zur Polyneuritis.

Die Symptomatik ist abhängig von den einwirkenden Schadstoffen. Brechreiz und Erbrechen, Diarrhoe und Kollapszustände mit nachfolgendem Ikterus weisen auf eine Intoxikation hin, so daß eine klinische Behandlung erforderlich wird.

Vorbeugung: Neben der Beachtung der üblichen Arbeitsplatzschutzmaßnahmen und einer ausgewogenen eiweiß- und vitaminreichen Kost, sollten gefährdete Personen im Frühjahr und Herbst eine Entgiftungskur durchführen:
– 3 Tage Anregung der Leber-Gallefunktion und Ausleitung über den Darm
  Phönix Phönohepan
  S. 3 × tgl. 1 Teelöffel n. d. E.
– 3 Tage lang Aktivierung der Nierenfunktion
  Phönix Solidago
  S. 3 × tgl. 1 Teelöffel n. d. E.
– 3 Tage Steigerung der körpereigenen Abwehr und verstärkte Ausscheidung über die Haut
  Phönix Antitox
  S. 3 × tgl. 1 Teelöffel n. d. E.

Dieser Zyklus ist bis zu einer Gesamtdauer von 45 Tagen zu wiederholen.

Durch eine intensive Funktionsanregung des Leber-Gallesystems, der Nieren und der Haut, werden Giftstoffe und Stoffwechselschlacken aus dem Körper entfernt. Während der Einnahmezeit der Phönix'schen Entgiftungstherapie ist auf eine ausreichende Flüssigkeitszufuhr von mindestens 2 l tgl. zu achten.

Ebenso ist bei besonders gefährdeten und disponierten Personen mindestens einmal jährlich eine Eigenblutbehandlung durchzuführen.

Eigenblutinjektion
2 × wöchentlich   2,0 ml Eigenblut plus
                  1 Ampulle Chelidonium cpl. oder
                  1 Ampulle Hepar 202 i. m.
Insgesamt werden 12 Injektionen appliziert.

Eigenblutbehandlung mit dem Hämoaktivator nach Dr. med. Höveler: Wesentlich intensiver in seiner Wirkung, insbesondere bei bereits bestehenden Lebererkrankungen aller Art und in jedem Stadium ist die Behandlung mit aktiviertem Eigenblut. Die Regenerationsfähigkeit der Leber wird durch diese therapeutische Maßnahme enorm gesteigert.

1. Woche   Mischinjektion intraglutäal,
           3 × wöchentlich
           5,0 ml aktiviertes Eigenblut plus
           1 Ampulle Chelidonium cpl., oder
           1 Ampulle Cholo 2 Pascoe oder
           1 Ampulle Hepar 202
2.–6. Woche Mischinjektion intraglutäal
             2 × wöchentlich
             5,0 ml aktiviertes Eigenblut plus
             1 Ampulle Chelidonium cpl., oder
             1 Ampulle Cholo 2 Pascoe, oder
             1 Ampulle Hepar 202.

Bei sehr ausgeprägter toxischer Belastung der Leber kann neben der aktivierten Eigenbluttherapie gleichzeitig auf die andere Seite 1 Ampulle Derivatio Pflüger appliziert werden.

Medikamentöse Zusatztherapie:
– Legalon liquid.
  S. 3 × tgl. 1 Meßlöffel n. d. E.
– Multivitaminpräparat.

Toxische Fettleber

Methylalkohol, der sehr häufig als Lösungsmittel in der Industrie eingesetzt wird, aber auch Insektizide wie DDT oder Hexachlorzyklohexan können zur toxischen Fettleber führen. Kommt eine Entzündung hinzu, was labormäßig abgeklärt werden muß, erfolgt der Übergang in die Lebercirrhose.

Therapieempfehlungen: Neben der Ausschaltung der primären Noxen, durch entsprechende Arbeitsschutzmaßnahmen am Arbeitsplatz, ausreichende Flüssigkeitszufuhr und gesunde ausgewogene Ernährung, ist für gefährdete Personen die Prophylaxe von großer Bedeutung. Sie beginnt mit der zweimal jährlich durchgeführten Entgiftungstherapie:
– 3 Tage Anregung der Leber-Gallefunktion und Ausleitung über den Darm
 Phönix Phönohepan
 S. 3 × tgl. 1 Teelöffel n. d. E.
– 3 Tage lang Aktivierung der Nierenfunktion
 Phönix Solidago
 S. 3 × tgl. 1 Teelöffel n. d. E.
– 3 Tage Steigerung der körpereigenen Abwehr und verstärkte Ausscheidung über die Haut
 Phönix Antitox
 S. 3 × tgl. 1 Teelöffel n. d. E.
Dieser Zyklus ist bis zu einer Gesamtdauer von 45 Tagen zu wiederholen.

Neben den üblichen Entgiftungsmaßnahmen hat die Eigenblutbehandlung bei der Regenerationsfähigkeit der Leber einen nicht unerheblichen Anteil.

Eigenblutinjektion
2 × wöchentlich   2,0 ml Eigenblut plus
   1 Ampulle Chelidonium cpl. oder
   1 Ampulle Hepar 202 i. m.
Insgesamt werden 12 Injektionen appliziert.

Eigenblutbehandlung mit dem Hämoaktivator nach Dr. med. Höveler
 1. Woche   Mischinjektion intraglutäal,
   3 × wöchentlich
   5,0 ml aktiviertes Eigenblut plus
   1 Ampulle Chelidonium cpl., oder
   1 Ampulle Cholo 2 Pascoe, oder
   1 Ampulle Hepar 202
 2.–6. Woche   Mischinjektion intraglutäal,
   2 × wöchentlich
   5,0 ml aktiviertes Eigenblut plus

   1 Ampulle Chelidonium cpl.
   oder
   1 Ampulle Cholo 2 Pascoe
   oder
   1 Ampulle Hepar 202.
Bei sehr ausgeprägter toxischer Belastung der Leber kann neben der aktivierten Eigenbluttherapie gleichzeitig auf die andere Seite 1 Ampulle Derivatio Pflüger appliziert werden.

Medikamentöse Zusatztherapie:
– Legalon liquid.
 S. 3 × tgl. 1 Meßlöffel n. d. E.
– Multivitaminpräparat.

Arzneimittelschäden

Mit dem Umfang und der Wirkungsintensität der Arzneimittel treten unerwünschte Nebenwirkungen häufiger und weitaus gefährlicher auf als je zuvor. Sie können harmloser Natur sein und wenig belästigen, sie können aber auch sehr schmerzhafte und lebensbedrohliche Ausmaße annehmen, die Einnahme kann auch tödlich sein.

Die Verschreibungspraktiken führen heute oft dazu, daß der Patient bestimmt, was verordnet wird, ohne Rücksicht darauf, ob das verordnete Medikament für das Wohlbefinden des Patienten zuträglich ist. So ist es keine Seltenheit, daß Aufputschmittel für den Tag und Beruhigungsmittel für die Nacht gleichsam auf dem Rezept zu finden sind.

Dazu eine Aussage des Kabarettisten Werner Schneyder:

«Die Gesellschaft fraß Aufputschmittel und Beruhigungsmittel gleichzeitig und rühmte sich der inneren Spannung bei gleichbleibendem Niveau.»

Durch den enormen Konsum an Medikamenten, jeder Bundesbürger schluckt in seinem Leben zwischen 30 000 und 50 000 Pillen, ist die Leber als Entgiftungs- und Ausscheidungsorgan für viele Medikamente, häufig auch Zielorgan für Schädigungen durch eben diese Arzneimittel. Dabei ist zu bemerken, daß akute und chronische toxische Leberschädigungen nicht durch Arzneimittel selbst, sondern in erster Linie durch deren überwiegend in der Leber entstehenden Metabolite verursacht werden. Diese Erkenntnis hat man in den letzten Jahrzehnten gewonnen, nachdem die Häufigkeit der Medikamentenunverträglichkeit und vor allem die nachfolgenden Leberschäden zugenommen haben.

Die wachsende Zahl der Organschädigungen durch Arzneimittel sollten manchen Behandler veranlassen, die medikamentöse Therapie neu zu überdenken. Bei etwas mehr Nachdenklichkeit und Besinnung würden zahlreichen Therapeuten auch alternative Behandlungsmethoden einfallen, die in ihrer Wirkungsweise gleichwertig, aber ohne Nebenwirkungen sind.

Ein Beispiel für den gefährlichen Verordnungswahn sind die jährlich 11,4 Millionen rezeptierten Abführmittel. Die Wissenschaft ist sich heute weitgehend einig darüber, daß die Ursache einer Verstopfung in falschen Ernährungs- und Lebensbedingungen zu sehen ist. Ein aufklärendes Gespräch mit dem Patienten würde der Krankenkasse erhebliche Kosten sparen und beim Patienten unangenehme Spätfolgen nach Dauergebrauch von Laxantien verhindern.

Therapieempfehlungen: Patienten mit Medikamentenmißbrauch müssen zunächst entgiftet werden. Dies geschieht unter Zufuhr großer Trinkmengen durch die Phönixsche Entgiftungstherapie:
– 3 Tage Anregung der Leber-Gallefunktion und Ausleitung über den Darm
  Phönix Phönohepan
  S. 3 × tgl. 1 Teelöffel n. d. E.
– 3 Tage lang Aktivierung der Nierenfunktion
  Phönix Solidago
  S. 3 × tgl. 1 Teelöffel n. d. E.
– 3 Tage Steigerung der körpereigenen Abwehr und verstärkte Ausscheidung über die Haut
  Phönix Antitox
  S. 3 × tgl. 1 Teelöffel n. d. E.

Dieser Zyklus ist bis zu einer Gesamtdauer von 45 Tagen zu wiederholen.

Neben der oralen Entgiftungstherapie bietet die Eigenblutbehandlung, in ihrer Vielfalt die Möglichkeit, die Regenerationsfähigkeit des Organismus wirkungsvoll zu unterstützen:

1. Potenziertes Eigenblut in C7 und C9 hauptsächlich bei Antibiotikamißbrauch im Kindesalter,
2. Eigenblutinjektionen in langsam ansteigender Dosierung ohne medikamentösen Zusatz,
3. Eigenbluttherapie mit dem Hämoaktivator nach Dr. med. Höveler.

Medikamentöse Zusatztherapie: Legalon liquid.

Alkoholismus

Alkohol ist ein fester Bestandteil unserer Gesellschaft geworden. Alkohol war, ist und wird auch in Zukunft die Droge Nr. 1 für die Menschheit bleiben. Seit Urzeiten werden alkoholische Getränke getrunken. In Maßen genossen kann Alkohol Heiterkeit und Entspannung herbeiführen, in Übermaß gezecht zur Hemmungslosigkeit und Trunkenheit ausarten, auf Dauer schwere Organschädigungen und seelische Störungen auslösen. Der Alkoholkonsum in der Bundesrepublik hat sich seit 1950 verdreifacht. Nach vorsichtiger Schätzung gibt es derzeit über 2 Millionen behandlungsbedürftige Alkoholiker in der Bundesrepublik. Darunter befinden sich 270000 junge Menschen zwischen 15 und 30 Jahren. Etwa 7 Millionen Bundesbürger gelten als stark alkoholgefährdet. Wen wundert es da noch, daß etwa 40% aller Lebererkrankungen auf Alkoholeinwirkung zurückgeführt werden können:

– alkoholische Fettleber
– alkoholische Fettleberhepatitis
– alkoholische Leberzirrhose.

Therapieempfehlungen: Bei der Behandlung der alkoholischen Fettleber hat sich die Eigenblutbehandlung als sehr nützlich erwiesen. In Verbindung mit weiteren homöopathischen Kombinationspräparaten und bei absolutem Alkoholkarenz ist die Prognose sehr günstig.

Die Eigenblutbehandlung erfolgt nach den gleichen Grundsätzen wie bereits bei der toxischen Fettleber erwähnt:

Eigenblutinjektion
2 × wöchentlich 2,0 ml Eigenblut plus
　　　　　　　 1 Ampulle Chelidonium cpl. oder
　　　　　　　 1 Ampulle Hepar 202 i. m.
Insgesamt werden 12 Injektionen appliziert.

Neben der Eigenblutinjektion wird gleichzeitig folgende Mischinjektion auf die andere Gesäßseite intramuskulär verabreicht:
Galium Heel
Hepeel
Injeel Chol
Lycopodium Injeel forte
Engystol
Traumeel
Chelidonium Ho
Leptandra cps.

Eigenblutbehandlung mit dem Hämoaktivator nach Dr. med. Höveler
1. Woche　Mischinjektion intraglutäal,
　　　　　3 × wöchentlich
　　　　　5,0 ml aktiviertes Eigenblut plus
　　　　　1 Ampulle Chelidonium cpl. oder
　　　　　1 Ampulle Cholo 2 Pascoe oder
　　　　　1 Ampulle Hepar 202
2.–6. Woche　Mischinjektion intraglutäal,
　　　　　　2 × wöchentlich
　　　　　　5,0 ml aktiviertes Eigenblut plus
　　　　　　1 Ampulle Chelidonium cpl. oder
　　　　　　1 Ampulle Cholo 2 Pascoe, oder
　　　　　　1 Ampulle Hepar 202

Ergänzend zu den intramuskulär verabfolgten Injektionen können einmal wöchentlich auch intrakutane Injektionen folgender Mischungen in den Bauchraum gegeben werden:

– Mischinjektion i. c.
　0,5 ml Eigenblut plus
　2 Ampullen Juv 110 Phönix, oder
– Mischinjektion i. c.
　0,5 ml Eigenblut plus
　1 Ampulle AP 3 Steigerwald
　1 Ampulle AP 9 Steigerwald.

Die Injektionen erfolgen:
1. Über dem freien Ende der 11. Rippe rechts
2. In der Verbindungslinie des Schwertfortsatzes mit dem freien Ende der 11. Rippe rechts

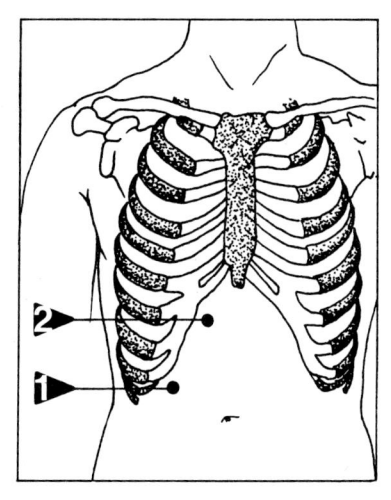

Abb. 22

Medikamentöse Zusatztherapie: Legalon liquid. S. 3 × tgl. 1 Meßlöffel n. d. E.

Zur Nahrungsergänzung und Vitaminsubstitution: Mikroflorana L+, S. 3 × tgl. 1 Eßlöffel mit Wasser verdünnt n. d. E.

Nach Beendigung der Injektionsbehandlung werden auf die Dauer von mindestens 6 Monaten folgende Medikamente verordnet:
– Phönix Lebermittel A Globuli
　S. 3 × 8 Globuli tgl. n. d. E.
– Legalon liquid.
　S. 3 × tgl. 1 Meßlöffel n. d. E.
– Latensin Kps. stark
　S. jeweils montags 1 Kps. nüchtern einnehmen und 3 Std. nüchtern bleiben
– Recarcin Kps.
　S. jeweils freitags 1 Kps. nüchtern einnehmen und 3 Std. nüchtern bleiben.

Chronische Alkoholhepatitis

Nach evtl. Klinikaufenthalt sollte sich eine Eigenblutbehandlung mit aktiviertem Eigenblut anschließen.

**Therapieempfehlungen
Die Eigenbluttherapie mit dem Hämoaktivator nach Dr. med. Höveler**
1. Woche Mischinjektion intraglutäal,
3 × wöchentlich
5,0 ml aktiviertes Eigenblut plus
1 Ampulle Chelidonium cpl.,
oder
1 Ampulle Cholo 2 Pascoe,
oder
1 Ampulle Hepar 202
2.–6. Woche Mischinjektion intraglutäal,
2 × wöchentlich
5,0 ml aktiviertes Eigenblut plus
1 Ampulle Chelidonium cpl.
oder
1 Ampulle Cholo 2 Pascoe
oder
1 Ampulle Hepar 202.

Medikamentöse Zusatztherapie:
– Phönix Lebermittel A Globuli
  S. 3 × 8 Globuli tgl. n. d. E.
– Legalon liquid.
  S. 3 × tgl. 1 Meßlöffel n. d. E.
– Latensin Kps. stark
  S. jeweils montags 1 Kps. nüchtern einnehmen und 3 Std. nüchtern bleiben
– Recarcin Kps.
  S. jeweils freitags 1 Kps. nüchtern einnehmen und 3 Std. nüchtern bleiben.

Posthepatisches Syndrom

Nach einer abgeklungenen Hepatitis kann in manchen Fällen, vorzugsweise bei vegetativ labilen Menschen, eine funktionelle Störung der Gallenblase und eine fermentative Unterfunktion der Bauchspeicheldrüse zurückbleiben. Die Patienten klagen über starkes Völlegefühl und Meteorismus mit starken krampfartigen Schmerzen im rechten Oberbauch.

**Therapieempfehlungen
Eigenblutinjektionen**
2 × wöchentlich   2,0 ml Eigenblut plus
1 Ampulle Chelidonium cpl. oder
1 Ampulle Hepar 202 i. m.

Außerdem werden zu den intramuskulär verabfolgten Injektionen einmal wöchentlich auch intrakutane Injektionen folgender Mischungen in den Bauchraum appliziert: Mischinjektion i. c.
0,5 ml Eigenblut plus
2 Ampullen Juv 110 Phönix, oder
0,5 ml Eigenblut plus
1 Ampulle AP 3 Steigerwald
1 Ampulle AP 9 Steigerwald.
Die Injektionen erfolgen:

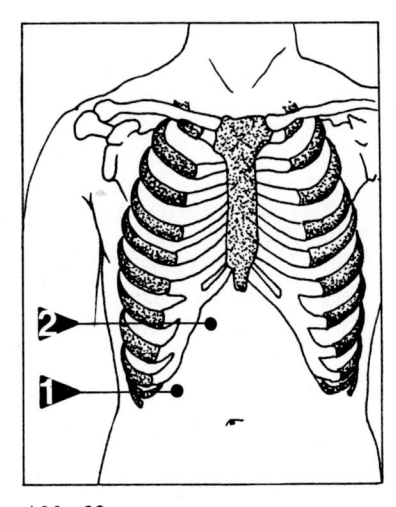

Abb. 23

1. Über dem freien Ende der 11. Rippe rechts.
2. In der Verbindungslinie des Schwertfortsatzes mit dem freien Ende der 11. Rippe rechts.

Medikamentöse Zusatztherapie:
– Basilicum olpx
  Momordica oplx aa 50.0
  MDS.: 3 × tgl. 30 Tropfen v. d. E.
– Biral
  S. 3 × tgl. 2 Drg. n. d. E. bei vegetativ labilen Patienten.

Weitere Maßnahmen: Ausreichende körperliche Bewegung durch Spaziergänge und sportliche Betätigung. Fettarme Schonkost unter Ausschaltung blähender Speisen. Durch eine richtige und ausgewogene Ernährung werden posthepatische Beschwerden weitgehend verhindert.

Erkrankungen der Gallenblase

Gallenblasensteine – Cholelithiasis

Nach Hoffmann und Kühl haben etwa 15% der Bevölkerung in den westlichen Ländern Gallensteine, wobei Frauen etwa mehr als doppelt so häufig betroffen sind als Männer. Mit Zunahme des Alters steigt die Häufigkeit der Cholelithiasis. So kann man im Altersbereich über 50 Jahren bei 20–40% aller Personen Konkremente in der Gallenblase vorfinden. Prädisponierende Faktoren für die Entwicklung von Gallensteinen sind Fettsucht, Hypertonie, Altersdiabetes, Schwangerschaft. Bei der Bildung von Gallensteinen spielen zweifellos in erster Linie die Lösungs- und Konzentrationsvorgänge in der Gallenblase eine Rolle. Sowohl der Gallenfarbstoff wie auch das Cholesterin, die beide konzentriert werden, geben das Ausgangsmaterial für die Steinbildung. Bei Erkrankungen, die mit einem erhöhten Bilirubingehalt der Galle einhergehen, wie z. B. nach einer chronischen Hämolyse, ist die Bildung von Gallenpigmentsteinen häufig. Ebenso finden wir bei Stoffwechselstörungen z. B. der Hypercholesterinämie häufig Cholesterinsteine, die sich dadurch bilden, daß die Gallenflüssigkeit mit Cholesterin übersättigt ist. Dabei kristallisieren Cholesterinsteine aus, die häufig noch mit Calcium-, Kupfer- und Eisen-Bilirubinaten verunreinigt sind.

Ein wesentlicher Faktor bei der Entstehung von Gallensteinen ist die Ernährungsweise. Es ist bekannt, daß Ballaststoffe zu einer Verdünnung der Gallensalze führen, während eine sehr fettreiche Nahrung eine Vermehrung der Gallensalze bewirkt, was wiederum die Cholesterinkonzentration in der Gallenblase ansteigen läßt. Burkitt fand, daß eine ballaststoffreiche Ernährung nicht nur das Cholesterin aus der Nahrung, sondern auch die im Stuhl enthaltenen Gallensalze bindet. Dadurch werden die Gallensalze mit dem Stuhl ausgeschieden, bei ballaststoffarmer Nahrung werden die Gallensalze in größeren Mengen rückresorbiert und so das Lebercholesterin vermehrt. In den Entwicklungsländern Afrika und Asien sind Gallensteine und Gallenoperationen äußerst selten, bedingt durch die Nahrung mit einem hohen Ballaststoffanteil.

Aufgrund dieser Erkenntnis ist eine Ernährungsumstellung auf eine ballaststoffreiche Ernährung bei allen Gallenblasenerkrankungen notwendig. Ferner muß die Nahrung auch fettarm und frei von allen Schweinefleischprodukten sein. Kernhaltiges Obst sollte ebenso gemieden werden.

Zu den wesentlichen Symptomen bei Gallensteinträgern zählen:

1. funktionelle Störungen im Bereich des Magen-Darm-Kanals wie Völlegefühl, Meteorismus, Aufstoßen, Fettunverträglichkeit, Druck im rechten Oberbauch.

Besonders augenfällig treten die Beschwerden in Erscheinung nach:
– ausgiebigen und fettreichen Mahlzeiten
– Kaffeegenuß
– kalten Getränken oder Eis
– blähenden Speisen.

2. Schmerzen

eine schwere und fettreiche Mahlzeit oder eine starke psychische Belastung kann eine halbe Stunde später oder nach mehreren Stunden eine Gallenkolik auslösen. Die Schmerzen beginnen zunächst mit Unbehagen und zunehmendem Schweregefühl im rechten Oberbauch und Übelkeit. Schließlich steigern sich die Beschwerden zu einem sehr heftigen Schmerz der vom Epigastrium unter dem rechten Rippenbogen nach dem rechten Schulterblatt ausstrahlt. Ein starkes Erbrechen spricht für eine Pankreasbeteiligung, wobei gleichzeitig ein Linksschmerz auftreten kann.

3. Gelbsucht

treten mehrere Steine durch den Ductus choledochus, kann ein flüchtiger Ikterus auftreten. Der Stuhl ist dabei entfärbt und der Urin zeigt die typische Verfärbung durch Bilirubinausscheidung. Während dieser Phase kann auch verstärkt Juckreiz auftreten, insbesondere im gesamten Rückenbereich.

Nach der Gallenkolik kann noch längere Zeit ein starkes Wundgefühl im rechten Oberbauch zurückbleiben. Auch die Hauptzone über der Gallenblase kann längere Zeit überempfindlich reagieren.

Therapieempfehlungen: Jede Cholelithiasis kann zu Komplikationen führen. Es sei hier nur die chronische Cholecystitis genannt. Daher ist es notwendig, wenn der Verdacht auf Steine besteht, mit entsprechenden Mitteln eine vorbeugende Therapie einzuleiten. Die medikamentöse Litholyse wird heute sehr viel diskutiert. Sie hat aber nur dann Erfolg, wenn die Steine vorwiegend aus Cholesterin bestehen. So bietet z. B. die Firma Phönix mit den beiden biologischen Präparaten Plumbum und Tartarus zwei Produkte an, deren Wirkungsnachweis erbracht und der Erfolg sich inzwischen vielfach bei der Behandlung der Cholelithiasis bewährt hat. Das Wirkprinzip von Tartarus beruht auf dem Einsatz von resolvierenden Stoffen wie Tartarus crudus, Mercurius subl. corrosivus und Antimonium crudum, die bereits von Paracelsus zur Auflösung von Steinen mit Erfolg verwendet wurden. Durch die spasmolytische Wirkung von Phönix Plumbum ist sein Einsatz bei Gallenkoliken u. a. gerechtfertigt.

Gallenkolik
Im Anfangsstadium.
a) jeweils 10 Tropfen Phönix Plumbum in 5minütigem Abstand verabfolgen bis Beschwerden vorüber sind
b) heiße Kompressen auflegen, wenn möglich heiße Heublumenwickel.

Im akuten Stadium:
a) Spasmolytika i. v.
b) jeweils 10 Tropfen Phönix Plumbum in 5minütigem Abstand etwa 1 Stunde lang, anschließend 2 stündlich 20 Tropfen mit etwas Wasser einnehmen.
c) Heiße Kompressen auflegen, wenn möglich heiße Heublumenwickel.

Am Tage danach: Diät.
In den ersten Tagen nach einer Gallenkolik sind Schleimsuppen, Kartoffelbrei, Zwieback und Tee angezeigt. Nach einigen Tagen kann mit aufbauender Kost begonnen werden, jedoch müssen alle Speisen fettarm sein.

Eigenblutinjektionen

1. Tag nach der Kolik	0,5 ml Eigenblut plus 1 Ampulle Cholo 1-Injektopas 1 Ampulle Obatri-Injektopas
2. Tag nach der Kolik	0,5 ml Eigenblut plus 1 Ampulle Cholo 1-Injektopas 1 Ampulle Obatri-Injektopas
5. Tag nach der Kolik	0,5 ml Eigenblut plus 1 Ampulle Cholo 1-Injektopas 1 Ampulle Obatri-Injektopas
Anschließend	2 × wöchentlich 0,5 ml Eigenblut plus 1 Ampulle Cholo 1-Injektopas 1 Ampulle Obatri-Injektopas.

Erfahrungsgemäß sind 12 Eigenblutinjektionen ausreichend.

Medikamentöse Zusatztherapie:
– Phönix Plumbum
S. 3 × tgl. 20 Tropfen n. d. E., 1 × 20 Tropfen v. d. Schlafengehen
– Phönix Phönohepan
Phönix Lymphophön aa 50.0
S. 3 × tgl. 30 Tropfen n. d. E. 1 × 60 Tropfen v. d. Schlafengehen.
Etwa 8 bis 10 Tage später wird Phönix Tartarus verabreicht. Die Verabfolgung beginnt einschleichend:
1. Woche 3 × tgl. 10 Tropfen v. d. E.
2. Woche 3 × tgl. 15 Tropfen v. d. E.
3. Woche 3 × tgl. 20 Tropfen v. d. E.
ab 4. Woche 3 × tgl. 30 Tropfen v. d. E.

Eigenblutbehandlung mit dem Hämoaktivator nach Dr. med. Höveler

1. Woche	Mischinjektion intraglutäal, 3 × wöchentlich 5,0 ml aktiviertes Eigenblut plus 1 Ampulle Cholo 1-Injektopas 1 Ampulle Obatri Injektopas
2. Woche	Mischinjektion intraglutäal, 2 × wöchentlich 5,0 ml aktiviertes Eigenblut plus 1 Ampulle Cholo 1-Injektopas 1 Ampulle Obatri Injektopas.

Insgesamt sollten 12 Injektionen verabreicht werden.

Chronische Cholecystitis

Als Folge einer rezidivierenden Entzündung entsteht die chronische Cholecystitis. Die Entzündungen verlaufen leichter, oft kaum bemerkt. Im Laufe der Zeit aber ist die Gallenblasenwand verdickt, die Gallenblase schrumpft, ihre Funktion ist gestört. Der Patient klagt über charakteristische rechtsseitige Oberbauchbeschwerden besonders nach Diätfehlern. Hinzu kommen Völlegefühl, Blähungen, Aufstoßen und Verdauungsstörungen.

Therapieempfehlungen: Aufgrund beträchtlicher antiphlogistischer Eigenschaften des aktivierten Eigenblutes ist die Anwendung des Hämoaktivators nach Dr. med. Höveler sehr wirkungsvoll.
Mischinjektion intraglutäal, 2 × wöchentlich 5,0 ml aktiviertes Eigenblut plus
1 Ampulle Cholo 1-Injektopas
1 Ampulle Obatri Injektopas.

Die kurmäßige Anwendung des Hämoaktivators sollte 12 Injektionen umfassen. Je nach Ausgangslage ist eine monatliche Auffrischungsinjektion notwendig.

Medikamentöse Zusatztherapie:
Phönix Plumbum
Phönix Hydrargyrum aa 50.0
MDS.: 3 × 30 Tropfen tgl. n. d. E.
1 × 60 Tropfen v. d. Schlafengehen.
Durchführung einer 6wöchigen Rettichsaftkur mit schwarzem Rettichsaft:
1. Woche   3 × tgl. 1 Eßlöffel
2. Woche   6 × tgl. 1 Eßlöffel
ab 3. Woche   langsame Steigerung auf tgl. 400 g frischen Rettichsaft.
Regelmäßiges Trinken von Mergentheimer Bitterwasser und Artischockentee.

Postcholecystektomie-Syndrom

Bei etwa 30% der Cholecystektomierten treten erneute Beschwerden auf. Durch stenosierende Prozesse im Operationsgebiet entstehen teilweise kolikartige Beschwerden. Häufig finden wir bei diesen Patienten auch eine Obstipation und eine Dysbakterie.

Therapieempfehlungen
1. Neuraltherapeutische Behandlung der Cholecystektomienarbe
2. orale Medikation
Phönix Plumbum
Phönix Phönohepan aa 50.0
MDS.: 3 × tgl. 30 Tropfen n. d. E. 1 × 60 Tropfen v. d. Schlafengehen
3. Zur Behebung der Dysbakterie Durchführung einer Symbioselenkung des Darmes.

Bei allen Leber- und Gallenerkrankungen bedarf das seelische Gleichgewicht besonderer Beachtung. Nicht umsonst heißt es im Volksmund «dem ist die Galle übergelaufen» oder «dem ist eine Laus über die Leber gelaufen». Es sind Aussprüche, die im wahrsten Sinne des Wortes ihre Bedeutung haben. Starke psychische Belastungen, Aufregungen, Angst, Sorgen und ständiges Zweifeln an sich selbst führen bei anfälligen Menschen allzuoft zu Gallenkoliken und Verkrampfungen der Gallenwege. Zornesausbrüche können eine kurzfristige Veränderung des Gallensaftes bewirken und damit die Grundlage für ein Steinleiden der Gallenblase legen. Ein chronisches Leberleiden kann sich auch in Depression und Melancholie nach außen hin äußern, daher ist bei allen Rezepturen die verschrieben und den Injektionen die verabfolgt werden, das Gespräch mit dem Patienten und vor allen Dingen das Zuhören von großer Bedeutung.

Chronische Pankreatitis

Vielfältige Mechanismen können eine Pankreatitis auslösen, die später in ein chronisches Stadium übergeht. So z. B. Infektionen, Alkoholabusus, Stoffwechselstörungen, Medikamente, Autoimmunmechanismen, Obstruktionen im Bereich der Gallenblase, Stenosen und Spasmen der Papilla Vateri usw.

Kennzeichnendes Symptom ist der rezidivierende Linksschmerz. Entzündliche Vorgänge des Pankreaskopfes rufen einen Rechtsschmerz hervor. Auffallend sind die häufigen Durchfälle nach Diätfehlern. Die Patienten klagen über Völlegefühl und Übelkeit mit zeitweiligem Erbrechen. Eklatant ist die Intoleranz für Fett, Milch, Süßigkeiten und vor allen Dingen Alkohol.

Therapieempfehlungen: Es ist schon einen Versuch wert, die oftmals therapieresistenten chronischen Pankreaserkrankungen mit aktiviertem Eigenblut zu behandeln. Man sieht teilweise sehr gute Behandlungsergebnisse, andererseits ist der Therapieerfolg bei manchen Patienten nicht zufriedenstellend.

Eigenbluttherapie mit dem Hämoaktivator nach Dr. med. Höveler

1.–6. Woche Mischinjektion intraglutäal,
 2 × wöchentlich
 5,0 ml aktiviertes Eigenblut
 plus
 Injektio Pankreatitis EKF,
 oder
 Leptandra cps
 Momordica cps

ab 7. Woche Mischinjektion intraglutäal,
 1 × wöchentlich
 5,0 ml aktiviertes Eigenblut
 plus
 Injektio Pankreatitis EKF,
 oder
 Leptandra cps
 Momordica cps.

Es sollten 15 bis 20 Eigenblutinjektionen verabreicht werden. Eine monatliche Auffrischungsinjektion ist besonders bei diesem Krankheitsbild angezeigt.

Medikamentöse Zusatztherapie:
– Leber-Pankreas-Kps. Wecoton
 S. 3 × tgl. 2 Kps. n. d. E. oder
– Pankreaplex, oder
– Pascopankreat.

Weitere Maßnahmen: Unabhängig von der Ursache und Entstehung der Erkrankung besteht absolutes Alkoholverbot. Die Ernährung richtet sich weitgehend nach dem Verlauf und Stadium der Erkrankung. Neben dem Verbot von blähenden Speisen ist daran zu denken, daß eine Intoleranz gegenüber Fett und Süßigkeiten besteht.

Wichtig ist die Dysbioseuntersuchung des Darmes. Bei gestörter Darmflora ist eine Darmsanierung durch Symbioselenkung unabdingbar.

Stoffwechselkrankheiten

Gestörter Kohlehydratstoffwechsel – Diabetes mellitus

Der Diabetes mellitus ist eine der häufigsten Zivilisationserkrankungen, die in den vergangenen Jahren explosionsartig angestiegen sind. Es muß daher nach Wegen gesucht werden, die mit dem Diabetes verbundenen Komplikationen so gering wie möglich zu halten. Neben einer konsequenten Ernährungsumstellung wird man durch gezielte therapeutische Maßnahmen bemüht sein, den Patienten so einzustellen, daß sich der Blutzuckerspiegel auf gleichem Niveau bewegt.

Therapieempfehlungen: Auch hier leistet die Eigenblutbehandlung mit aktiviertem Eigenblut nach Dr. med. Höveler erhebliches. In der Haferkamp'schen Literatur wird bereits über erfolgreiche Einstellungsversuche von Diabetikern in Zusammenhang mit UV-bestrahltem Eigenblut berichtet. Besonders Külbs hält die Eigenblutbehandlung des Diabetikers für sinnvoll, da nach seinen Beobachtungen die Kohlehydrattoleranz des Patienten erheblich erhöht wird.

Eigenblutbehandlung mit dem Hämoaktivator nach Dr. med. Höveler: Empfehlenswert ist eine Grundbehandlung mit 12–15 Eigenblutinjektionen mit anschließender monatlicher Auffrischungsinjektion. In diesem Falle werden dem aktiviertem Eigenblut keine weiteren Medikamentenzusätze hinzugegeben.

Einmal wöchentlich wird neben der aktivierten Eigenblutinjektion folgende Mischinjektion auf die andere Gesäßhälfte appliziert:
Coencyme cps
Syzygium Jambolanum Injeel
Placenta cps
Natrium Pyruvicum Injeel
Acidum L+ Lacticum Injeel
Rosmarinus Injeel forte.

Medikamentöse Zusatztherapie:
– Remedium diabeticum Tropfen
 S. 3 × 30 Tropfen v. d. E., oder
– Sucontral Tropfen.

Unterstützend wird folgende Teekur durchgeführt:
Tee Nr. 1 Radix tarax. cum Herba 15.0
Fol. myrtilli 30.0
Hb. potentill aurea 20.0
Geum alpinum 25.0
Fol rubi fruticosi 10.0
M. f. spec.
D. S. 4 gestrichene El mit 4 Tassen kochendem Wasser überbrühen, 10 Minuten ziehen lassen und in eine Thermoskanne gießen, dann Tee Nr. 2 hinzugießen. 1/2stdl. einen Schluck trinken.
Tee Nr. 2 Fructus phaseoli sine 150.0 Semine
D. S. abends mit 1 1/4 l kaltem Wasser ansetzen und über Nacht stehen lassen und morgens bis auf 1/2 l Wasser einkochen, durchseihen und dem obigen Tee Nr. 1 hinzufügen.
Diese Teekur etwa 5 Monate durchführen.

Gestörter Purinstoffwechsel – Gicht oder Hyperurikämie

In Begleitung einer Fettleber oder einem Diabetes mellitus findet sich häufig auch eine Hyperurikämie. Früher war besonders der pyknische Typ betroffen, der durch Luxuskonsumption eine Überflutung des Körpers mit Harnsäure auslöste, hauptsächlich deshalb, weil die Harnsäureausscheidung durch die Nieren reduziert war. Heute ist jeder Konstitutionstyp davon betroffen durch die vermehrte Aufnahme von Purinkörpern mit der Nahrung. Dadurch kommt es zu Harnsäureablagerungen in Knorpel, Sehnen und Schleimbeutel was letztendlich zu einer reaktiven Entzündung führt.
   Der akute Gichtanfall tritt meist in der Nachtzeit oder in den frühen Morgenstunden auf. Er entwickelt sich innerhalb von Stunden unter sehr heftigen Schmerzen, dessen Sitz am häufigsten das Metatarsophalangealgelenk der einen großen Zehe ist. Das Gelenk schwillt deutlich an und zeigt die typischen Symptome einer Entzündung: Rubor, Calor, Dolor, Tumor und Functio laesa. Nach einigen Tagen klingt der akute Zustand ab und es kommt zu einem mehr oder weniger langen schmerzfreien Intervall. Opulente Mahlzeiten können erneute Anfälle produzieren, so daß allmählich auch andere Gelenke im peripheren Bereich befallen werden können.
   Durch wiederholte Anfälle kommt es zur chronischen polyarticulären Gicht mit Ausbildung von Gichttophi an den Ohrmuscheln und Gelenkknorpeln. Hauptsächlich die Gelenktophi können allmählich wachsen, härter werden und zu mehr oder weniger starken Verunstaltungen der Finger führen. Die großen Zehen zeigen sehr schmerzhafte, fluktuierende Schwellungen und können ebenso zu schweren Gelenkschäden mit Verkrümmungen degenerieren.

Therapieempfehlungen: Haferkamp empfiehlt im akuten Anfall intrakutane Injektionen von Nativblut um das Gelenk herum, eine Prozedur, die sehr schmerzhaft ist, während er den verbleibenden Rest des Blutes subkutan injizierte. Bernhardt dagegen verabfolgte 3 bis 4 ml Nativblut in Gelenknähe.

Eigenblutinjektionen: *im akuten Anfall.*
1. Tag   Mischinjektion i. m.
2,0 ml Eigenblut plus
2 Ampullen Traumeel
1 Ampulle Restructa Fides
2. Tag   Mischinjektion i. m.
2,0 ml Eigenblut plus
2 Ampullen Traumeel
1 Ampulle Restructa Fides
4. Tag   Mischinjektion i. m.
2,0 ml Eigenblut plus
2 Ampullen Traumeel
1 Ampulle Restructa Fides.
Bis zur endgültigen Behebung der akuten Beschwerden und der örtlichen Symptome werden 2 × wöchentlich weitere Mischinjektionen mit Eigenblut durchgeführt.

Medikamentöse Zusatztherapie: Im akuten Gichtanfall ist die kurzfristige orale Verabfolgung von stark wirkenden Colchicin-Präparaten geboten. Später:
– Restructa forte N Tbl.
S. 5 Tage 4 × tgl. 2 Tabletten ab 6. Tag 4 × tgl. 1 Tbl. mit viel heißer Flüssigkeit einnehmen
– Phönix Hydrargyrum

Phönix Solidago aa 50.0
MDS.: 2 Tage 2 stdl. 30 Tropfen ab 3. Tag
4 × 30 Tropfen tgl.

Bei chronischen Beschwerden.
Zur Senkung des Harnsäurespiegels und zur Normalisierung der entgleisten Stoffwechsellage durch eine verstärkte Ausschwemmung werden 2 × wöchentlich je eine Mischinjektion von:
2,0 ml Eigenblut plus
2 Ampullen Restructa Fides
intramuskulär verabfolgt. Die Anzahl der Injektionen ist von dem Befinden des Patienten abhängig und sollte solange durchgeführt werden, bis die Laborwerte eine weitere Verabfolgung von Injektionen nicht mehr notwendig erscheinen lassen.

Medikamentöse Zusatztherapie:
– Restructa forte N Tbl.
  S. 2 Tage 4 × tgl. 2 Tabletten ab 3. Tag 4 × tgl. 1 Tbl. mit viel heißer Flüssigkeit einnehmen
– Phönix Hydrargyrum
  Phönix Solidago aa 50.0
  MDS.: 2 Tage 2 stdl. 30 Tropfen ab 3. Tag
  4 × 30 Tropfen tgl., oder
– Lithium carbonicum D3 Tbl.
  S. 1 Tbl. in einem Glas heißem Wasser gelöst morgens langsam trinken
– Phönix Hydrargyrum
  Phönix Solidago aa 50.0
  MDS.: 2 Tage 2 stdl. 30 Tropfen ab 3. Tag
  4 × 30 Tropfen tgl.
– Phönix Arthrophön
  S. in ansteigender Dosierung.

Weitere Maßnahmen: Wichtig ist die Umstellung der Ernährung auf eine purin-, eiweiß-, fett- und zuckerarme, calorisch knappe Diät. Empfehlenswert ist eine laktovegetabile Vollwertkost mit einer ausreichenden Flüssigkeitszufuhr von tgl. mindestens 2 l.

Die von Lindemann empfohlenen Teerezepturen haben sich zur Ausscheidung sehr bewährt:
– Fruct. Juniperi   10.0
  Fol. Betulae   30.0
  Hb. Millefolii   30.0
  Hb. Fumariae   30.0
  M. f. spec.

D. S. 1 EL auf 1 Tasse als Aufguß, 15 Min. ziehen lassen, mehrere Tassen tgl., oder
– Hb. Urticae   30.0
  Rad Urticae   30.0
  Fol. Betulae   40.0
  M. f. spec.
D. S. 1 EL auf 1 Tasse als Aufguß, 15 Minuten ziehen lassen, mehrere Tassen tgl.
Unterstützend werden über langen Zeitraum die Schiele Fußbäder eingesetzt.

Eigenbluttherapie mit dem Hämoaktivator nach Dr. med. Höveler: *Im akuten Anfall.*
1. Tag Mischinjektion i. m.
        5,0 ml aktiviertes Eigenblut plus
        1 Ampulle Traumeel
        1 Ampulle Restructa
2. Tag Mischinjektion i. m.
        5,0 ml aktiviertes Eigenblut plus
        1 Ampulle Traumeel
        1 Ampulle Restructa
5. Tag Mischinjektion i. m.
        5,0 ml aktiviertes Eigenblut plus
        1 Ampulle Traumeel
        1 Ampulle Restructa.
Anschließend werden 2 × wöchentlich je eine weitere Injektion von aktiviertem Eigenblut appliziert, etwa 12–15 Injektionen.

Bei chronischen Beschwerden.
Ist die Durchführung einer aktivierten Eigenblutkur mit 15–20 Injektionen über einen Zeitraum von 8 bis 10 Wochen angezeigt.

Zusätze zur Eigenblutmischung: Restructa Fides, Harpagophytum D3 DHU oder Ledum Injektionslösung Pflüger in Kombination mit Harpagophytum D2 Injektionslösung Pflüger.

Störungen des Lipoproteinstoffwechsels

Die eminent hohe Kalorienzufuhr bei weiten Kreisen der Bevölkerung ist dazu geeignet, eine Störung des Lipoproteinstoffwechsels zu bewirken. Nach einer Untersuchung der Deutschen Gesellschaft für Ernährung im Jahre 1984, beträgt die Aufnahme von gesättigten Fettsäuren beim Mann 56 g/Tag, bei der Frau 47 g/Tag. Dagegen werden an mehrfach ungesättigten Fettsäuren von Männern nur 19 g/Tag und von Frauen 16 g/Tag durch die Nahrung aufgenommen. Das bedeutet, daß durch die verfeinerte Zivilisationskost die Zunahme an Genußgiften und der bewegungsarme Lebensstil die Hypercholesterinämie fördert und ein Anwachsen der Hypertriglyzeridämierate bewirkt.

Durch die Hypercholesterinämie treten in der Gefäßintima, vor allen Dingen in den Coronargefäßen und im Aortenbogen, kleine Atherome auf, was die Gefahr einer Angina pectoris oder eines Coronarinfarktes in frühen Lebensjahren heraufbeschwört. Hypertonie, Kreislaufstörungen und periphere Durchblutungsstörungen, Schlaganfall sind weitere Folgeerscheinungen. Von Duwe, Fitch und Ostwald von der University of Toronto in Kanada wurde die Wirkung einer cholesterinreichen Ernährungsweise auf die natürliche Killerzellenaktivität untersucht. Dabei fanden die Wissenschaftler heraus, daß nach 2 Wochen cholesterinreicher Ernährung die natürliche Killerzellenaktivität auf 25,6 % gegenüber den Kontrollgruppen abgesunken war. Das läßt die Vermutung zu, daß überernährte Personen häufiger an Krebs erkranken.

Therapieempfehlungen: Die von Höveler erwähnten und nachgewiesenen Auflösungen von Cholesterindepots und die Normalisierung der Blutfettwerte nach Anwendung von aktiviertem Eigenblut, hat sich in der Praxis immer wieder bestätigt. Laboruntersuchungen vor und nach der Behandlung machen immer wieder deutlich, daß ohne Beimischungen von irgendwelchen Ampullenpräparaten, eine Normalisierung der Blutfettwerte erreicht wird.

Bereits Steinbart gibt in seinem Buch «Die Grundlagen der extrakorporalen Hämotherapie» den Hinweis, daß UV-bestrahltes Blut eine Cholesterinveränderung bewirkt. So schreibt er in seinem Buch u. a. «Setzt man nun das Blutcholesterin direkt der UV-Bestrahlung aus, wie dies bei der UV-Ozon-Therapie geschieht, dann tritt im allgemeinen zunächst schon in vitro eine signifikante Erniedrigung des Blutcholesterins auf. In vivo ist im allgemeinen in der 1. bis 2. Woche nach Beginn der einmal wöchentlich durchgeführten Blutbehandlung zunächst eine Vermehrung des Blutcholesterins bei den Patienten mit Atherosklerose zu beobachten.

Dieses Phänomen kann als «Phase der Cholesterinmobilisierung» bezeichnet werden, denn die Provokation einer vermehrten Cholesterinsynthese durch die Leber dürfte weniger wahrscheinlich sein, vielmehr ist hier eine Mobilisierung der Cholesterindepots im Gewebe und in den Gefäßwänden anzunehmen. Weiterhin schreibt Steinbart «Das durch direkte UV-Bestrahlung aktivierte Cholesterin hat eine leichtere Reaktionsfähigkeit, kann also schneller abgebaut werden; wahrscheinlich wird dieser Abbau durch andere photochemisch durch das Ozon bzw. die UV-Strahlen erzeugte Veränderung (Beeinflussung von Fermentsystemen?) gefördert.»

Eigenbluttherapie mit dem Hämoaktivator nach Dr. med. Höveler:

1.–6. Woche Mischinjektion intraglutäal,
 2 × wöchentlich
 5,0 ml aktiviertes Eigenblut
ab 7. Woche Mischinjektion intraglutäal,
 1 × wöchentlich
 5,0 ml aktiviertes Eigenblut.

Insgesamt etwa 15 bis 20 Injektionen, eine monatliche Wiederholungsinjektion wird zunächst beibehalten.

Wichtig: In der 1. und 2. Behandlungswoche ist ein weiterer Cholesterinanstieg zu beobachten.

Ab 3. bis 4. Woche kommt es zu einer signifikanten, lang anhaltenden Senkung des Cholesterinspiegels unter die Ausgangswerte.

Medikamentöse Zusatztherapie:
– Lebertabletten Steigerwald
 S. 3 × tgl. 1 Drg. n. d. E.
– Sedalipid Drg.
 S. 3 × tgl. 2 Drg. n. d. E., oder
– Cynara aar Drg.
 S. 3 × tgl. 2 Drg. z. d. Mahlzeiten
– Phönix Phönohepan
 Phönix Plumbum aa 50.0
 MDS.: 3 × 30 Tropfen n. d. E.

Gefährdete Personen sollten im Frühjahr und Herbst die Phönixsche Entgiftungstherapie durchführen.

Weitere Maßnahmen: Im Hinblick auf die Ernährung müssen folgende Maßnahmen beachtet werden:
1. Einschränkung der cholesterinreichen Nahrungsmittel
2. Einsparung der Fettzufuhr, d. h. die gesättigten Fette werden vermindert und die ungesättigten Fettstoffe erhöht.
3. Anreicherung der Nahrung mit ausreichend Ballaststoffen
4. Auf ausreichende Magnesiumzufuhr achten (Sojamehl, Sojabohnen, Bierhefe, Mandeln, Weizenkorn usw.)
5. Begrenzung des Energiehaushaltes auf 1800 Kalorien.

Erkrankungen der Niere und der ableitenden Harnwege

Pyelonephritis acuta

Hierbei handelt es sich um eine ein- oder doppelseitige bakterielle Entzündung des Interstitium und Nierenbeckens. Sie ist die häufigste Form der Nierenkrankheit, die bei chronischer Form zum Hochdruck und späterhin zur entzündlichen Schrumpfniere mit Niereninsuffizienz führen kann. Durch Kälte- oder Nässeeinwirkung kommt es zur Mobilisierung von Bakterien – hämatogen deszendierend – oder sie entwickelt sich aus einer Zystitis oder aus einem Harnstau, ausgelöst durch Urethra- oder Ureterenstriktur – urogen aszendierend. Durch die engen Beziehungen zwischen renalen und Darmlymphgefäßen kann auch auf lymphogenem Wege eine Pyelonephritis entstehen.

Die häufigsten Erreger sind vorwiegend gramnegative Erreger, vor allem Colibakterien aber auch Enterokokken, Proteus, Staphylo- und Streptokokken, Pyozyaneusbakterien.

Die akute Form beginnt mit Schüttelfrost und hohem remittierendem Fieber, kolikartigen Rückenschmerzen, Erbrechen, Leukozyturie bei geringer Proteinurie und Bakterurie. Die Nierenlager sind ein- oder beidseitig klopfschmerzhaft.

Therapieempfehlungen: Im Anfangsstadium ist es durchaus möglich, durch eine sofort eingeleitete Eigenblutbehandlung den akuten Prozeß zum Abklingen zu bringen.

Eigenblutinjektionen
1. Tag Mischinjektion i. m.
   0,5 ml Eigenblut plus
   1 Ampulle Lachesis D30 DHU
   1 Ampulle Pyrogenium D20 Staufen
   1 Ampulle Formisoton forte Staufen
   1 Ampulle Formisoton D12 Staufen
   1 Ampulle Esberitox
2. Tag Mischinjektion i. m.
   0,5 ml Eigenblut plus
   1 Ampulle Lachesis D30 DHU
   1 Ampulle Pyrogenium D20 Staufen
   1 Ampulle Formisoton forte Staufen
   1 Ampulle Formisoton D12 Staufen
   1 Ampulle Esberitox
3. Tag Mischinjektion i. m.
   0,5 ml Eigenblut plus
   1 Ampulle Lachesis D30 DHU
   1 Ampulle Pyrogenium D20 Staufen
   1 Ampulle Formisoton forte Staufen
   1 Ampulle Formisoton D12 Staufen
   1 Ampulle Esberitox
5. Tag Mischinjektion i. m.
   0,5 ml Eigenblut plus
   1 Ampulle Lachesis D30 DHU
   1 Ampulle Pyrogenium D20 Staufen
   1 Ampulle Formisoton forte Staufen
   1 Ampulle Formisoton D12 Staufen
   1 Ampulle Esberitox
7. Tag Mischinjektion i. m.
   0,5 ml Eigenblut plus
   1 Ampulle Lachesis D30 DHU
   1 Ampulle Pyrogenium D20 Staufen
   1 Ampulle Formisoton forte Staufen
   1 Ampulle Formisoton D12 Staufen
   1 Ampulle Esberitox.

Medikamentöse Zusatztherapie:
– Tromacaps Kps. Madaus
  S. 1. Tag 3 × 2 Kps. n. d. E., ab 2. Tag 3 × 1 Kps. n. d. E.
– Echinacin liquid. Madaus
  S. stdl. 20 Tropfen mit etwas Wasser verdünnt einnehmen
– Juniperus olpx
  S. 3 × tgl. 20 Tropfen auf 1 EL Wasser v. d. E.

Bei fortgeschrittener Erkrankung ist der Einsatz von Antibiotika unumgänglich.

Weitere Maßnahmen: Es ist in den ersten Tagen Bettruhe einzuhalten. Auf ausreichende Verdauung ist zu achten, evtl. sind Einläufe durchzuführen oder bei bestehender Obstipation auch ein entsprechendes Mittel zu verordnen wie z. B. Epuratum Lehning Granulat von Vogel und Weber oder Agiolax von Madaus. Dem Heilungsprozeß sehr nützlich sind 3 × tgl. durchgeführte feuchtwarme Lendenwickel, die für jeweils 30 Minuten angelegt bleiben. Auch die kurmäßige Durchführung von Schielfußbädern wirkt sich günstig aus.

Neben einer vegetabilen Vollrohkost ist auf eine ausreichende Flüssigkeitszufuhr zu achten.

Wichtig: Wegen der Rezidivgefahr ist nach einer akuten Pyelonephritis die zeitweilige Urinkontrolle nicht zu vergessen.

Eigenblutbehandlung mit dem Hämoaktivator nach Dr. med. Höveler
1. Tag 5,0 ml aktiviertes Eigenblut plus Urologicum cplx-Injektionslösung
2. Tag 5,0 ml aktiviertes Eigenblut plus Urologicum cplx-Injektionslösung
4. Tag 5,0 ml aktiviertes Eigenblut plus Urologicum cplx-Injektionslösung
6. Tag 5,0 ml aktiviertes Eigenblut plus Urologicum cplx-Injektionslösung
9. Tag 5,0 ml aktiviertes Eigenblut plus Urologicum cplx-Injektionslösung
12. Tag 5,0 ml aktiviertes Eigenblut plus Urologicum cplx-Injektionslösung
15. Tag 5,0 ml aktiviertes Eigenblut plus Urologicum cplx-Injektionslösung
18. Tag 5,0 ml aktiviertes Eigenblut plus Urologicum cplx-Injektionslösung.

Weitere Injektionen werden 2 × wöchentlich verabreicht.

Pyelonephritis chronica

Rezidivierende akute Erkrankungen können bei unzureichender Therapie in eine chronische Nierenbeckenentzündung übergehen. Obstruktionen durch Nierensteine, Prostaadenom usw. begünstigen den chronischen Verlauf.

Die Patienten klagen über dumpfe Rückenschmerzen, subfebrile Temperaturen und allgemeines Krankheitsgefühl.

Therapieempfehlungen: Kellhammer und Haferkamp berichten gleichermaßen über gute Heilerfolge mit Eigenblut bei der Behandlung der chronischen Pyelonephritis. Haferkamp injizierte zunächst 2–5 ml Nativblut und gab alle fünf Tage steigend 1 ml mehr, bis er 10 ml erreicht hatte.

Eigenblutinjektionen
2 × wöchentlich   Mischinjektion i. m.
                   2,0 ml Eigenblut plus
                   1 Ampulle Juniperus cpl. Injektopas
                   1 Ampulle Nephro-Injektopas.

Nach etwa 4 Wochen werden die Injektionsintervalle größer.

Infekte der unteren Harnwege

Durch aszendierende Keimbesiedlung wie z. B. Colibakterien, Staphylo- und Enterokokken oder Proteus kommt es bei jungen Mädchen oder bei älteren Menschen zur Zystitis. Sie ist sehr häufig am Blasenboden lokalisiert. Die Patienten klagen weniger über Allgemeinsymptome, dafür sind die örtlichen Beschwerden mehr oder weniger stark ausgeprägt wie z. B. häufiger Drang zum Wasserlassen, verbunden mit spastischen Beschwerden und ziehenden Schmerzen in der Blasengegend. Im Urin sind Leuko, Blasenepithelien und Eiweiß zu finden. Die Rezidivneigung ist groß. Auch bei harmloser Form besteht immer die Gefahr der aufsteigenden Entzündung.

Therapieempfehlungen: Hier sieht man gute Erfolge mit der Eigenbluttherapie. Haferkamp empfahl bei konstitutioneller Blasenschwäche und Reizblase langsam ansteigende Eigenblutinjektionen beginnend mit 0,5 ml Eigenblut intrakutan, dann 1,0–2,0–3,0 und 5,0 ml Eigenblut teils intrakutan, teils subkutan und zwar in den Bereichen Oberarm, Oberschenkel und Rückenbereich.

Eigenblutinjektionen: Eigene positive Erfahrungen wurden mit folgender Vorgehensweise erreicht:
1. Tag 0,3 ml Eigenblut plus Echinacin
3. Tag 0,5 ml Eigenblut plus Echinacin
5. Tag 1,0 ml Eigenblut plus Echinacin
7. Tag 2,0 ml Eigenblut plus Echinacin
9. Tag 3,0 ml Eigenblut plus Echinacin.
Alle Mischinjektionen werden intramuskulär appliziert.

Medikamentöse Zusatztherapie:
– Canephron liquid.
  S. 3 × tgl. 1 Teelöffel
– Ortitruw
  Original Tinktur Truw aa 50.0
  MDS.: 3 × tgl. 30 Tropfen, oder
– Echtrosept Tropfen
  S. 4 × 30 Tropfen tgl.
– Nephrubin Drg.
  S. 3 × 2 Drg. tgl.
– Nephrubin Tee
  S. 3 × tgl. 1 Tasse oder
– Tromacaps Kps.
  S. 1. Tag 3 × 2 Kps. n. d. E.
  ab 2. Tag 3 × 1 Kps. n. d. E.
– Juniperus olpx Tropfen
  S. 3 × tgl. 10 Tropfen auf 1 Eßlöffel Wasser.

Bei Vorliegen starker Keimbesiedlung:
1. Tag Mischinjektion intramuskulär
  1 Ampulle Lachesis D30 DHU
  1 Ampulle Pyrogenium D20 Staufen
  1 Ampulle Formisoton forte Staufen
  1 Ampulle Formisoton D12 Staufen
  1 Ampulle Esberitox
    – Mischinjektion subkutan
    Penicil. notatum D5
    Candida parapsilosis D6
2. Tag Mischinjektion intramuskulär
  1 Ampulle Lachesis D30 DHU
  1 Ampulle Pyrogenium D20 Staufen
  1 Ampulle Formisoton forte Staufen
  1 Ampulle Formisoton D12 Staufen
  1 Ampulle Esberitox
    – Mischinjektion subkutan
    Penicil. notatum D5
    Candida parapsilosis D6.

Beginn der Eigenblutbehandlung:
3. Tag 0,3 ml Eigenblut plus Echinacin
5. Tag 0,5 ml Eigenblut plus Echinacin
7. Tag 1,0 ml Eigenblut plus Echinacin
9. Tag 2,0 ml Eigenblut plus Echinacin
10. Tag 3,0 ml Eigenblut plus Echinacin.

Eigenblutbehandlung mit dem Hämoaktivator nach Dr. med. Höveler: Die aktivierte Eigenblutbehandlung ist insbesondere bei rezidivierenden und sehr hartnäckigen Blasenentzündungen sehr erfolgreich. Gute Ergebnisse erzielt man auch bei der konstitutionellen Blasenschwäche und der sogenannten Reizblase.

Es werden wöchentlich zwei Behandlungen durchgeführt, insgesamt 12 Injektionen. Dann erfolgt über einige Zeit monatlich eine Auffrischungsinjektion.

Weitere Maßnahmen: Die Patienten klagen häufig über kalte Füße. Daher ist die Anwendung von Schiele Fußbädern sehr hilfreich. Auf ausreichende Flüssigkeitszufuhr muß geachtet werden. Auf die Blase werden feuchtheiße Umschläge gemacht, 3 × tgl. 1 Stunde. Auch die Anwendung von Zinnkraut-Sitzbädern (2 × tgl. 20 Min.) hat sich bewährt. Bei rezidivierenden Fällen ist die Durchführung einer Schaukeldiät (mit im 3-Tagerhythmus wechselnder säurender und alkalisierender Auswirkung auf den Harn) sehr wirkungsvoll.

Enuresis nocturna

Das Verlangen, etwas zu trinken, wird durch das Durstgefühl reguliert, die Abgabe von Wasser durch den Harndrang. Vor der Harnentleerung wird der Harn in der Blase gesammelt und in Schüben entleert. Dieser Entleerungsmechanismus unterliegt unserem Willen und Einfluß, und hier können Störungen auftreten, wie es beim Bettnässen der Fall ist. Diese unangenehme und lästige Erscheinung ist nur allzuoft ein psychisches Problem. Es sind meist Kinder, die sich vernachlässigt oder gegenüber ihren Geschwistern zurückgesetzt fühlen. Daneben können aber auch Funktionsschwäche des Blasen-Nerven-Systems, chronische Blaseninfekte oder Organmißbildungen Ursache des Bettnässens sein.

Therapieempfehlungen: Die Wirkung von aktiviertem Eigenblut bei bestehender Enuresis nocturna ist, wenn Organveränderungen ausgeschlossen sind, sehr groß. Haferkamp berichtet mehrfach über Fälle von Bettnässen, die durch Injektionen von UV-bestrahltem Eigenblut von ihrem Leiden befreit wurden.

Eigenbluttherapie mit dem Hämoaktivator nach Dr. med. Höveler: Es werden wöchentlich 2 Injektionen von aktiviertem Eigenblut verabfolgt. Sechs bis zehn Injektionen sind gewöhnlich notwendig. Dem Eigenblut werden keine Ampullenmischungen beigefügt.

Medikamentöse Zusatztherapie:
– Enuresis Gastreu R 74
  S. 3 × tgl. 8–10 Tropfen n. d. E.
Bei nervösen Kindern mit schwacher Blase zusätzlich:
– Hypericum olpx
  S. 3 × tgl. 8 Tropfen auf 1 Eßlöffel Wasser v. d. E. oder
– Hyperforat Tropfen
  S. einschleichende Dosierung

Weitere Maßnahmen: Wichtig und unerläßlich ist das klärende Gespräch mit den Eltern, um zu erfahren, ob zu oft angewandte Strafmaßnahmen, mangelnde Zuwendung, übermäßige Strenge oder Überforderung des Kindes auslösende Ursache des Bettnässens sind.

Die Behandlung der meisten Verhaltensstörungen und seelisch bedingten Organneurosen wäre kaum erfolgreich, wenn man nur am Kind therapieren und keine Milieutherapie treiben wollte. Aus diesen Überlegungen heraus ist das Gespräch mit Mutter und Vater unbedingt notwendig. Nur auf diesem Wege ist eine erfolgreiche Therapie der Enuresis nocturna gewährleistet.

Nephrolithiasis – Nierensteine

Nierensteine können Anlaß zu Koliken sein. Sie können auch eine Pyelitis auslösen und durch Ureterverschluß eine Hydronephrose herbeiführen. Man kann seit Jahren eine stetige Zunahme von Harnsteinen beobachten, so daß anzunehmen ist, daß alimentäre Ursachen eine wesentliche Rolle bei der Bildung von Nierensteinen spielen. Die Steine wachsen entweder im Nierenbecken oder in der Blase und bestehen vorzugsweise aus Ca-oxalat, Ca-phosphat oder Harnsäure, etwa 1% aus Zystin oder Xanthin.

Therapieempfehlungen: Bei Neigung zur Steinbildung und grundsätzlich bei harnsaurer Diathese sollte einmal jährlich eine Eigenblutbehandlung durchgeführt werden. Durch massive Ausleitungsmaßnahmen können Steinbildungen weitgehend vermieden werden.

Eigenblutinjektionen
Mischinjektion i. m., 2 × wöchentlich
2,0 ml Eigenblut plus
1 Ampulle Calculi, oder
1 Ampulle Berberis D6, oder
1 Ampulle Urologicum cpl.
Insgesamt 12 Injektionen.

Medikamentöse Zusatztherapie:
– Phönix Tartarus
  S. 3 × tgl. 30 Tropfen v. d. E.
– Phönix Solidago
  S. 3 × tgl. 30 Tropfen n. d. E.
Weiterhin ist die Durchführung von regelmäßigen Trinkstößen angebracht z. B. mit Herba Taraxaci. Es werden 2 Eßlöffel Löwenzahn zunächst mit 1/2 L kochendem Wasser übergossen. Anschließend 10 Minuten ziehen lassen und dann mit 1 l heißem Wasser auffüllen. Diese 1,5 l Flüssigkeit wird innerhalb von 20–30 Minuten vollständig ausgetrunken.

Bewährt hat sich auch folgende Medikation:
1 Liter Bucotean Tee plus
2 EL Nephropur
50 Tropfen Calculi Pflüger
2 Tabl. Truw Nr. 37.
Diese Mischung wird über den Tag verteilt getrunken und sollte für 3 Wochen konsequent beibehalten werden.

Weitere Maßnahmen: Durchführung von Schiele Fußbädern. Anwendung von Zinnkraut- und Heublumensitzbädern. Unter Berücksichtigung des Grundleidens und ausgehend von der chemischen Zusammensetzung der Steine ist die Verabreichung einer zeitweiligen vegetabilen Vollrohkost erforderlich. Die Zufuhr von natürlichem Vitamin A kann der Steinbildung entgegenwirken. Es ist enthalten in Bananen, Karotten, Endiviensalat usw.

Eigenblutbehandlung mit dem Hämoaktivator nach Dr. med. Höveler: Durchführung von 2 aktivierten Eigenblutbehandlungen in der Woche, insgesamt 12 Injektionen.

Zusätze zur Eigenblutinjektion:
Calculi Ampullen Pflüger, oder
Urologicum cpl. Ampullen, oder
Berberis D6 Ampullen.

Prostatitis

Immer mehr junge Männer klagen über Prostatabeschwerden, wobei die akute oder chronische Prostatitis hier im Vordergrund steht. Neben den fachärztlichen Maßnahmen kann zur Unterstützung die Eigenbluttherapie angewendet werden.

Eigenblutinjektionen
1. Tag   0,3 ml Eigenblut plus Echinacin
3. Tag   0,5 ml Eigenblut plus Echinacin
5. Tag   1,0 ml Eigenblut plus Echinacin
7. Tag   2,0 ml Eigenblut plus Echinacin
9. Tag   3,0 ml Eigenblut plus Echinacin
Alle Mischinjektionen werden intramuskulär appliziert.

Bei Vorliegen starker Keimbesiedlung:
1. Tag   Mischinjektion intramuskulär
        1 Ampulle Lachesis D30 DHU
        1 Ampulle Pyrogenium D20 Staufen
        1 Ampulle Formisoton forte Staufen
        1 Ampulle Formisoton D12 Staufen
        1 Ampulle Esberitox
        – Mischinjektion subkutan
          Penicil. notatum D5
          Candida parapsilosis D6
2. Tag   Mischinjektion intramuskulär
        1 Ampulle Lachesis D30 DHU
        1 Ampulle Pyrogenium D20 Staufen
        1 Ampulle Formisoton forte Staufen
        1 Ampulle Formisoton D12 Staufen
        1 Ampulle Esberitox
        – Mischinjektion subkutan
          Penicil. notatum D5
          Candida parapsilosis D6.

Beginn der Eigenblutbehandlung
3. Tag   0,3 ml Eigenblut plus Echinacin
5. Tag   0,5 ml Eigenblut plus Echinacin
7. Tag   1,0 ml Eigenblut plus Echinacin
9. Tag   2,0 ml Eigenblut plus Echinacin
10. Tag 3,0 ml Eigenblut plus Echinacin.

Medikamentöse Zusatztherapie:
– Saburgen Tropfen
  S. 4 × tgl. 30 Tropfen
  rectal im tgl. Wechsel morgens und abends je 1 Supp.
– Penicil. notatum D3 Supp.
  Candida paraps. D3 Supp. oder
– Sabal serrulatum Komplex Nestmann
  Echinacin Komplex Nestmann aa 50.0
  MDS.: 3 × tgl. 30 Tropfen n. d. E.
– Pareira brava Komplex Nestmann
  Acidum benzoicum Komplex Nestmann aa 50.0
  MDS.: 3 × tgl. 30 Tropfen n. d. E.

Weitere Maßnahmen: Anwendung von Schiele Fußbädern und Zinnkrautsitzbädern.

Eigenblutbehandlung mit dem Hämoaktivator nach Dr. med. Höveler: In der ersten Woche 3 × wöchentlich eine Injektion mit aktiviertem Eigenblut. Im Anschluß daran 2 × wöchentlich eine Injektion, insgesamt 12 Injektionen. Bei chronischen Zuständen werden die Injektionen solange verabfolgt, bis eine deutliche Besserung des Zustandes auftritt. Hauptsächlich bei chronischen Erkrankungen muß monatlich eine Wiederholungsinjektion erfolgen.

Zusätze zur Eigenblutinjektion:
– Pascotox forte oder
– Echinacin Madaus plus
  Pyrogenium Hanosan.

Rheumatische Erkrankungen

Unter dem Begriff der rheumatischen Erkrankungen werden Krankheitsbilder zusammengefaßt, deren einziges gemeinsames Charakteristikum und damit auch Leitsymptom der Schmerz im Bewegungsapparat ist. Es hat im Laufe der Jahrzehnte die unterschiedlichsten Klassifikationen gegeben, die inzwischen als veraltet oder unvollständig, teilweise auch als ungenügend bezeichnet werden müssen. Es gibt rund 180 Krankheitszustände, die man als rheumatische Leiden einordnen kann, was eine einheitliche Klassifikation erschwerte.

Seit Januar 1985 gilt die «Neue Nomenklatur der rheumatischen Prozesse» mit der Unterteilung in vier große Untergruppen.

1. Gruppe der entzündlichen Gelenk- und Wirbelsäulenprozesse
1.1 chronische Polyarthritis (cP)
1.2 Morbus Bechterew
1.3 Rheumatisches Fieber
1.4 Coxitis chronica
1.5 Sonderformen der Polyarthritis wie z. B. Morbus Reiter, Morbus Still usw.
1.6 Arthritis psoriatica
1.7 Dermatomyositis
1.8 Sklerodermie usw.

2. Die degenerativen Gelenk- und Wirbelsäulenerkrankungen
Hier werden die sogenannten Verschleißerscheinungen an Wirbelsäule und Gelenken zusammengefaßt.
2.1 Arthrosen, Arthritis deformans
2.2 Spondylosen, Spondylarthrosen
2.3 Osteochondrose mit Folgen der Okzipitalneuralgie, Interkostalneuralgie oder Lumbago

3. Die Gruppe der stoffwechselbedingten Gelenk- und Wirbelsäulenerkrankungen
Es handelt sich hierbei um pararheumatische Krankheitsbilder, bei denen das rheumatische Symptom – der Schmerz in den Gelenkstrukturen des Bewegungsapparates – nur Symptom einer anderweitigen Erkrankung ist.
Hierzu gehören:
3.1 Arthropathien bei metabolischen und ernährungsbedingten Störungen wie z. B. Gicht.
3.2 Arthropathien bei endokrinen Störungen, die zur Beeinflussung des Knochengewebestoffwechsels führen und damit eine Struktur- und Formveränderung gelenknaher Knochenabschnitte bewirken, so z. B. als Folge eines Diabetes mellitus, einer Hypothyreose oder eines Hyperparathyreoidismus.

4. Die Erkrankung der Weichteile des Bewegungs- und Stützapparates – Weichteilrheumatismus
Unter diesem Sammelbegriff werden zum Teil entzündliche bzw. degenerative Prozesse im Bereich der Weichteile des Bewegungsapparates zusammengefaßt wie z. B.:
4.1 Muskelrheumatismus
4.2 Rheumatismus des subkutanen Fettgewebes
4.3 Periathritis humeroscapularis
4.4 Epicondylitis humeri
4.5 Tendinitis, Tendovaginitis
4.6 Periarthritis coxae
4.7 Bursitis
4.8 Myositis
4.9 Neuritis
4.10 Generalisierte Fibrositis
Im Rahmen dieser Ausführungen möchte ich von den aufgeführten vier Hauptgruppen jeweils die in der Praxis am häufigsten vorkommenden Krankheitsbilder herausgreifen.

Die chronische Polyarthritis

Unter den entzündlichen rheumatischen Erkrankungen ist die chronische Polyarthritis die häufigste. Sie kommt in Abhängigkeit von geographischen Faktoren bei 1–3% der Bevölkerung vor. Frauen erkranken drei- bis viermal häufiger als Männer. Der Häufigkeitsgipfel der Erstmanifestation liegt bei Frauen um das 50., bei Männern um das 30. Lebensjahr.

Die chronische Polyarthritis ist eine progrediente, chronisch entzündliche, destruierende Gelenkerkrankung mit Beteiligung aller Gelenkstrukturen, die schleichend oder in Schüben verläuft. Es besteht eine ausgesprochene Tendenz zur Bewegungseinschränkung bis hin zur Gelenkversteifung oder zum Stabilitätsverlust der Gelenke. Einbezogen in das Krankheitsgeschehen sind die Sehnenscheiden und Sehnen mit den daraus resultierenden Folgezuständen. Im weiteren Verlauf können zunehmende Muskelatrophien vor allem im Bereich des Handrückens und der Oberschenkel auftreten. Nicht selten werden Organmanifestationen außerhalb der Gelenke beobachtet wie z. B. entzündete Reaktionen der Arterien oder das Auftreten einer interstitiellen Myocarditis oder Pericarditis.

Bei schweren, lang verlaufenden Krankheitszuständen werden insbesondere im Bereich der Niere oder des Darmes Amyloidosen beobachtet. Ebenso können andere Organe davon betroffen werden.

Der Krankheitsverlauf der chronischen Polyarthritis ist sehr unterschiedlich. Das Krankheitsbild beginnt schleichend oder erfolgt in Schüben, zwischen denen Stadien mit scheinbarer Inaktivität liegen. In der Regel geht über Jahre ein Prodromalstadium voraus, dessen Symptome auf eine Allgemeinerkrankung hindeuten:

1. rasche Ermüdbarkeit
2. Appetitlosigkeit
3. Gewichtsverluste
4. Parästhesien
5. Durchblutungsstörungen einzelner Finger
6. schmerzhafte Empfindungen im kalten Wasser
7. subfebrile Temperaturen
8. vermehrte Schweißneigung
9. Gelenkschmerzen
10. Anämie
11. Muskelatrophie

Im Prodromalstadium können auch plötzlich in einem großen Gelenk Ergüsse auftreten, die schnell verschwinden und in regelmäßigen Abständen wiederkehren oder in unregelmäßiger Folge vorwiegend an kleinen Gelenken in wechselnder Lokalisation auftreten.

Dieses Prodromalstadium kann über Wochen, Monate, ja sogar über Jahre bestehen. Zeitweilig können in diesem Stadium bereits starke Schmerzen im Bereich der Fingergrundgelenke auftreten und damit den ersten Hinweis auf eine beginnende chronische Polyarthritis geben.

Dem Prodromalstadium folgt das Frühstadium mit folgenden Symptomen:
1. Schmerz und Schwellung großer und kleiner Gelenke mit Ausnahme der Fingergrundgelenke
2. Morgensteifigkeit länger als 15 Minuten (beschränkt auf Gelenke der Hand oder weiterer schmerzhaft befallener Gelenke)
3. Bläuliche Verfärbung über kleinen Gelenken

4. Verschlechterung des Allgemeinzustandes
5. Auftreten von Hyperhidrosis und/oder Palmarerythem der Handflächen im zeitlichen Zusammenhang mit dem Gelenkbefall
6. Tenosynovitis mit schmerzloser Schwellung an Handrücken oder Beugeseite des Handgelenkes und/oder Fingersehnen und/oder Oberschenkel
7. Frühe Schmerzen im Kiefergelenkbereich oft mit nachfolgender Totalremission (meist nur aus der Anamnese ersichtlich)
8. «Händedruckschmerz» (Gänsslenscher Handgriff: Zusammendrücken der Fingergrundgelenke)
9. Halswirbelsäulenschmerzen, vorwiegend mit okzipitalen Ausstrahlungen und Funktionseinschränkungen und daraus resultierende Beschwerden wie Schwindel, Ohrensausen, Sehstörungen und Parästhesien
10. Subcutane Rheumaknoten über Knochenvorsprüngen, auf der Streckseite oder gelenknahen Regionen
11. Beschleunigte BKS
12. Hypochrome Anämie
13. Serumeisen erniedrigt
14. Rheumafaktor positiv

Hinzu kommen die klinischerseits durchgeführten Untersuchungsmethoden zur Abklärung des Krankheitsbildes. Nicht immer sind die aufgezählten Symptome gleichzeitig relevant. Manche treten sehr auffällig in Erscheinung, andere können vollständig fehlen. Trotz exakter Anamnese und genauester Untersuchung kann oftmals erst die Verlaufsbeobachtung des Krankheitsbildes eine diagnostische Klärung bringen.

Therapieempfehlungen: Ziel der Behandlung ist, den chronisch verlaufenden Krankheitsprozeß mit einer gelenkdestruierenden Tendenz in Grenzen zu halten, evtl. das Krankheitsgeschehen so einzudämmen, daß der Rheumatiker weitgehend vor Einbuße der Erwerbsfähigkeit oder Dauerinvalidität bewahrt bleibt. Aufgrund der bis heute immer noch unzureichenden Kenntnisse über die ätiologischen Ursachen und pathogenetischen Vorgänge rheumatischer Erkrankungen kennt die moderne Medizin lediglich Möglichkeiten, die chronische Polyarthritis symptomatisch zu beeinflussen, aber es ist hypothetisch, die Erkrankung endgültig zum Stillstand zu bringen und damit eine vollständige Heilung zu bewirken.

Vor jedem Therapiebeginn müssen grundsätzliche Überlegungen angestellt werden, so z. B. das Aufsuchen und Beseitigen von akuten oder chronischen Fokalherden.

Daher ist die Überprüfung von:

1. Tonsillen
2. Zähne
3. Nasennebenhöhlen
4. Verdauungsapparat
5. Urogenitalbereich

unbedingt Voraussetzung und Basis für eine erfolgreiche Rheumatherapie.

Tonsillen
Sie können äußerlich ganz gesund aussehen und doch gefährliche Krankheitskeime beherbergen. Sie bilden nicht selten die Grundlage schwelender, chronisch-entzündlicher tonsillärer und paratonsillärer Herderkrankungen und sind damit Wegbereiter manch chronischer Erkrankung.

Therapieempfehlungen
Eigenbluttherapie: Zunächst in Abständen von 7 Tagen je 1 Injektion – etwa 7 mal – dann in 14tägigen Abständen je 1 Injektion über längeren Zeitraum z. B.
1. Injektion 0,2 ml Eigenblut plus Echinacin
2. Injektion 0,3 ml Eigenblut plus Echinacin
3. Injektion 0,4 ml Eigenblut plus Echinacin
4. Injektion 0,5 ml Eigenblut plus Echinacin
5. Injektion 0,6 ml Eigenblut plus Echinacin
6. Injektion 0,7 ml Eigenblut plus Echinacin
7. Injektion 0,8 ml Eigenblut plus Echinacin

Im 14tägigem Abstand
1. Injektion 1,0 ml Eigenblut plus Echinacin
2. Injektion 1,5 ml Eigenblut plus Echinacin
3. Injektion 2,0 ml Eigenblut plus Echinacin
4. Injektion 2,5 ml Eigenblut plus Echinacin
5. Injektion 3,0 ml Eigenblut plus Echinacin
6. Injektion 3,0 ml Eigenblut plus Echinacin

Zähne
Neben den Tonsillen sind unter Umständen in den Zähnen gefährliche Fokalherde zu suchen. In jedem Fall muß, wenn auch nur der geringste Verdacht besteht, eine gründliche und sachgemäße Untersuchung der Zähne durch den Zahnarzt erfolgen. Schlechte Zähne müssen saniert, Wurzelentzündungen behoben und tote Zähne restlos entfernt werden. Bei vorliegenden dentogenen Fokaltoxikosen ist die chirurgische Sanierung wesentlicher Bestandteil der Therapie.

Nasennebenhöhlen
Den dritten Platz unter den fokalen Infektionsherden nehmen die Nebenhöhlen der Nase ein. Bevorzugt sind die Kieferhöhle und das Siebbein, weniger häufig befallen die Stirnhöhle, selten die Keilbeinhöhle.

Therapieempfehlungen
Eigenbluttherapie: Zunächst in Abständen von 7 Tagen je 1 Injektion – etwa 7mal – dann in 14tägigen Abständen je 1 Injektion über längeren Zeitraum z. B.
1. Injektion 0,2 ml Eigenblut plus Echinacin
2. Injektion 0,3 ml Eigenblut plus Echinacin
3. Injektion 0,4 ml Eigenblut plus Echinacin
4. Injektion 0,5 ml Eigenblut plus Echinacin
5. Injektion 0,6 ml Eigenblut plus Echinacin
6. Injektion 0,7 ml Eigenblut plus Echinacin
7. Injektion 0,8 ml Eigenblut plus Echinacin

Im 14tägigem Abstand
1. Injektion 1,0 ml Eigenblut plus Echinacin
2. Injektion 1,5 ml Eigenblut plus Echinacin
3. Injektion 2,0 ml Eigenblut plus Echinacin
4. Injektion 2,5 ml Eigenblut plus Echinacin
5. Injektion 3,0 ml Eigenblut plus Echinacin
6. Injektion 3,0 ml Eigenblut plus Echinacin.

Bei sehr hartnäckigen Nasennebenhöhlenprozessen ist die zusätzliche Injektion von 1 Ampulle Sulfur D12 DHU oder 1 Ampulle Sulfur Injeel forte als weiteres Reaktionsmittel unter Umständen erforderlich.

Verdauungsapparat

Chronisch entzündliche Prozesse im Verdauungskanal können ebenfalls Ausgangspunkt und Ursache rheumatischer Erkrankungen sein. Starke Blähungen, Obstipation, unregelmäßige Stuhlgänge – schaumig oder penetrant riechend mit Schleimbeimengungen – Anacidität, Störungen der Leber und Gallenblasenfunktion, Pankreopathien sind ebenso zu beachten und zu therapieren wie eine rezidivierende Appendicitis.

Urogenitalbereich

Infektionsquellen, ausgehend vom Nieren-Blasensystem werden häufig angetroffen, jedoch wird ihnen viel zu wenig Bedeutung beigemessen. Die Urinuntersuchung sollte zur Routineuntersuchung gehören und zwar durch Teststreifen und wenn erforderlich durch Anlegen einer Urinkultur. Bei vorliegenden Befunden muß entsprechend therapiert werden. (Siehe Sachregister.)

Der Genitalbereich, insbesondere bei Frauen, bleibt nur allzuoft unbeachtet, obwohl feststeht, daß eine Reihe chronischer Krankheitsprozesse hier ihren Ursprung haben. Es bedarf daher im Zweifelsfall einer sorgfältigen ärztlichen Fachuntersuchung.

Neben den aufgeführten Lokalisationsmöglichkeiten von Fokalherden, möchte ich auf drei weitere Risikofaktoren hinweisen, die bei der Rheumabehandlung in jedem Fall in die Therapieüberlegungen mit einbezogen werden müssen:

1. Unzureichende, körperliche Bewegung bei vorwiegend sitzender Lebensweise mit mangelhafter Durchblutung der Haut und daraus resultierender herabgesetzter Hauttätigkeit.
2. Beeinträchtigung und Schädigung des Kreislaufes durch unzweckmäßige Ernährung und Mißbrauch von Genußmitteln, insbesondere Nikotin und Alkohol.
3. Durchbrechung des biologischen Lebensrhythmus durch Nacht- oder Schichtarbeit oder dauerndem Aufenthalt in vollklimatisierten Räumen.

Die wichtigsten Verfahren zur Behandlung der chronischen Polyarthritis: Daß wir auf die modernen Mittel der Medizin bei der Behandlung rheumatischer Erkrankungen nicht ganz verzichten können, muß an dieser Stelle nicht betont werden. Es wird immer wieder Fälle geben, die den Einsatz «drastischer Medikamente» erfordern. Allerdings sollte die Anwendung solcher Medikamente nur auf schwerwiegende rheumatische Erkrankungen beschränkt bleiben und hier nur im begrenztem Umfang.

Die immer wieder unangemessene und überzogene indikationsüberschreitende Verabreichung von Chloroquin-Derivaten, Goldpräparaten, Immunsuppressiva usw. führen zum Teil zu schweren, auch irreparablen Nebenwirkungen. Daher ist eine genaue Abwägung, welches Medikament, zu welchem Zeitpunkt und in welcher Dosierung über welchen Zeitraum verabfolgt werden soll, von so großer Bedeutung. Eine generelle Ablehnung der einen oder anderen Seite der therapeutischen Möglichkeiten darf es im Interesse und zum Wohle des Patienten nicht geben.

Entscheidet sich der Behandler zunächst für die naturheilkundlichen Behandlungsmöglichkeiten, wird er sehr schnell feststellen, daß die Mehrzahl der rheumatisch erkrankten Patienten respektable Therapieerfolge aufweisen.

Die von Seiten der Naturheilkunde angebotenen Mittel und Methoden zielen alle darauf ab, das Immunsystem funktiontüchtig zu erhalten und gegebenenfalls zu reaktivieren damit der rheumakranke Organismus sich selbst hilft und die bei ihm angewandte Therapie optimal verwertet. Daher ist das nachfolgende Therapieschema, das ich als Bondorfer Rheumakonzept bezeichnen möchte, weitgehend bei allen rheumatischen Erkrankungen anwendbar.

Wir unterscheiden:

- Basistherapie
- Umstimmungs- und Immuntherapie
- Balneo – Physikalische Maßnahmen
- Ernährungsumstellung
- Psychische Betreuung

Basistherapie: Unter dem Begriff Basistherapie ist der Einsatz von Wirkstoffen zu verstehen, die einerseits in den pathogenetischen Mechanismus der entzündlich rheumatischen Erkrankung eingreifen und andererseits zu einer weitgehenden Normalisierung des gestörten Zellstoffwechsels, insbesondere in Gelenk oder gelenknahen Bereich führen. Gleichzeitig werden dem Organismus molekulare Bausteine für den Aufbau neuer Gewebestrukturen angeboten, um dadurch die Gelenkschäden so gering wie möglich zu halten. Allerdings haben all die Präparate die hier zum Einsatz kommen eines gemeinsam, sie haben einen sehr langsamen, oft erst nach Wochen faßbaren Wirkungseintritt.
- Phönix Arthrophön
  S. 1. Woche 3 × 5–10 Tropfen tgl.
  2. Woche 3 × 10–20 Tropfen tgl.
  ab 3. Woche 3 × 25–30 Tropfen tgl.
- Phönix Hydrargyrum
  Phönix Kalium nitricum aa 50.0
  MDS.: 2 Tage 2stdl. 30 Tropfen, ab 3. Tag 4 × 30 Tropfen tgl.
- Phönix Solidago
  S. 4 × 30 Tropfen tgl.
- Juv Kur 110 Phönix
  S. 3 × 8 Globuli im tgl. Wechsel
- Juv 110 Ampullen
  S. 3 × wöchentlich 3–5 Ampullen s. c.

Umstimmungstherapie: Eine konsequent durchgeführte Umstimmungs- oder Reizkörpertherapie bewirkt eine Immunstimulation der humoralen Abwehr und Regulationskräfte. Dadurch werden chronische Krankheitszustände zunächst aktiviert und schließlich der Heilungsprozeß eingeleitet. Zur Umstimmungstherape stehen heute eine Vielzahl von Möglichkeiten zur Verfügung, die insbesondere bei chronischen Erkrankungen, die spezifisch nicht zu beeinflussen sind, erfolgreich eingesetzt werden.

Nach dem Grundsatz der Arndt-Schulzschen Regel:

«Schwache Reize fachen die Lebenstätigkeit an, mittelstarke hemmen sie und starke heben sie auf»

werden zur Behandlung der cP zunächst kleine Mengen Eigenblut verabreicht. Werden die Injektionen ohne nennenswerte Erstverschlimmerungen gut vertragen, erfolgt eine weitere Steigerung der Eigenblutmenge bis 3,0 ml erreicht sind.

Die Injektionen werden mit einem freien Intervall von 5 Tagen, in ansteigender Dosierung zunächst subcutan, später intramuskulär injiziert:
1. Injektion 0,2 ml Eigenblut s. c.
2. Injektion 0,3 ml Eigenblut s. c.
3. Injektion 0,5 ml Eigenblut s. c.
4. Injektion 1,0 ml Eigenblut i. m.
5. Injektion 1,5 ml Eigenblut i. m.
usw. bis 3,0 ml Eigenblutmenge erreicht sind.

Treten nach einer Eigenblutbehandlung zu starke Reaktionen auf, geht man auf die vorangegangene Injektionsmenge zurück. Allerdings weise man den Patienten gleich zu Beginn der Behandlung mit Nativblut darauf hin, daß zwischen 50 und 100 Eigenblutinjektionen notwendig sind.

Einen wesentlich schnelleren Erfolg erreicht man, wenn dem Nativblut Injektionslösungen beigemischt werden. So hat sich folgende Vorgehensweise als sehr praktikabel erwiesen:
1. Injektion 0,2 ml Eigenblut s. c. plus
   1 Ampulle Juv 110
2. Injektion 0,3 ml Eigenblut s. c. plus
   1 Ampulle Juv 110
3. Injektion 0,5 ml Eigenblut s. c. plus
   2 Ampullen Juv 110
4. Injektion 1,0 ml Eigenblut i. m. plus
   2 Ampullen Juv 110
5. Injektion 1,5 ml Eigenblut i. m. plus
   2 Ampullen Juv 110
6. Injektion 2,0 ml Eigenblut i. m. plus
   3 Ampullen Juv 110 usw.

Eine Steigerung der Eigenblutmenge ist nicht mehr erforderlich. Die Reaktionslage des Patienten ist entscheidend dafür, wie hoch die Eigenblutdosierung gewählt, in welchen Zeitabständen injiziert und welche Zeitdauer für die Injektionen zu Grunde gelegt wird.

Neben dem Zusatz von Juv 110 Ampullen haben sich auch folgende Ampullenkombinationen in Verbindung mit Nativblut bei der Behandlung der cP bewährt:

1. Injektion 0,2 ml Eigenblut i. m. plus
   1 Ampulle Cefossin
   1 Ampulle Cefarheumin
2. Injektion 0,3 ml Eigenblut i. m. plus
   1 Ampulle Cefossin
   1 Ampulle Cefarheumin
3. Injektion 0,5 ml Eigenblut i. m. plus
   2 Ampullen Cefossin
   2 Ampullen Cefarheumin
4. Injektion 1,0 ml Eigenblut i. m. plus
   2 Ampullen Cefossin
   2 Ampullen Cefarheumin
5. Injektion 1,5 ml Eigenblut i. m. plus
   2 Ampullen Cefossin
   2 Ampullen Cefarheumin
6. Injektion 2,0 ml Eigenblut i. m. plus
   2 Ampullen Cefossin
   2 Ampullen Cefarheumin

Weitere bewährte Kombinationspräparate sind:
– Rhus tox olpx Ampulle
  Beberis olpx Ampulle oder
– Arthrose cpl Injektionslösung
  Echinacea cpl Injektionslösung

Es sei noch einmal darauf aufmerksam gemacht, daß die Häufigkeit der Eigenblutinjektionen individuell dem Krankheitszustand angepaßt werden muß. Nur somit erreicht man bei der Behandlung der cP einen optimalen Erfolg.

Bereits Vorschütz und Tenckhoff injizierten bei Gelenkrheumatismus Nativblut, wobei sie hauptsächlich bei der akuten Polyarthritis gute Heilerfolge sahen. Auch der Russe Chochlow verabfolgte über 100 Patienten mit Gelenkrheumatismus Eigenblut. Dabei injizierte er zunächst täglich, späterhin 2–3 täglich 3,0–10,0 ml Nativblut. Er berichtet wie folgt darüber «Die Eigenbluttherapie bewirkte eine wesentliche Abkürzung der Fieberperiode. In 78,4% der Fälle waren die Kranken bereits am fünften Tag fieberfrei, in 16,6% am 13. Tage und nur 5% der Fälle war die Körpertemperatur noch am 14. Tag nicht zur Norm zurückgekehrt. Sehr günstig war auch die Wirkung auf die Schmerzen.»

Ähnliches berichten Alexander, John und Haferkamp, die sowohl akuten wie auch subakuten Gelenkrheumatismus erfolgreich mit Eigenblut therapierten.

Hoff empfahl bei der Polyarthritis die Verabfolgung von mehreren intracutanen Injektionen von jeweils 0,1 ml Blut im Bereich der schmerzenden Gelenke und konnte damit eine auffallend schnelle Schmerzstillung erreichen.

Kuhlenkampff, Litzner u. a. verabreichten vorwiegend UV-bestrahltes Eigenblut und erreichten dadurch, vorwiegend bei der chronischen Polyarthritis, günstige Resultate, wobei die rasche schmerzstillende Wirkung besonders augenfällig war.

Aufgrund der umfassenden Ergebnisse vieler Autoren bei der Behandlung der Polyarthritis durch Eigenblut und der eigenen Behandlungserfolge kommt Haferkamp zu dem Schluß:

«Die Behandlung des akuten und chronischen Gelenkrheumatismus mit Eigenblut hat sich bewährt. Bei den akuten Formen empfiehlt es sich, öfter größere Mengen zu geben, während die chronischen Formen mit kleinen Mengen und größeren Intervallen den besten Erfolg zeigen.»

Haferkamp gibt außerdem die Empfehlung, daß vorwiegend bei schweren chronischen Formen die UV-bestrahlten Eigenblutinjektionen hinsichtlich der Schmerzbehandlung größere Wirkung zeigen.

Eigenblutbehandlung mit dem Hämoaktivator nach Dr. med. Höveler: Bei der Behandlung des Gelenkrheumatismus, in erster Linie bei schweren chronischen Fällen, zeigt die Behandlung mit aktiviertem Eigenblut gegenüber der Nativblutbehandlung ihren hohen Wirkungsgrad. Schon nach wenigen Injektionen kann man einen Rückgang der starken Schmerzen beobachten. Auffallend ist auch der Leukozytenbefall bei bestehender Leukozytose und die Senkung der BSG. Hier wird ganz deutlich, daß durch die komplexe Aufbereitung des Blutes im Hämoaktivator nach Dr. med. Höveler eine Freisetzung von therapeutischen Ingredienzien erfolgt, die sich aufbauend und stabilisierend auf die humoralen Abwehr- und Regulationskräfte auswirken.

Bei der Behandlung der cP mit aktiviertem Eigenblut erfolgt zunächst *2 × wöchentlich, später 1 × wöchentlich eine Injektion mit aktiviertem Eigenblut.* Je nach Zustand und Ausgangslage des Patienten müssen über einen längeren Zeitraum verteilt 30–50 aktivierte Eigenblutinjektionen appliziert werden, um späterhin monatlich eine Eigenblutinjektion mit aktiviertem Eigenblut als Erhaltungsdosis zu injizieren.

Zusätze zum Eigenblut: Dem aktivierten Eigenblut können unterschiedliche Injektionslösungen zugefügt werden. Bewährt haben sich in diesem Fall:
– Juv 110 Injektionslösung
  zunächst 1 Ampulle, späterhin 2 bzw. 3 Ampullen oder
– Rhus tox olpx
  Berberis oplx.

Immuntherapie: Die ständig zunehmende Bedeutung der Immunologie hat letztendlich dazu geführt, daß die Immuntherapie auch in der Rheumatherapie nicht mehr wegzudenken ist.

Die Funktion des Thymus als Immunorgan ist heute hinlänglich bekannt und unbestritten. Bei nachlassender Funktion der Thymusdrüse kommt es zur vermehrten Krankheitsanfälligkeit, ferner besteht ein erhöhtes Krebsrisiko. Durch Verabreichung von Thymusfaktoren kann eine reduzierte Thymusfunktion ausgeglichen werden. Neben der Thymusdrüse stehen auch die Peyerschen Plaques in unmittelbarem Zusammenhang mit dem Immunsystem. Sie sind am Aufbau der humoralen Abwehrlage maßgeblich beteiligt und damit für die Bildung der B-Lymphozyten verantwortlich, jene Zellen, welche über die Plasmazellen die Bildung der Antikörper bewirken. Daher wird durch eine Verabfolgung von Peyerschen Frischdrüsenextrakt (PPX) eine Verstärkung des humoralen Immunsystems bewirkt und gleichzeitig die gesamten Stoffwechselorgane günstig beeinflußt. In Kombination mit der Eigenbluttherapie haben sich PPX und THX Kuren bei der Behandlung der schweren chronischen Polyarthritis hervorragend bewährt. Dabei muß aber beachtet werden, daß THX-Kuren intensiver auf degenerative Formen wie Arthrosen und Spondylosen reagieren – also auf die zelluläre Abwehr, dagegen sprechen PPX-Kuren wesentlich günstiger auf die entzündlichen Formen wie z. B. die cP – also auf die humorale Abwehr – an.

Im Frühjahr und Herbst werden jeweils, bei bestehender cP, eine dreiwöchige Behandlungseinheit mit PPX Injektionen durchgeführt. Während dieser Zeit werden keine Eigenblutinjektionen verabfolgt.

PPX Kur nach Dr. med. Zoubek
Dosierung: 3-Wochenintervall:
    1. Woche 3– 3– 3– 3– 3–
    = 15 ml
    2. Woche 4– 4– 4– 4– 4–
    = 20 ml
    3. Woche 5– 5– 5– 5– 5–
    = 25 ml
Darreichung: i. m. oder s. c.

Nach einer vierwöchigen Injektionspause beginnt man erneut mit der einmal monatlich verabfolgten Eigenblutinjektion.

Weitere Maßnahmen: *Balneo-physikalische Maßnahmen.* Die cP erfordert nicht nur eine konsequent durchgeführte medikamentöse Behandlung, sondern auch gleichzeitig eine Balneo-physikalische Langzeittherapie. Beide Maßnahmen sind nicht gegenseitig austauschbar oder wechselweise einzusetzen, sondern parallel in den Behandlungsplan einzubeziehen. Der Gesamtkomplex der Physiotherapie ist sehr vielseitig und umfaßt verschiedene Teilgebiete u. a.:
Hydrotherapie
Balneotherapie
Bewegungstherapie
Elektrotherapie.

Hydrotherapie
seit Urzeiten wird dem Urelement Wasser heilsame Wirkung zugeschrieben. Dafür sprechen die seit Jahrhunderten bestehenden verschiedenen Anwendungsverfahren im Umgang mit Wasser bei vielerlei Erkrankungen. Es war Pfarrer Kneipp, der der Hydrotherapie zum entscheidenden Durchbruch verholfen hat. Die Kneipp'sche Hydrotherapie ist außerordentlich vielfältig und bietet dadurch dem Therapeuten die Möglichkeit, sie individuell,

gemäß dem jeweiligen Reaktionszustand des Patienten, anzupassen.
Sie besteht aus:
Waschungen
Wickel, Auflagen und Packungen
Güsse
Bäder
Dämpfe
Taulaufen, Wassertreten
Trockenbürsten.
Die Wirkung dieser Maßnahmen ist aber nur wirkungsvoll, wenn sie von dem Therapeuten beherrscht und exakt durchgeführt werden.
(Empfehlenswerte Literatur: Kneipp Vademecum pro Medico von Dr. med. Brüggmann, S. Kneipp Verlag, Würzburg.)

Balneotherapie
Eine nicht unwesentliche Rolle in der Behandlung der cP spielt die Anwendung von Bädern. Bäder sind eine Domäne der rheumatischen Krankheiten. Die Palette der medizinischen Badezusätze ist sehr groß, fast unüberschaubar. Sie reicht von den naturreinen Vollextrakten bis hin zu den unterschiedlichsten Kombinationspräparaten. Die Wirkung der Bäderbehandlung ist recht verschieden und hängt weitgehend von den richtigen Badezusätzen, der Badedauer und der Badetemperatur ab.

Badezusätze, die sich in der Praxis bewährt haben:
Rheumagutt Bad
    Badedauer: 10–20 Minuten
    Badetemperatur: 37–38 Grad C
Silvapin Heublumen Kräuter Extrakt
    Badedauer: 10–25 Minuten
    Badetemperatur: 37–38 Grad C
Kneipp Rheuma Bad
    Badedauer: 12–15 Minuten
    Badetemperatur: 35–39 Grad C
Salhumin Bad
    Badedauer: 10–20 Minuten
    Badetemperatur: 37–38 Grad C.
Patienten die nicht baden können, sollen kurmäßig die Schiele Fußbäder anwenden.

Ruhezeit: Nach jedem medizinischem Bad muß eine Ruhepause von 30 Minuten Dauer eingehalten werden, damit der Organismus die Reize des Bades ungestört «verarbeiten» kann. Weiterhin ist zu beachten, daß der Körper nicht auskühlt. Daher sollte der Patient nach dem Bad in ein angewärmtes trockenes Leinenlaken oder in eine warme Wolldecke eingeschlagen werden. Dadurch bildet sich ein warmes, den Patienten einhüllendes Luftkissen.

Einreibungen: Es gibt eine Vielzahl von lokalen Antirheumatika, die durch perkutane Penetration antiphlogister Wirkstoffe Entzündungsreize günstig beeinflussen. Dazu zählt u. a. Phönix Kalantol A. Bemerkenswert ist die positive Resonanz der Patienten, nach der Anwendung von Kalantol A. Es ist ein Einreibemittel, das eine verstärkte periphere Durchblutung bewirkt und damit die Entgiftung und den Abtransport krankhafter Stoffwechselprodukte fördert und folgedessen schmerzlindernd wirkt.

Anwendung: Kalantol A wird erwärmt und mehrmals tgl. auf die schmerzenden Stellen aufgetragen. Die Gelenke werden über Nacht mit einem Kalantol-Wickel versehen, indem man eine Mullkompresse richtig durchtränkt, um das Gelenk legt und mit einer Binde fixiert.

Kommt der Patient mit starken Gelenkbeschwerden in die Praxis, so kann man mit folgender Vorgehensweise sehr schnell Linderung schaffen:

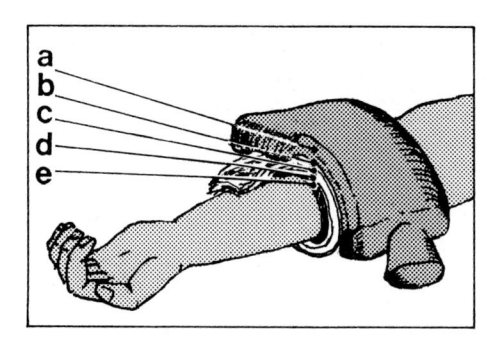

Abb. 24: Verband bei starken Gelenkbeschwerden, Einwirkungszeit 30–60 Minuten. **a)** Wärmeflasche, **b)** Handtuch, **c)** Folie, **d)** Flanelltuch, **e)** Kalantol A

Kalantol A wird erwärmt und ein kleines Flanelltuch damit intensiv durchtränkt. Das Tuch wird im Anschluß daran auf die erkrankte Stelle gelegt und mit einer Plastikfolie, die größer als das Tuch ist, abgedeckt. Darauf kommt ein dünnes Handtuch und darüber dann eine Wärmflasche. Das Ganze läßt man 30–60 Minuten einwirken.

Bewegungstherapie
Neben den genannten therapeutischen und physikalischen Maßnahmen ist die Bewegungsbehandlung außerordentlich wichtig. Als Folge der Gelenkzerstörung durch die pathologischen Wucherungen neigen die Knochenenden dazu zusammenzuwachsen. Jede «Schonhaltung» der Gelenke, wenn sie auch im Augenblick eine vermeintliche Linderung bringt, kann daher verheerende Folgen haben wie z.B. Gelenkversteifung, Muskelatrophie und die daraus resultierenden Funktionseinschränkungen. Eine intensive Bewegungstherapie für alle betroffenen Gelenke hat daher unverzüglich zu beginnen. Jedes Übungsprogramm sollte von einer Krankengymnastin erstellt werden, die dafür sorgt, daß es für den Patienten individuell gestaltet ist.

Elektrotherapie
Vorzugsweise bei der Therapie chronischer Gelenkerkrankungen kann die Elektrotherapie ein wesentlicher Bestandteil der Behandlung sein.
Leider gibt es heute eine Vielzahl von Geräten mit oft unklaren, sich überschneidenden elektrischen Phänomenen. Oftmals fehlen objektivierbare Therapieergebnisse, so daß es für den Behandler schwierig ist, die richtige Auswahl zu treffen. Der Haupteffekt der Elektrotherapie entsteht durch die Wärme, durch eine verstärkte Hyperämie, die Verbesserung der Trophik und der dadurch bedingten Analgesie.
Wir unterscheiden:
Niederfrequenz   Galvanisation
                 Iontophorese
                 Reizstromtherapie
                 Ultrareizstrom
Mittelfrequenz   Interferenz
Hochfrequenz   Kurzwellentherapie
                 Kurzwellentherapie
                 Tefrastrahlen
Ultraschall

Ernährungsumstellung: Wichtigste ernährungstherapeutische Voraussetzung ist die langfristige Umstellung auf laktovegetabile Kost. Darunter wird eine völlig fleischfreie Ernährung verstanden. Buchinger bezeichnet sie als «unblutige Kost». Für viele Menschen ist es schwierig, ja unvorstellbar auf Fleischgenuß zu verzichten. Sie glauben ohne Fleisch nicht leistungsfähig zu sein und lehnen daher eine fleischfreie Kost ab.

Es gibt viele Befürworter, aber ebenso viele Gegner, die eine besondere Kostform bei rheumatischen Erkrankungen für «ausgemachten Blödsinn» halten.

Ich habe es mir zur Regel gemacht, in einem ausführlichen Gespräch mit dem Patienten, ihn auf die Notwendigkeit der Kostumstellung hinzuweisen. Dabei bediene ich mich der Ernährungsrichtlinien des Diaita Verlag GMBH – Frankfurter Landstr. 23 – 6380 Bad Homburg, die man für seine Patienten kostenlos anfordern kann.

Psychische Betreuung: Chronische Krankheiten des Stütz- und Bewegungsapparates sind unter Umständen mit mehr oder weniger ausgeprägten Behinderungen und Verkrüppelungen verbunden, was zu starken Verunsicherungen im täglichen Leben oder im Umgang mit Freunden oder Bekannten führen kann. Oftmals kommt es zu einer erheblichen Einschränkung des Selbstwertgefühls. Daraus ergibt sich nicht selten eine zunehmende Vereinsamung, weil die Möglichkeit, Freunde und Bekannte einzuladen oder zu treffen immer weniger wahrgenommen wird. Wer keine Familie hat, gerät somit sehr schnell in eine totale Isolation. Dem vorzubeugen, ist der Patient zu einer intensiven Auseinandersetzung mit seiner Krankheit gezwungen. Er muß lernen, mit ihr zu leben, muß ihre Eigenarten kennenlernen und sich danach richten. Eine positive Einstellung zur Behinderung ist der beste Weg, um über die Krankheit hinauszuwachsen.

Es ist verständlich, daß chronisch Kranke häufig in ständiger Angst und Sorge leben. Sie machen sich Sorgen wegen eines erneut auftretenden Rezidivs, haben Angst vor weiteren Leistungseinbußen oder eines erforderlichen Krankenhausaufenthaltes. Sie sind deprimiert, weil sie von mancherlei Freuden des Lebens ausgeschlossen sind, und fühlen sich vielfach auch gesellschaftlich als Außenseiter. Aus all diesen Ängsten heraus braucht der Kranke das Gespräch mit den nahen Verwandten oder Freunden. Das Sprechen über seine Probleme und Schwierigkeiten, über seine Ängste und Nöte kann für den Kranken entlastend und erleichternd wirken, jedoch nur dann, wenn der Gesprächspartner Zeit und Verständnis aufbringt.

Arthrosen, Arthrosis deformans

Im Gegensatz zu den entzündlichen rheumatischen Prozessen, gehören die degenerativen Erkrankungen der großen und kleinen Gelenke wie auch der Wirbelsäule zu den häufigsten chronischen Krankheiten in der täglichen Praxis. Besonders bei älteren Menschen steht das arthrotische Beschwerdebild im Vordergrund. Unter dem Sammelbegriff Arthrosen werden primär nicht entzündliche, degenerative, strukturelle Schädigungen im Bereich des Gelenkknorpels, des angrenzenden Knochens und der Gelenkkapsel subsumiert, die als Folge eines Mißverhältnisses zwischen Belastung und Belastbarkeit des Gelenkknorpels entstehen.

Die Ätiologie der Arthrose ist komplexer Natur. Der wesentliche Faktor ist mit großer Wahrscheinlichkeit die altersbedingte Knorpeldegeneration, da alle bradytrophen Gewebe, nicht zuletzt wegen ihrer fehlenden Gefäßversorgung, regressiven Alterungsvorgängen mit zunehmendem Elastizitätsverlust unterworfen sind. Durch eine bestehende angeborene Bindegewebsschwäche werden diese degenerativen Veränderungen gefördert. Ausgelöst und zur vollen Entfaltung kommt das Krankheitsbild durch weitere mechanische Momente, statischer, traumatischer oder mikrotraumatischer Natur. Weiterhin können sich arterielle Mangeldurchblutungen oder venöse Stauungen sehr ungünstig auf das Krankheitsgeschehen auswirken. Der degenerative Gewebsprozeß wird durch eine vaskulär ausgelöste Stoffwechselstörung des Kapselbindegewebes eingeleitet. Die Stoffwechselstörungen führen zur Schädigung der oberflächlichen Knorpelschichten, so daß eine Aufrauhung bzw. faserige Aufsplitterung der Gelenkknorpel entsteht. Röntgenologisch sieht man daher eine Verschmälerung des Gelenkspaltes durch Knorpelabnutzung, Knochensporn und Randwulstbildungen an den Gelenkkonturen.

Krankheitsverlauf und Krankheitsbild: Das Krankheitsbild richtet sich nach den von der Arthrose betroffenen Gelenken. Einerseits können Beschwerden im Anfangsstadium symptomlos sein und verursachen auch bei fortgeschrittener Gelenkdeformation keinerlei Beschwerden. Andererseits können aber schon bei geringen arthrotischen Veränderungen erhebliche Beschwerden auftreten.

Bedingt sind diese unterschiedlichen Empfindungen durch besondere Faktoren, die für die Manifestierung maßgebend sind wie z. B. Muskelspasmen, individuell unterschiedliche Schmerzrezeption, Durchblutungsverhältnisse usw. Typisch für das Bestehen einer Arthrose ist der Wechsel der Beschwerden und der Einfluß der Witterungsverhältnisse.

Zusammenfassend sind folgende Krankheitsmerkmale der Arthrose großer Gelenke typisch:

a) – subjektive Empfindungen
   – Startschmerz
      starker Schmerz bei der ersten Bewegung nach einer Ruhepause
   – Belastungsschmerz
      dumpfer, fast unerträglicher Schmerz nach längerer Belastung
   – Ermüdungsschmerz
      nach Belastung auftretender Schmerz infolge muskulärer Begleitreaktionen
b) – objektive Empfindungen
   – Dauerschmerz oder Endphasenschmerz
      kann den Patienten nachts aufs Heftigste quälen
   – Schmerzen beim Treppengehen
      Treppab bei Gonarthrose
      Treppauf bei Coxarthrose
c) – Bewegungseinschränkungen
   infolge der Schmerzen im Gelenk sowie des periartikulären Gewebes kommt es zu einer funktionellen Bewegungshinderung.
d) – Kälteempfindlichkeit und Kältegefühl der betroffenen Gelenke (subjektiv)
e) – Reibe-, Knirsch- und knackende Geräusche im Gelenk
f) – in fortgeschrittenen Fällen Fehlstellungen
g) – Muskelatrophie
   durch schmerzhafte Bewegungseinschränkung der betroffenen Gelenke

kommt es zur Atrophie der gelenkführenden Muskulatur
h) – Blutwerte in der Regel o. B.
  evtl. BSG etwas beschleunigt.

Coxarthrose

Es handelt sich um ein chronisch verlaufendes Gelenkleiden der zweiten Lebenshälfte, ausgelöst durch angeborene oder erworbene Fehlstellungen und statische Fehlbelastungen, durch hormonelle Störungen, Stoffwechselanomalien, neuropatische oder posttraumatische Veränderungen, rheumatische Erkrankungen oder Durchblutungsstörungen. Die Beschwerden beginnen meist uncharakteristisch und langsam. Morgendliche Gelenksteife, Schmerzen nach längerem Stehen oder Gehen, die im Laufe der Zeit an Stärke und Umfang zunehmen. Typisch sind die charakteristischen Schmerzlokalisationen und Schmerzausstrahlungen von der Hüfte in Richtung Kniegelenk, ausgelöst durch die Begleitnerven der Gefäße. Im fortgeschrittenem Stadium tritt das typische Hinken auf. Bei der klinischen Untersuchung des Patienten ist im Anfangsstadium zunächst eine Einschränkung der Innenrotation und Abduktion zu beobachten. Späterhin sind auch weitere Bewegungsfunktionen erheblich eingeschränkt.

Therapieempfehlungen: Vor Beginn der Therapie ist die Beseitigung der zugrundeliegenden Entwicklungsfaktoren, soweit dies möglich ist, durchzuführen wie z. B. Korrektur von Fehlstellungen durch einen Facharzt, Vermeidung von Fehlbelastungen und übermäßige Belastungen der Gelenke (Gewichtsreduktion, Einlegen von Ruhepausen, Verhalten am Arbeitsplatz). Vorhandene Varicen sind ebenfalls zu behandeln.

Eigenblutinjektion: Eine Reihe von Autoren berichten über Eigenblutbehandlungen bei Arthrosis deformans. So empfiehlt Hakkenbroich in seinem Buch «Die Arthrosis deformans der Hüfte» u. a. die Durchführung einer Eigenblutbehandlung. Er verabreichte je nach Reaktionslage des Patienten zwischen 10–20 ml Nativblut. Die Erfolge sollen gut gewesen sein. Wesentlich günstigere Resultate erreicht man durch UV-bestrahltes Eigenblut, darüber berichtet vor allem Sehrt. Er machte die Feststellung, daß hauptsächlich bis zum 45. Lebensjahr bei bis zu 50% der behandelten Patienten eine Beschwerdefreiheit eintrat, während bei älteren Patienten der Erfolg wesentlich geringer war.

Aus der eigenen Erfahrung kann ich berichten, daß die Erfolge mit Nativblut zur Behandlung der Coxarthrose nicht vielversprechend sind. Dagegen wirkt UV-bestrahltes und aktiviertes Eigenblut nach Dr. med. Höveler wesentlich günstiger.

Eigenblutbehandlung mit dem Hämoaktivator nach Dr. med. Höveler
1.–4. Woche   3 × wöchentlich aktiviertes Eigenblut
ab 5. Woche   2 × wöchentlich aktiviertes Eigenblut.
Späterhin werden die Injektionsintervalle größer.

Zusätze zum Eigenblut: Zunächst Juv 110 Ampullen Phönix. Von der 1. bis 4. Woche jeweils 4 Ampullen, ab 6. Woche jeweils 5 Ampullen.
Etwa nach der 8. Woche erfolgt eine Injektionskur mit folgenden Ampullenkombinationen unter Beimischung von aktiviertem Eigenblut:
Wala Cartilago articularis coxae D6, D10
Wala Articularis coxae D6
Wala Viscum Mali e pl. tota D4
Wala Mandragora off. e rad. D3.
Durch diese Ampullenkombinationen kann man versuchen, die Belastbarkeit des noch vorhandenen Knorpels zu stabilisieren oder eine gewisse Reparationsfähigkeit, allerdings nur im Anfangsstadium, zu erreichen. Die Wala Injektionskur sollte mindestens 3 Monate durchgeführt werden. Eine Wiederholung der Kur erfolgt nach 6 bis 12 Monaten.

Medikamentöse Zusatztherapie:
– Phönix Arthrophön
  S. 1. Woche 3 × 10 Tropfen tgl., 2. Woche 3 × 20 Tropfen tgl., ab 3. Woche 3 × 30 Tropfen tgl.
– Phönix Hydrargyrum
  Phönix Kalium nitric. aa 50.0

S. 2 Tage 2stdl. 30 Tropfen, ab 3. Tag 4 × 30 Tropfen tgl.
- Phönix Solidago
  S. 4 × 30 Tropfen tgl.
- Juv Kur 110 Phönix
  S. 3 × 8 Globuli im tgl. Wechsel n. d. E.

Weitere Maßnahmen:
- Salhumin Bad
  Badedauer: 10−20 Minuten
  Badetemperatur: 37−38 Grad C oder
- Silvapin Sole Salz
  Badedauer: 10−20 Minuten
  Badetemperatur: 35−37 Grad C.

Anschließend Ruhezeit von 30 Minuten. Dabei muß der Kranke in ein angewärmtes trockenes Leinentuch oder in eine Wolldecke eingeschlagen werden.

Alle weiteren Maßnahmen wie Bewegungs- und Elektrotherapie usw. können unterstützend eingesetzt werden. Hinsichtlich der Ernährung gelten die Grundregeln der laktovegetabilen Kost.

Bei fortgeschrittenen Fällen ist der operative Eingriff unvermeidbar und sollte dann auch in konsequenter Weise durchgeführt werden.

Gonarthrose: Sie ist die häufigste Form der Arthrose und tritt vermehrt bei Frauen auf. Die Ursachen sind hormonelle Störungen, Stoffwechselanomalien, Geschlechtskrankheiten, neuropatische und posttraumatische Veränderungen. Außerdem können rheumatische Erkrankungen benachbarter Gelenke sekundär eine Arthrose bewirken. Durchblutungsstörungen und Störungen des Gleichgewichts des Gelenkknorpels zwischen Belastung und Belastbarkeit können Anlaß für die Entwicklung einer arthrotischen Veränderung im Kniegelenk sein. Der Patient klagt über ein zunehmendes Steifheitsgefühl im Kniegelenk, insbesondere nach Ruhepausen. Typische Beschwerden sind die Belastungsschmerzen beim Bergabwärts- oder Treppabwärtsgehen. Auch besteht eine ausgesprochene Neigung zur Wetterfühligkeit.

Die von den Patienten angegebenen Schmerzen treten vorwiegend an der vorderen und medialen Seite des Kniegelenkes auf. Ferner besteht ein Druckschmerz am medialen Kniegelenksspalt. Eine Ausstrahlung der Beschwerden wie im Gegensatz zur Coxarthrose, finden wir bei der Gonarthrose wesentlich seltener. Bei der Untersuchung des geschädigten Kniegelenkes ist ein hör- und fühlbares Knirschen und Reiben sowie Knarren feststellbar. Im fortgeschrittenen Stadium können sich auch Beugekontrakturen entwickeln mit begleitender Atrophie der gelenkführenden Muskulatur. Infolge Reizzustände entwickeln sich zeitweise Reizergüsse.

Therapieempfehlungen: Die schlechte Ansprechbarkeit der Gonarthrose auf jede Form der konservativen Therapie, rechtfertigt einen Versuch mit einer aktivierten Eigenblutkur. Es ist immer wieder erstaunlich, wie in vielen Fällen eine Schmerzfreiheit und eine deutliche Besserung der Beweglichkeit der befallenen Gelenke erreicht wird.

Eigenblutbehandlung mit aktiviertem Eigenblut nach Dr. med. Höveler

Tab. 5: Injektionsplan zur Behandlung der Gonarthrose

Woche	Mo.	Di.	Mi.	Do.	Fr.
1. aktiv. Eigenblut 3 Ampullen Juv 110	×		×		×
2. aktiv. Eigenblut 3 Ampullen Juv 110	×		×		×
3. aktiv. Eigenblut 4 Ampullen Juv 110	×				×
4. aktiv. Eigenblut 4 Ampullen Juv 110	×				×
5. aktiv. Eigenblut 5 Ampullen Juv 110	×				×
6. aktiv. Eigenblut 5 Ampullen Juv 110	×				×

Eine monatliche Wiederholungsinjektion wird zur Festigung des erreichten Zustandes zunächst noch beibehalten.

Neben den intramuskulär verabfolgten aktivierten Eigenblutinjektionen, kann gleichzeitig eine Umquaddelung der betroffenen Kniegelenke mit Traumeel und Zeel erfolgen. Es ist immer wieder erstaunlich festzustellen, wie bei dieser Behandlungskonzeption ein schneller und dauerhafter Behandlungserfolg eintritt – nämlich Schmerzfreiheit und bessere Beweglichkeit. Dies trifft nicht nur für leichte, sondern auch für schwere arthrotische Veränderungen im Kniegelenk zu

Medikamentöse Zusatztherapie:
– Phönix Arthrophön
 S. 1. Woche 3 × 10 Tropfen tgl.
 2. Woche 3 × 20 Tropfen tgl.
 ab 3. Woche 3 × 30 Tropfen tgl.
– Phönix Hydrargyrum
 Phönix Kalium nitric. aa 50.0
 S. 2 Tage 2stdl. 30 Tropfen
 ab 3. Tag 4 × 30 Tropfen tgl.
– Phönix Solidago
 S. 4 × 30 Tropfen tgl.
– Juv Kur 110 Phönix
 S. 3 × 8 Globuli im tgl. Wechsel n. d. E.
Weitere Maßnahmen:
– Silvapin Heublumen-Kräuter-Extrakt
 Badedauer: 10–25 Minuten
 Badetemperatur: 36–38 Grad C.
Anschließend Ruhezeit von 30 Minuten. Dabei muß der Kranke in ein angewärmtes trockenes Leinentuch oder in eine Wolldecke eingeschlagen werden.

Einreibungen mit Kalantol B Phönix. Bewährt haben sich auch nächtliche Wickel mit Wirsingkohlblättern oder Melasse und tagsüber wieder mehrmals Einreibungen mit Kalantol B.

Bei einer bestehenden Kniegelenksarthrose ist die tägliche Bewegung ohne belastendes Körpergewicht für die Erhaltung der Beweglichkeit unentbehrlich. Der Patient sollte sich 2 × tgl. auf einen Tisch setzen und jeweils 5 Minuten die herabhängenden Beine locker hin- und herbewegen.

Diese sehr einfache Methode ist für den Betroffenen sehr hilfreich und er wird sehr schnell feststellen müssen, daß diese täglichen Übungen bei konsequenter Durchführung für die beiden Kniegelenke sehr wohltuend sind.

Fingergelenkspolyarthrose: Es handelt sich um eine auf die Hände beschränkte Systemarthrose mit degenerativen Veränderungen der Fingerend- und Mittelgelenke, selten auch der Fingergrundgelenke.

Oftmals treten an den Fingergelenken die Heberden Knötchen auf, erbsengroße, knorpelig-knöcherne Verdickungen, die später in die Arthrose integriert werden. Die Erkrankung findet man wesentlich häufiger bei Frauen über 40 Jahren. Sie ist gekennzeichnet durch Erblichkeit und steht in einer gewissen Beziehung zu endokrinen Störungen. Als Ursache werden lokale Stoffwechselstörungen, die durch schlechte periphere Durchblutungen begünstigt werden, angesehen. Außerdem wird auch eine sehr starke Beanspruchung der Fingergelenke dafür verantwortlich gemacht.

Die Patienten klagen in der Frühphase der Entstehung über vorübergehende Kraftlosigkeit und Steifigkeitsgefühl in den Fingergelenken. Häufig werden Parästhesien und Arthralgien angegeben. Der Verlauf der Erkrankung ist langsam aber ständig weiter fortschreitend.

Die Daumensattelgelenke sind oft isoliert betroffen. Sie schmerzen vor allem bei Belastung wie z.B. beim Tragen eines Tabletts, beim Stricken usw.

Dagegen schmerzt die isolierte Großzehengrundgelenksarthrose (häufig mit Hallux rigidus oder Hallux valgus verbunden) vor allem beim Abrollen des Fußes.

Wichtig: Versuchen Sie bei Hallux valgus:
– Hekla Lava D6 Tbl.
 S. 3 × tgl. 1 Tbl.
– Apis D4 Tbl.
 S. 3 × tgl. 1 Tbl.

Die Entwicklung der arthrotischen Veränderungen an den übrigen Fingergelenken kann sowohl weitgehend schmerzfrei als auch sehr schmerzhaft verlaufen. Ein Druckschmerz besteht nur, wenn ein sekundär entzündlicher Reizzustand vorliegt, der meistens durch mechanische Traumen oder nach starker Belastung der Fingergelenke auftritt. Auffallend ist, daß die Fingergelenkspolyarthrose häufig mit einer erheblichen Einschränkung der Feinmotilität der Finger einhergeht, was sich hauptsächlich beim Nähen, Stricken, Sticken oder Knüpfen bemerkbar macht.

Therapieempfehlungen: Die therapeutischen Ergebnisse mit sichtbaren Erfolgen sind gering. Es ist wichtig auf den Patienten dahingehend einzuwirken, daß er zwar an einer kosmetisch unschönen, nicht aber an einer folgenschweren Erkrankung leidet, die mit schweren

Gelenkschädigungen und Versteifung der Fingergelenke einhergeht. Die Gesamtprognose ist im Gegensatz zu anderen rheumatischen Erkrankungen gut.

Eigenblutinjektion: Wirkungsvoll sind in diesem speziellen Fall auch Eigenblutinjektion mit 2,0 ml Nativblut und dem Zusatz von 1 Ampulle Acidum formicicum D30 DHU. Die Injektionen werden 2 × wöchentlich intramuskulär verabfolgt und zwar über einen Zeitraum von 4 bis 6 Wochen. Weitere Injektionen können im Anschluß daran in größeren Intervallen verabreicht werden.

Eigenbluttherapie mit dem Hämoaktivator nach Dr. med. Höveler: Durchführung einer 4- bis 6wöchigen Kur mit wöchentlich 2 aktivierten Eigenblutinjektionen und dem Zusatz von 1 Ampulle Acidum formicium D30.

Medikamentöse Zusatztherapie:
– Phönix Arthrophön
  S. 1. Woche 3 × 10 Tropfen tgl., 2. Woche 3 × 20 Tropfen tgl., ab 3. Woche 3 × 30 Tropfen tgl.
– Phönix Hydrargyrum
  Phönix Kalium nitric. aa 50.0
  S. 2 Tage 2stdl. 30 Tropfen, ab 3. Tag 4 × 30 Tropfen tgl.
– Phönix Solidago
  S. 4 × 30 Tropfen tgl.
– Harpagophytum DHU D2 Tbl.
  S. 2 × tgl. 1 Tbl.

Weitere Maßnahmen: Die Patienten klagen oftmals über eine starke Kälteempfindlichkeit der Hände. Daher ist besonders dieser Personenkreis für eine gezielte Balneotherapie prädestiniert. Sie empfinden Wärmeapplikationen als wohltuend und sprechen auf diese Therapieform meistens gut an. Ausgenommen davon sind Patienten mit stark entzündlichen Sekundärerscheinungen.
Täglich Handbäder:
Silvapin-Heublumen-Kräuter-Extrakt
  Badedauer: 20 Minuten
  Badetemperatur: 35–38 Grad C, oder
Pernionin Teil Bad
  Badedauer: 10 Minuten
  Badetemperatur: 36–39 Grad C.

Bei der Durchführung der Handbäder sollen die Hände tüchtig bewegt werden.

Muskelrheumatismus

Unter dem Sammelbegriff «Muskelrheumatismus» oder auch extra-articulärer Rheumatismus, werden Beschwerden im Bereich verschiedener Gewebsstrukturen zusammengefaßt, die nicht mit einer Destruktion der Gelenke einhergehen. Die teils entzündlichen, teils degenerativen und schmerzhaften Prozesse spielen sich vorwiegend im Binde-, Muskel-, Fett- und Nervengewebe ab. Aus dem Gesamtkomplex des Muskelrheumatismus sind es die Myalgien, die am häufigsten, ja tagtäglich in der Praxis vorkommen.

Das klinische Bild ist charakterisiert durch bewegungsabhängigen Schmerz, dem Steifheits- und Spannungsgefühl bestimmter Muskelgruppen, die lokal druckschmerzhaft sind. Die betroffene Muskulatur kann eine bretthar te, strang- oder spindelförmige Muskelverspannung aufweisen oder als Myogelosen besonders in der flachen Schulter- und Beckengürtelmuskulatur tastbar sein. Parästhesien, wie Kribbeln, Einschlafgefühl, Taubheits- und Kältegefühl, werden von dem Patienten angegeben.

Auslösende Ursachen für diese Erkrankung sind zunächst einmal Dauer- und Fehlbelastungen. Hinzu kommt eine gewisse erbliche Disposition. Oftmals sind es auch Personen, die Kälte, Zugluft, Durchnässung oder starken Temperaturschwankungen ausgesetzt sind. Daneben spielen psychosomatische Komponenten wie z. B. affektive Dauerspannungen, die nicht entladen oder abreagiert werden können oder reflektorische Muskelspannungen bei Arthrosen und Spondylosen eine nicht unerhebliche Rolle.

Nach einer Untersuchung von Zink und Hoffmeister ist «typisch für diese Patienten eine starre Ausrichtung an sozialen Normen wie Leistung, Fleiß, Ordnung und Gehorsam». Daneben spielt das Lebensalter, die Fehlernährung und die dadurch verursachte Stoffwechselverschlackung eine ebenso große Rolle.

Therapieempfehlungen: Ziel der Therapie ist die Schmerzlinderung einerseits und die Muskelentspannung und Muskelkräftigung andererseits. Die Behandlung mit Eigenblut hat sich bei dieser Erkrankungsform gut bewährt.

Eigenblutinjektion: Injektionsplan zur Behandlung von Myalgien, Myogelosen.
Akute Beschwerden: Bei der akuten Form injiziert man einen Teil des Eigenblutes intracutan und den verbleibenden Rest intramuskulär. Die intracutane Injektion erfolgt über den Schmerzpunkten und tastbaren Myogelosen. Dabei werden mit einer 20er Kanüle, die ganz flach eingestochen wird, Quaddeln von je 0,1 ml Inhalt gesetzt. Bei richtiger Technik entstehen typische scharfkantige Quaddelbildungen.

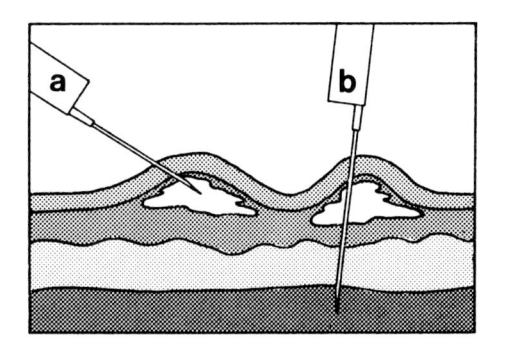

Abb. 25: a) Intrakutan-Quaddel, **b)** Injektion durch die Quaddel in die Gelose

Man beginnt zunächst mit 3–5 Quaddeln über dem Schmerzgebiet und steigert in 2–3tägigen Abständen die Anzahl der Quaddeln. Bei schmerzempfindlichen Personen können die Injektionsstellen vorab mit Procain betäubt werden. Bei den intracutanen Eigenblutinjektionen wird man immer wieder erstaunt feststellen, daß von dieser Therapieart eine auffallend schnelle Schmerzstillung ausgeht.
Mehr Injektionen sind in der Regel nicht erforderlich.
Patienten, die eine intracutane Injektion ablehnen, können durch intramuskuläre Injektionen behandelt werden.

Tab. 6: Injektionsplan i. c. Injektionen ü. d. Schmerzgebiet zur Behandlung v. Myalgien, Myogelosen

Woche	Mo.	Di.	Mi.	Do.	Fr.
1. 0,5 ml Eigenblut plus Vertebra-CPL.-Injektion, Spasmo Injektopas, oder Acidum formicicum D12	×		×		×
2. 0,5 ml Eigenblut plus Vertebra-CPL.-Injektion, Spasmo Injektopas, oder Acidum formicicum D12	×		×		×
3. 0,5 ml Eigenblut plus Vertebra-CPL.-Injektion, Spasmo Injektopas, oder Acidum formicicum D12	×				×

Tab. 7: Injektionsplan intramuskuläre Injektionen zur Behandlung v. Myalgien, Myogelosen

Woche	Mo.	Di.	Mi.	Do.	Fr.
1. 0,5 ml Eigenblut plus Gnaphalium S-Injektopas, Ginseng-CPL.-Injektion, oder 2 Ampullen Juv 110, oder Berberis oplx, Ranunculus oplx	×		×		×
2. 1,0 ml Eigenblut plus Gnaphalium S-Injektopas, Ginseng-CPL.-Injektion, oder 2 Ampullen Juv 110, oder Berberis oplx, Ranunculus oplx	×		×		×
3. 2,0 ml Eigenblut plus Gnaphalium S-Injektopas, Ginseng-CPL.-Injektion, oder 2 Ampullen Juv 110, oder Berberis oplx, Ranunculus oplx	×		×		×

Medikamentöse Zusatztherapie:
- Phönix Arthrophön
  S. 1. Woche 3 × 10 Tropfen tgl., 2. Woche 3 × 20 Tropfen tgl., ab 3. Woche 3 × 30 Tropfen tgl.
- Phönix Hydrargyrum
  Phönix Kalium nitricum aa 50.0
  MDS.: 2 Tage 2stündlich 30 Tropfen, ab 3. Tag 4 × 30 Tropfen tgl.
- Phönix Solidago
  S. 4 × tgl. 30 Tropfen
  Spondyvit 500 Kps.
  S. 3 Tage 3 × 1 Kps. tgl., 3 Tage 2 × 1 Kps. tgl., ab 7. Tag fortlaufend 1 Kps. tgl. oder
- Rhus toxicodendron olpx
  im Wechsel mit
  Berberis olpx
  S. 2 Tage stündlich 10 Tropfen auf 1 Eßlöffel Wasser geben und einnehmen, ab 3. Tag 3 × tgl. 20 Tropfen auf 1 EL Wasser v. d. E.
- Juniperus olpx
  S. 3 × tgl. 20 Tropfen auf 1 EL Wasser v. d. E.

Weitere Maßnahmen: Bewährt haben sich auch die verschiedenen physikotherapeutischen Maßnahmen wie z. B. Moor- und Stangerbäder. Auch zu Hause können Bäder mit entsprechenden Zusätzen durchgeführt werden, die bei richtiger Anwendung sehr wirkungsvoll sein können.
Rheumagutt Bad
  Badedauer: 10–20 Minuten
  Badetemperatur: 37–38 Grad C im Wechsel mit
Pino Stoffwechselbad
  Badedauer: 10–20 Minuten
  Badetemperatur: 37–38 Grad C.
Nach jedem Bad eine Ruhezeit von 30 Minuten unter den bereits mehrfach erwähnten Bedingungen einhalten. Anschließend Kalantol A, mit seiner intensiven, perkutanen Tiefenwirkung erwärmen und mehrmals tgl. in die Schmerzzonen einmassieren. Durch die leichte hyperämisierende und antiphlogistische Wirkungsweise entwickelt das Präparat analgetische Eigenschaften, so daß der Patient das Auftragen von Kalantol A als sehr wohltuend empfindet.
Bewährt hat sich auch das Auftragen folgender Mischung:
Pfefferminzöl
Melissenöl
Lavendelöl
Kiefernadelöl
Eukalyptusöl aa 10.0

Durchführung: Die schmerzenden Stellen werden täglich 3–5 Minuten lang eingerieben und zwar zunächst mit Johanniskrautöl und anschließend mit der aufgeführten Ölmischung.

Auch die Anwendung klassischer Massagen, sowie der Einsatz von diadynamischen und Interferenzströmen sind zur unterstützenden Therapie einzuplanen. Eine wertvolle Hilfe ist vor allen Dingen der Tefra-Apparat, der sich insbesondere für Fälle bewährt hat, die auf andere physikalische Maßnahmen keine anhaltende Besserung gezeigt haben. Es handelt sich um ein Hochfrequenz-Therapiegerät, das in der Sekunde 1–2 Millionen Entladungen erzeugt und dadurch Licht, violette Strahlen und Wärme entwickelt. Der Wirkungsmechanismus der hochfrequenten Ströme liegt in der Hypoxämie infolge der Sauerstoffzufuhr im durchströmenden Gewebe. Der Patient spürt innerhalb kurzer Zeit eine sehr starke Erleichterung und Schmerzfreiheit. Die Anwendung ist beim gesamten Rheumakomplex anwendbar und sollte in keinem Therapiekonzept bei der Behandlung rheumatischer Erkrankungen fehlen.

Nicht zu vergessen sind gezielte Bewegungsübungen in adäquater Dosierung und Koordination, um dadurch die Anfälligkeit für Bewegungsstörungen und Muskelverspannungen zu unterbinden.

Eigenblutbehandlung mit dem Hämoaktivator nach Dr. med. Höveler
Wichtig: Ein Teil der Injektionslösung wird intracutan über dem Schmerzgebiet appliziert, während der verbleibende Rest intraglutäal verabreicht wird.

Werden intracutane Injektionen abgelehnt, erfolgen ausschließlich intraglutäale Injektionen.

Eigenblutinjektion: Injektionsplan zur Behandlung von Myalgien, Myoelosen.

Chronische Beschwerden: Bei Vorliegen chronische Beschwerden werden die Injek-

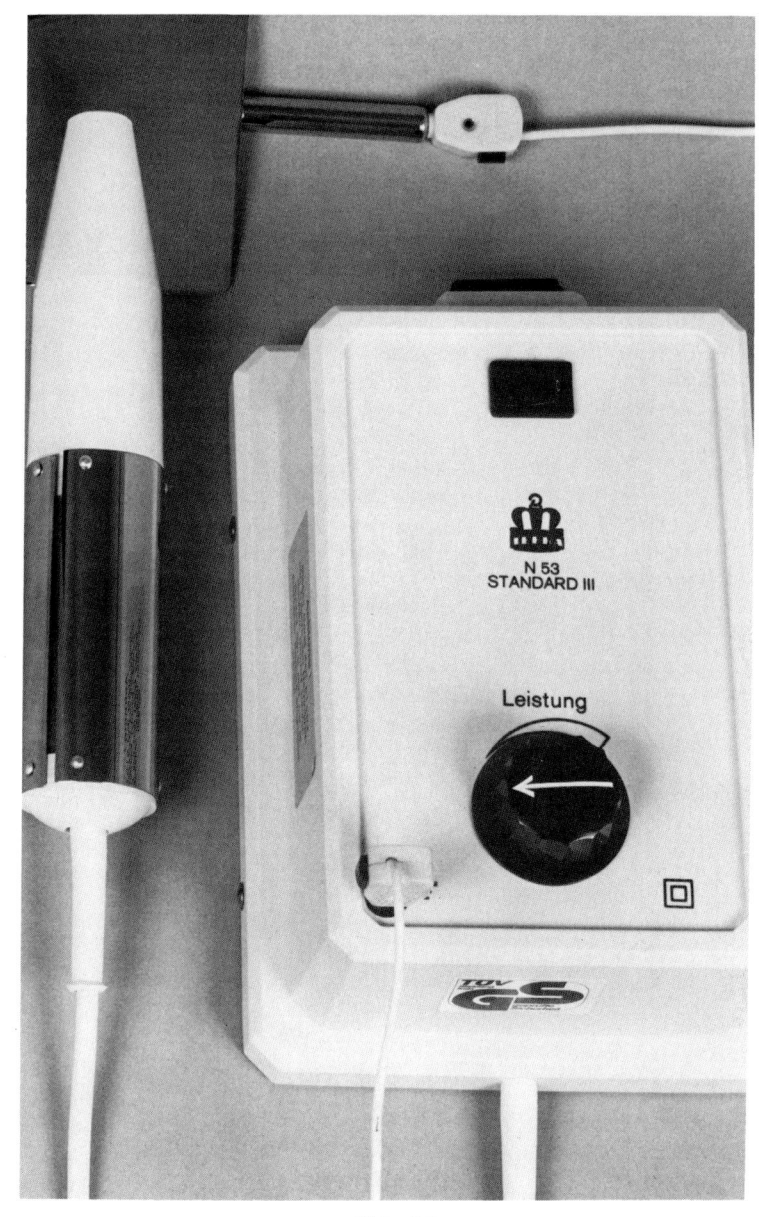

Abb. 26

tionsintervalle größer. Ansonsten werden die gleichen Ampullen zugefügt, wie bei der akuten Form.

Weitere Injektionen werden 1 × wöchentlich, später alle 14 Tage bzw. 3wöchentlich verabfolgt, bis die Beschwerden behoben sind.

Patienten, die eine intracutane Injektion ablehnen, können durch intramuskuläre Injektionen behandelt werden.

Je nach Befinden werden zunächst einmal wöchentlich, später 14tägig eine weitere Injektion verabreicht, bis die Beschwerden behoben sind.

Tab. 8: Injektionsplan i. c. Injektionen ü. d. Schmerzgebiet zur Behandlung v. Myalgien, Myogelosen

Woche	Mo.	Di.	Mi.	Do.	Fr.
1. 5,0 ml aktiv. Eigenblut plus Vertebra-CPL.-Injektion, oder Acidum formicicum D12	×		×		×
2. 5,0 ml aktiv. Eigenblut plus Vertebra-CPL.-Injektion, oder Acidum formicicum D12	×		×		×
3. 5,0 ml aktiv. Eigenblut plus Vertebra-CPL.-Injektion, oder Acidum formicicum D12	×		×		
4. 5,0 ml aktiv. Eigenblut plus Vertebra-CPL.-Injektion, oder Acidum formicicum D12	×				×

Tab. 9: Injektionsplan intraglutäale Injektionen zur Behandlung von Myalgien, Myogelosen

Woche	Mo.	Di.	Mi.	Do.	Fr.
1. 5,0 ml aktiv. Eigenblut plus Gnaphalium S-Injektopas, Ginseng-CPL.-Injektion, oder 2 Ampullen Juv 110, oder Berberis oplx Ranunculus oplx	×		×		×
2. 5,0 ml aktiv. Eigenblut plus Gnaphalium S-Injektopas, Ginseng-CPL.-Injektion, oder 2 Ampullen Juv 110, oder Berberis oplx Ranunculus oplx	×		×		×
3. 5,0 ml aktiv. Eigenblut plus Gnaphalium S-Injektopas, Ginseng-CPL.-Injektion, oder 2 Ampullen Juv 110, oder Berberis oplx Ranunculus oplx	×		×		×
4. 5,0 ml aktiv. Eigenblut plus Gnaphalium S-Injektopas, Ginseng-CPL.-Injektion, oder 2 Ampullen Juv 110, oder Berberis oplx Ranunculus oplx	×		×		×

Eigenblutbehandlung mit dem Hämoaktivator nach Dr. med. Höveler

Wichtig: Ein Teil der Injektionslösung wird intracutan über dem Schmerzgebiet appliziert, während der verbleibende Rest intraglutäal verabreicht wird.

Werden intracutane Injektionen abgelehnt, erfolgen nur intraglutäale Injektionen.

Die nachfolgenden Eigenblutinjektionen werden in größeren Abständen injiziert, bis die Schmerzzustände behoben sind.

Periarthritis humeroscapularis

Sie ist eine der häufigsten Ursachen des sogenannten Schulter-Arm-Syndroms. Die Erkrankung kann im dritten Lebensjahrzehnt beginnen, doch tritt sie am häufigsten zwischen dem 50. und 60. Lebensjahr auf. Dabei wird die rechte Schulter häufiger befallen als die linke Seite. Ursache dieser schmerzhaften Schultersteife sind Schultertraumen (Distorsion, Kontusion, Luxation, Frakturen), Mikrotraumen durch Leistungssport oder berufliche Überlastung. Daneben können auch bestehende Fokalherde oder Infektionskrankheiten den Prozeß auslösen. Nicht selten sind es Organerkrankungen wie z.B. Gallenkoliken, Herzinfarkt usw. die durch Schmerzprojektion in die Schulter eine Schultersteife bewirken können.

Weitere Ursachen können sein: HWS Syndrom mit neurogenen Störungen oder eine Apoplexie mit Hemiplegie usw. Die auslösenden Faktoren können also sehr vielfältiger Natur sein.

Wie entsteht nun die Schultersteife? Durch mechanische Über- oder Fehlbelastung des Schultergelenkes wird im Laufe der Zeit nicht

Tab. 10: Injektionsplan i. c. Injektionen ü. d. Schmerzgebiet zur Behandlung chronischer Myalgien, Myogelosen

Woche	Mo.	Di.	Mi.	Do.	Fr.
1. 0,5 ml Eigenblut plus Vertebra-CPL.-Injektion, Spasmo Injektopas, oder Acidum formicicum D12		×		×	
2. 0,5 ml Eigenblut plus Vertebra-CPL.-Injektion, Spasmo Injektopas, oder Acidum formicicum D12		×		×	
3. 0,5 ml Eigenblut plus Vertebra-CPL.-Injektion, Spasmo Injektopas, oder Acidum formicicum D12		×		×	

Tab. 11: Injektionsplan intramuskuläre Injektionen zur Behandlung chronischer Myalgien, Myogelosen

Woche	Mo.	Di.	Mi.	Do.	Fr.
1. 0,5 ml Eigenblut plus Gnaphalium S-Injektopas, Ginseng-CPL.-Injektion oder 2 Ampullen Juv 110, oder Berberis oplx					
2. Ranunculus oplx	×	×	×		
1,0 ml Eigenblut plus Gnaphalium S-Injektopas, Ginseng-CPL.-Injektion oder 2 Ampullen Juv 110, oder Berberis oplx					
Ranunculus oplx		×		×	
3. 2,0 ml Eigenblut plus Gnaphalium S-Injektopas, Ginseng-CPL.-Injektion oder 2 Ampullen Juv 110, oder Berberis oplx					
Ranunculus oplx			×		×

Tab. 12: Injektionsplan i. c. Injektionen ü. d. Schmerzgebiet zur Behandlung chronischer Myalgien, Myogelosen

Woche	Mo.	Di.	Mi.	Do.	Fr.
1. 5,0 ml aktiv. Eigenblut plus Vertebra-CPL.-Injektion oder Acidum formicicum D12	×		×		×
2. 5,0 ml aktiv. Eigenblut plus Vertebra-CPL.-Injektion oder Acidum formicicum D12		×		×	
3. 5,0 ml aktiv. Eigenblut plus Vertebra-CPL.-Injektion oder Acidum formicicum D12				×	
4. 5,0 ml aktiv. Eigenblut plus Vertebra-CPL.-Injektion oder Acidum formicicum D12					×

nur der Gelenkknorpel überbeansprucht, sondern auch sehr massiv die Weichteile, die das Gelenk umgeben. Dadurch kann es zu Degenerationsprozessen mit kristallförmigen Ablagerungen von Fett oder Kalk in den Sehnenansatzstellen kommen. Die Kalksalze können tief in die Sehnen und benachbarten Schleimbeutel eindringen. Durch Fibroblastenproliferationen kann es zu Sehnenverdickungen mit erheblicher Narbenbildung kommen und schließlich zu pathologischen Veränderungen des Sehnenscheidengewebes führen.

All die aufgezählten degenerativen Prozesse stellen nur die Ausgangssituation dar. Erst durch weitere pathogenetische Faktoren wird letztendlich das klinische Bild der Schultersteife manifestiert.

Die Erkrankung kann akut oder chronisch verlaufen. Der Patient klagt über Bewegungsschmerzen im Schultergelenk, besonders die Abduktion und Rotation des Armes sind schmerzhaft. Überwiegend nachts treten teilweise extreme Spontanschmerzen auf, hauptsächlich dann, wenn der Patient auf der erkrankten Seite liegt. Dabei strahlen die Be-

Tab. 13: Injektionsplan intraglutäale Injektionen zur Behandlung chronischer Myalgien, Myogelosen

Woche	Mo.	Di.	Mi.	Do.	Fr.
1. 5,0 ml aktiv. Eigenblut plus Gnaphalium S-Injektopas, Ginseng-CPL.-Injektion, oder 2 Ampullen Juv 110, oder Berberis oplx Ranunculus oplx	×			×	
2. 5,0 ml aktiv. Eigenblut plus Gnaphalium S-Injektopas, Ginseng-CPL.-Injektion, oder 2 Ampullen Juv 110, oder Berberis oplx Ranunculus oplx	×			×	
3. 5,0 ml aktiv. Eigenblut plus Gnaphalium S-Injektopas, Ginseng-CPL.-Injektion, oder 2 Ampullen Juv 110, oder Berberis oplx Ranunculus oplx	×			×	
4. 5,0 ml aktiv. Eigenblut plus Gnaphalium S-Injektopas, Ginseng-CPL.-Injektion, oder 2 Ampullen Juv 110, oder Berberis oplx Ranunculus oplx	×			×	

schwerden in den Oberarm aus. Vielfach ist die Nacken- und Schultermuskulatur sehr verspannt, was bei den üblichen Alltagsverrichtungen wie z. B. Waschen, Ankleiden, Kämmen usw. zu erheblichen Beschwerden führt. Infolge der auftretenden Schmerzen wird die Bewegung im Gelenk reflektorisch eingeschränkt, dabei wird der Arm fest an den Brustkorb gepreßt, um so möglichst jede unnötige Bewegung zu vermeiden.

Therapieempfehlungen: Das Leiden kann sich zu einer therapieresistenten Schultersteife entwickeln, besonders dann, wenn die notwendige Bewegung eingeschränkt und nicht konsequent durch Bewegungsübungen trainiert wird. Daher steht bei der akuten Erkrankung die medikamentöse Therapie im Vordergrund, während im chronischen Stadium die physikalischen Maßnahmen und hier in erster Linie die Bewegungstherapie eine wichtige Rolle spielt.

Akuter Zustand: Die Behandlung wird eingeleitet mit einer täglich durchgeführten intramuskulären Mischinjektion bestehend aus:
Spigelia Injeel forte
Ranunculus Injeel forte
Neuralgo Rheum Injeel
Ferrum metallicum Injeel forte
Gelsemium Injeel forte.

Neben der intramuskulären Mischinjektion erfolgt zunächst täglich die intracutane bzw. subcutane Umquaddelung des Schultergelenkes mit Juv 110 Injektionslösung oder G 1-Injektopas im täglichen Wechsel mit G 2-Injektopas unter Beifügung von 0,2 ml Eigenblut. Bei gleichzeitig bestehendem HWS Syndrom ist es ratsam, Juv 110 Injektionslösung auch an die schmerzhaften Druckpunkte im Nacken-Schulterbereich und paravertebral entlang der Halswirbelsäule zu injizieren.

Medikamentöse Zusatztherapie:
– Phönix Arthrophön
  S. 1. Woche 3 × 10 Tropfen tgl., 2. Woche

Tab. 14: Injektionsplan zur Behandlung der akuten Periarthritis humeroscapularis

Woche	Mo.	Di.	Mi.	Do.	Fr.
1. Heel Mischinjektion intramuskulär	×	×	×	×	×
Juv 110 Injektionsl., oder G 1-Injektopas bzw. G 2-Injektopas plus 0,2 ml Eigenblut i. c. oder s. c Infiltration	×	×	×	×	×
2. Heel Mischinjektion intramuskulär	×		×		×
Juv 110 Injektionsl., oder G 1-Injektopas bzw. G 2-Injektopas plus 0,2 ml Eigenblut i. c. oder s. c. Infiltration	×		×		×

3 × 20 Tropfen tgl., ab 3. Woche 3 × 30 Tropfen tgl.
– Phönix Hydrargyrum
  Phönix Kalium nitricum aa 50.0
  MDS.: 2 Tage 2stündlich 30 Tropfen, ab 3. Tag 4 × 30 Tropfen tgl.
– Phönix Solidago
  S. 4 × tgl. 30 Tropfen
– Spondyvit 500 Kps.
  S. 3 Tage 3 × 1 Kps. tgl., 3 Tage 2 × 1 Kps. tgl., ab 7. Tag fortlaufend 1 Kps. tgl. oder
– Rhus toxicodendron olpx
  im Wechsel mit Berberis olpx
  S. 2 Tage stündlich 10 Tropfen auf 1 Eßlöffel Wasser geben und einnehmen, ab 3. Tag 3 × tgl. 20 Tropfen auf 1 EL Wasser v. d. E.
– Juniperus olpx
  S. 3 × tgl. 20 Tropfen auf 1 EL Wasser v. d. E.

Chronischer Zustand: Zur Mischinjektion in Kombination mit Nativ- oder aktiviertem Eigenblut werden folgende Heel Ampullen eingesetzt:
Spigelia Injeel forte
Ranunculus Injeel forte
Neuralgo Rheum Injeel
Ferrum metallicum Injeel forte
Gelsemium Injeel forte.

Tab. 15: Injektionsplan zur Behandlung der chronischen Periarthritis humeroscapularis

Woche	Mo.	Di.	Mi.	Do.	Fr.
1. Heel Mischinjektion plus Eigenblut intramuskulär Juv 110 Injektionsl., oder G 1-Injektopas bzw. G 2-Injektopas plus 0,2 ml Eigenblut i. c. oder s. c. Infiltration	×		×		×
	×		×		×
2.–4. Heel Mischinjektion plus Eigenblut intramuskulär Juv 110 Injektionsl., oder G 1-Injektopas bzw. G 2-Injektopas plus 0,2 ml Eigenblut i. c. oder s. c. Infiltration		×		×	
	×				×
5.–6. Heel Mischinjektion plus Eigenblut intramuskulär Juv 110 Injektionsl., oder G 1-Injektopas bzw. G 2-Injektopas plus 0,2 ml Eigenblut i. c. oder s. c. Infiltration			×		
					×

Weitere Maßnahmen: Bäder mit Silvapin Heublumen-Kräuter-Extrakt
Badedauer: 10–25 Minuten
Badetemperatur: 35–37 Grad C.
Nach dem Baden unbedingt eine Ruhepause von 30 Minuten einhalten. Anschließend können Einreibungen mit Kalantol A, Kytta-Salbe oder Dolo-Arthrosenex-Salbe vorgenommen werden.
Nach Abklingen der starken Schmerzzustände ist eine baldige intensive Krankengymnastik und Massage angebracht. Auch der Einsatz der verschiedenen Elektrotherapiegeräte trägt zu einer Gewebeauflockerung und Durchblutungssteigerung bei und führt dadurch zur muskulären Entspannung. Bei jedem Gespräch mit dem Patienten muß erneut auf die Wichtigkeit der konsequent durchgeführten täglichen Bewegungsübungen hingewiesen werden.
Bei sehr ausgedehnten Kalkdepots ist manchmal ein operativer Eingriff unvermeidbar.

Epicondylitis humeri – Tennisarm

Ähnlich wie im Schultergelenk können sich am Ellenbogen ebenfalls periartikuläre degenerative Prozesse manifestieren. Sie sind gewöhnlich Folge extremer Überbeanspruchung der Sehnen und Muskelansätze wie z. B. beim Sport oder bei handwerklicher Betätigung. Nicht selten findet man gleichzeitig degenerative Verschleißprozesse im unteren HW-Bereich.

Meist besteht ein deutlicher Druckschmerz im Epicondylusbereich der bis in den Vorderarm ausstrahlen kann. Der Patient klagt außerdem über Bewegungsschmerzen und Kraftlosigkeitsgefühl in dem betroffenen Arm.

Therapieempfehlungen: Bei Blockierung der unteren Halswirbelsäule und oberen Brustwirbelsäule ist zunächst eine gezielte Chirotherapie nützlich. Ist eine Chirotherapie nicht erforderlich, erfolgt eine Injektionsbehandlung mit Eigenblut.

Akute Beschwerden

Eigenblutinjektion
1. Tag   Mischinjektion
          Traumeel
          Graphites Ho
          Ferrum Ho
          Cimicifuga
          von dieser Mischung werden
          die Hälfte i. v. injiziert,
          die andere Hälfte mit
          0,5 ml Eigenblut gemischt i. m. appliziert.
   Auf die andere Gesäßhälfte:
          Mischinjektion i. m.
          1 Ampulle Echinacin Madaus
          1 Ampulle Pyrogenium Hanosan
2. Tag   Mischinjektion
          Traumeel
          Graphites Ho
          Ferrum Ho
          Cimicifuga
          von dieser Mischung werden
          die Hälfte i. v. injiziert,
          die andere Hälfte mit 0,5 ml Eigenblut gemischt i. m. appliziert.
   Auf die andere Gesäßhälfte:
          Mischinjektion i. m.
          1 Ampulle Echinacin Madaus
          1 Ampulle Pyrogenium Hanosan
3. Tag   Mischinjektion
          Traumeel
          Graphites Ho
          Ferrum Ho
          Cimicifuga
          von dieser Mischung werden die Hälfte i. v. injiziert,
          die andere Hälfte mit 0,5 ml Eigenblut gemischt i. m. appliziert.
   Auf die andere Gesäßhälfte:
          Mischinjektion i. m.
          1 Ampulle Echinacin Madaus
          1 Ampulle Pyrogenium Hanosan.

Im Anschluß daran werden unter Umständen in größeren Intervallen weitere Injektionen verabfolgt, bis die akuten Beschwerden behoben sind.

Gleichzeitig werden 2 Ampullen Juv 110 Injektionslösung intracutan um das Gelenk gequaddelt. (Vorab etwas Procain i. c. injizieren.) Bei bestehender HWS Belastung werden auch an die druckempfindlichen Stellen im Nacken und Schulterbereich i. c. Injektionen appliziert.

Medikamentöse Zusatztherapie:
– Arnica D4
  Rute D4
  Hypericum D4 aa 30.0
  MDS.: 3 Tage stdl. 10 Tropfen, ab 4. Tag 4 × tgl. 10 Tropfen
– Mercurius solubilis D4 Tbl.
  S. 4 × tgl. 1 Tbl.
– Spondyvit 500 Kps.
  S. 3 Tage 3 × 1 Kps. tgl., 3 Tage 2 × 1 Kps. tgl., ab 7. Tag 1 × 1 Kps. tgl. oder
– Ferrum Ho
  S. 6 × tgl. 10 Tropfen
– Graphites Ho
  S. 6 × tgl. 10 Tropfen
– Rhododendroneel Tropfen
  S. zur Stoßtherapie alle 15 Minuten 10 Tropfen (ca. 2 Std.) dann tgl. 6 × 10 Tropfen
– Spondyvit 500 Kps.
  S. 3Tage 3 × 1 Kps. tgl., 3 Tage 2 × 1 Kps. tgl., ab 7. Tag 1 × 1 Kps. tgl.

Weitere Maßnahmen:
Salbenverband mit Kalophön Salbe
Die Salbe wird messerrückendick auf die schmerzhaften Stellen aufgetragen, mit einer Mullkompresse bedeckt und mit einer elastischen Binde fixiert. Verbandswechsel erfolgt alle 8–10 Stunden.

Umschläge mit Kytta Plasma
Kytta Plasma wird 0,5 cm dick auf eine feuchte Mullkompresse aufgetragen und die erkrankte Stelle damit bedeckt. Umschlagdauer ca. 7 Stunden.

Enelbin Paste
Sie wird bei Vorliegen einer akuten Entzündung kalt auf eine Mullkompresse aufgetragen, auf die erkrankte Stelle gelegt und über Nacht einwirken lassen.

Bei starken Beschwerden muß unter Umständen der betroffene Arm vorübergehend ruhiggestellt werden.

Eigenblutbehandlung mit dem Hämoaktivator nach Dr. med. Höveler
1.–4. Woche 3 × wöchentlich Mischinjektion
Traumeel
Graphites Ho
Ferrum Ho
Cimicifuga Ho
die Hälfte wird i. v. injiziert, die verbleibende Hälfte mit 5,0 ml aktiv. Eigenblut intraglutäal verabreicht.
Gleichzeitig werden 2 Ampullen Juv 110 Injektionslösung intracutan um das Gelenk gequaddelt. (Vorab etwas Procain i. c. injizieren.) Bei bestehender HWS Belastung werden auch an die druckempfindlichen Stellen im Nacken und Schulterbereich i. c. Injektionen appliziert.

Bei chronischen Beschwerden

Eigenblutinjektion
1. Woche Mischinjektion i. m., 3 × wöchentlich
0,5 ml Eigenblut plus
1 Ampulle Echinacin Madaus
1 Ampulle Pyrogenium Hanosan.
Gleichzeitig werden 2 Ampullen Juv 110 Injektionslösung intracutan um das Gelenk gequaddelt. (Vorab etwas Procain i. c. injizieren.) Bei bestehender HWS Belastung werden auch an die druckempfindlichen Stellen im Nacken und Schulterbereich i. c. Injektionen appliziert.
2.–4. Woche Mischinjektion i. m., 3 × wöchentlich
0,5 ml Eigenblut plus
1 Ampulle Ranunculus oplx
1 Ampulle Berberis oplx.

Eigenblutbehandlung mit dem Hämoaktivator nach Dr. med. Höveler: Bei chronischen Beschwerden dieser Art ist eine kurmäßig angewandte aktivierte Eigenblutbehandlung mit 12 Injektionen angezeigt.
1. Woche 3 × wöchentlich 5,0 ml aktiv. Eigenblutlösung plus
1 Ampulle Ranunculus oplx
1 Ampulle Berberis oplx
ab 2. Woche bis zur Beendigung der Kur 2 × wöchentlich 5,0 ml aktiv. Eigenblutlösung plus
1 Ampulle Ranunculus oplx
1 Ampulle Berberis oplx.
Wenn es notwendig erscheint, werden um das Gelenk i. c. Injektionen mit Juv 110 Injektionslösung durchgeführt.

Zur Unterstützung der aufgeführten Maßnahmen können die verschiedenen Möglichkeiten der Elektrotherapie eingesetzt werden. Gerade bei chronischen Zuständen bewährt sich die Hochvolttherapie mit dem Tefragerät hervorragend. Durch den Einsatz dieses Gerätes können entzündliche Reizreaktionen wesentlich schneller eingedämmt und Reparationsvorgänge gefördert werden.

Dupuytrensche Kontraktur

Die bis heute ätiologisch unklare Erkrankung tritt vorwiegend bei Männern im mittleren und höheren Lebensalter auf. Es kommt zu einer narbigen Schrumpfung der Palmaraponeurose und dadurch ausgelöst eine zunehmende Bewegungskontraktur der Finger, vorwiegend des 4. und 5. Fingers der rechten Hand. Mit Sicherheit besteht in den meisten Fällen eine erbliche Disposition. Hin und wieder tritt dieses Phänomen auch als Begleitsymptom bei Diabetes mellitus, bei der Epilepsie, bei Durchblutungsstörungen, Alkoholismus und Leberschäden auf.

Therapieempfehlungen: Die Dupuytrensche Kontraktur ist zwar kein Fall für die Eigenblutbehandlung, da sie aber oftmals auch in Begleitung rheumatischer Erkrankungen zu finden ist, sei auf eine Therapiemöglichkeit hingewiesen, die ihren Versuch wert ist.

Die Behandlung sollte schon zu Beginn der knotigen oder strangartigen Verhärtungen in der Hohlhand einsetzen, da im fortgeschrittenen Stadium die Therapie der Wahl nur noch die Operation ist.

Orale Medikation
Graphites Ho
Arnika Heel aa 50.0

MDS.: 4 × tgl. 30 Tropfen.
Lokale Therapie
Lomazell Salbe
S. 2 × tgl. die befallenen Stellen einmassieren
Injektionstherapie
2 × wöchentlich etwa 0,3 ml Mucor racemosus D5 Injektionslösung in den verkürzten bzw. sehnig veränderten Muskel injizieren.

Ischialgie

Der Ischias ist die bei weitem häufigste und neben der Trigeminusneuralgie praktisch wichtigste Neuralgie. Der Ischiasnerv ist der längste Nerv des Körpers. Durch die Eigenart seines Verlaufs und seine Ausbreitung ist er mehr als irgend ein anderer Nerv Entzündungen oder exogenen Traumen ausgesetzt. Die Ursachen der Ischialgie sind daher sehr zahlreich und sehr unterschiedlich. Viele Fälle von Ischias entstehen durch Überanstrengung der unteren Extremitäten bei schwerer Arbeit, langer Zeit unbequemen Sitzens und dgl. Eine große Rolle in der Ätiologie der Ischialgien spielen Erkältungen und Durchnässungen. Ebenso können chronische Obstipationen, venöse Stauungen in den Beckenvenen Anlaß zur Entwicklung einer Ischialgie sein. Bekannt sind die Beziehungen des Ischias zu gewissen Stoffwechsel- und toxischen Erkrankungen. So tritt z.B. beim Diabetes mellitus nicht selten eine einfache oder auch doppelseitige Ischialgie auf. Symptomatische Neuralgien im Gebiete des Ischiadikus sieht man außerdem bei Beckentumoren oder Adnexenerkrankungen.

Wenn die Ischialgie auch Folge verschiedener pathologischer Geschehnisse sein kann, so steht doch fest, daß 90% der Fälle einen Bandscheibenprolaps oder eine Spondylosis deformans der Lendenwirbelsäule und des Kreuzbeines als Ursache haben.

Die Schmerzen beginnen für gewöhnlich in der Lumbal- und Kreuzbeingegend und ziehen dann allmählich, dem Verlauf des Ischiadikus folgend, durch die Glutäalgegend und die hintere Fläche des Oberschenkels bis zur Kniekehle und ziehen dann weiter ins Peronaealgebiet, seltener ins Tibialisgebiet hinab. Die Genauigkeit, mit der viele Kranke mit dem Finger die Ausbreitung der Schmerzen, genau entsprechend dem anatomischen Verlauf der Nerven, angeben, ist für die Diagnose «Ischialgie» am meisten kennzeichnend. Die Schmerzen werden als «stechend, reißend, bohrend, brennend» und dgl. mehr bezeichnet. Nachts sind die Beschwerden oft stärker als am Tage. Bei Bewegung des Beines, bei unpassender Lage, bei Druck oder Kaltwerden steigern sich die Beschwerden. Manche Patienten haben an der lateralen Fußkante ein Taubheitsgefühl.

Therapieempfehlungen: Die Beseitigung der Ursache ist zunächst die Basis jeder Therapie. Für eine konservative Behandlungsweise hat sich folgendes Vorgehen bewährt:

Im Musk. glut.max. werden 3 bis 4 schmerzhafte Druckpunkte aufgesucht. Weiterhin 2 bis 3 Druckpunkte im Verlauf des Nerven. Die Schmerzpunkte werden vorsichtig abgetastet und mit einem Farbstift markiert. Die Markierung wird beim Desinfizieren wieder entfernt. Aus der Vene entnimmt man nun 0,5 ml Eigenblut und vermischt es mit 1 Ampulle Herzhormon Dr. Bösser. Mit einer 18er Kanüle werden in die markierten Stellen je eine intracutane Injektion mit der Eigenblutmischung verabreicht, so daß eine entsprechende Quaddel entsteht. Die i.c. Injektionen in die Schmerzpunkte sind meistens eine sichere Methode zur raschen Behebung der akuten Ischialgie.

Eigenblutinjektion: Zur Unterstützung der erwähnten intrakutanen Injektionsmethode können in Abständen von 3 Tagen jeweils 2,0 ml Nativblut subkutan oder intramuskulär injiziert werden, bis die akuten Beschwerden endgültig behoben sind.

Eigenblutbehandlung mit dem Hämoaktivator nach Dr. med. Höveler: Bei schweren akuten Ischiasformen werden 3mal wöchentlich 5,0 ml aktivierte Eigenblutlösung intraglutäal verabreicht.

Medikamentöse Zusatztherapie:
– Phönix Arthrophön
  Phönix Hydrargyrum
  Phönix Kalium nitricum aa 50.0
MDS.: 2 Tage 2stündlich 30 Tropfen, ab 3. Tag 4 × 30 Tropfen tgl.

- Kalantol A
  S. mehrmals tgl. die schmerzenden Stellen einreiben, oder
- Gelsemium Komplex Nestmann
  Euphorbium Komplex Nestmann
  Berberis Komplex Nestmann aa 50.0
  MDS.: 2 Tage stdl. 30 Tropfen, ab 3. Tag 4 × 30 Tropfen tgl.
- Polygonum Nestmann
  S. 2 Tage 2 stündlich 20 Tropfen, ab 3. Tag 4 × tgl. 20 Tropfen.

Bei chronischer Ischialgie
1. Intracutane Injektionen im Schmerzgebiet wie bei der akuten Ischialgie beschrieben.
2. Eigenblutinjektionen

Eigenblutinjektion

1. Woche 3 × wöchentlich Mischinjektion
   2,0 ml Eigenblut plus
   1 Ampulle Gnaphalium S-Injektopas
   oder
   Arthroneuron Pflüger

ab 2. Woche 2 × wöchentlich Mischinjektion
   2,0 ml Eigenblut plus
   1 Ampulle Gnaphalium S-Injektopas, oder
   Arthroneuron Pflüger.

Die Injektionen werden bis zur Behebung der Beschwerden verabfolgt.

Eigenblutbehandlung mit dem Hämoaktivator nach Dr. med. Höveler: In der ersten Woche 3 Injektionen und ab zweite Woche 2 Injektionen wöchentlich mit dem Zusatz von Gnaphalium S-Injektopas oder Arthroneuron Pflüger. Erfahrungsgemäß sind 12 Injektionen notwendig.

Weitere Maßnahmen: Während bei akut entzündlichen Prozessen niemals Wärme angewendet werden darf, kann bei der chronischen Ischialgie das Salhumin Bad eingesetzt werden.

Die Eigenblutbehandlung in der Dermatologie

Die Behandlung mit Eigenblut spielt bei sehr vielen Hauterkrankungen eine bedeutsame Rolle. Durch das Zusammenspiel von humoralen und nervalen Faktoren kommt es zu einer mehr oder minder starken Reaktionsweise. Dies wiederum bewirkt eine veränderte Reaktionslage und setzt damit Heilungsprozesse in Gang. Durch Kombination von Eigenblut und verschiedenen Zusätzen wie z.B. Echinacin, Sulfur, Acid. formicicum, Thuja usw. ist es vor allen Dingen die Immunmodulation, die zu einer wesentlichen Verbesserung der körpereigenen Abwehr führt und damit günstig auf die Hautkrankheiten einwirkt.

Schon 1913 publizierte der Dermatologe Spiethoff seine Erfahrungen, die er bei der Behandlung verschiedener Hautkrankheiten mit Eigenblut gewonnen hatte. Spiethoff unterschied drei unterschiedliche Verfahren der Eigenblutbehandlung:

1. die Eigenserummethode
2. die intramuskuläre Reinjektion von unbehandeltem Nativblut
3. die venöse Reinjektion von Eigenblut nach unmittelbar vorhergegangenem Aderlaß.

Diese unterschiedlichen Eigenblutverfahren wurden von Spiethoff und vielen anderen bedeutenden Dermatologen über Jahrzehnte zur Behandlung der verschiedenen Hauterkrankungen erfolgreich eingesetzt. Durch das Aufkommen neuer Therapiemethoden und die Entwicklung stark wirksamer Arzneien wurde die Eigenblutbehandlung in der Dermatologie zunächst verdrängt, um seit einigen Jahren wieder eine neue Renaissance zu erleben.

Ekzem

Die Ursache des Ekzems beruht auf einer angeborenen oder erworbenen Überempfindlichkeit des Epithels gegen Reize verschiedener Art. Es ist eine der häufigsten Dermatosen und man kennt fast 100 verschiedene Ekzemarten.

Alle Ekzeme haben gemeinsam die gleichen Einzelfloreszenzen: juckende Papeln oder Papulovesikeln auf gerötetem Grund.

Alle Ekzeme haben auch den gleichen Verlauf: im akuten Stadium finden sich Papeln und Papulovesikeln sowie nässende erosive Flächen, im subakuten Stadium finden sich neben Papeln und Erosionen Schuppungen mit Verhornung und Einrisse der Haut.

Aus der großen Gruppe der Ursachen seien einige Beispiele zum besseren Verständnis aufgeführt:

1. Chemische Reize
Chemiefabriken und Grundstoffe der Farbindustrie (Anilinfarben, Naphthole)
Reinigungsmittel
Firnisse
Desinfektionsmittel
Tierhaare
Kleidung
Kleiderstoffe usw.

2. Thermische und aktinische Reize
Sonne
Höhensonne
Röntgen- und Radiumstrahlen
kalte, feuchte Luft

3. *Toxisch-infektiöse Reize*
Gräser
Primeln
Geranien
Arzneimittel, insbesondere Barbitursäure, Chinin, Salicylsäure usw.
Nahrungsmittel, z. B. Südfrüchte, Gewürze, Fische, Eier usw.

Auch unspezifische Faktoren wie Störungen am vegetativen Nervensystem oder endokrinen System und vor allen Dingen psychische Labilität kommen als Ekzematogene in Betracht.

Therapieempfehlungen: Die Behandlung ist in den Grundzügen bei allen Ekzemarten gleich. Zunächst muß versucht werden, die auslösenden Noxen festzustellen und auszuschalten.
Wichtig ist der Grundsatz:

Je akuter das Ekzem, um so milder ist das Therapeutikum zu wählen!

Äußere Therapie der akuten Ekzemform
Eine Wohltat für die stark entzündete Haut sind kalte, feuchte Umschläge mit Kompressen unter Zusatz von:
a) physiologischer Kochsalzlösung oder
b) Flor. Malvae 75,0
Rhizoma Tormentillae 25,0
M. f. spec.
2 Eßlöffel auf 1 Liter Wasser als Abkochung, abkühlen lassen, feuchte Umschläge durchführen
(Rezeptur nach F. Weis), oder
c) Aerosil 10,0
Aqua dest. 100,0
MDS.: für feuchte Umschläge
(Rezeptur nach Dr. med. Körfgen).

Durchführung der Umschläge: In die vorbereitete Flüssigkeit werden entweder Mullkompressen (10–12 Lagen übereinander, von denen die untersten zwei beim Wechsel des Umschlages auf der Anwendungsfläche verbleiben) oder, noch besser, gewaschene, ältere Leinwandstücke, evtl. auch eine frisch gebügelte Serviette, eingetaucht und gering ausgedrückt, auf die nässende Ekzemfläche aufgelegt. Wichtig und entscheidend ist, daß etwa alle 5 Minuten, später halbstündlich, die Pflegeperson oder der Kranke selber, die Mullkompresse neu anfeuchtet.

Kann ein solcher rascher Wechsel nach einiger Zeit, z. B. zur Nacht, nicht mehr durchgeführt werden, so verbleibt die betreffende Ekzemfläche unbedeckt und wird nunmehr mit Zinköl eingerieben:
Zinci. oxyd 40.0
Ol. Oliv. ad 100.0
MDS.: Zinköl.
Anstelle von Zinköl kann die Haut auch mit Ungt. leniens sine aqua rosarum dünn eingefettet werden.

Grundsätzlich gilt bei nässenden, hoch entzündeten Ekzemen: Feucht auf feucht!

Das Wirkprinzip der Umschläge besteht darin, daß durch die Wasserdampfabgabe Verdunstungskälte entsteht, die zu einer Kontraktion und Abdichtung der oberflächlichen Hautkapillaren führt. Dadurch wird weiterer Serumaustritt verhindert und die Hautoberflächen trocknen rasch ab. Ein weiterer Vorzug besteht in dem für den Patienten angenehmen kühlenden Effekt.

Während der akuten Entzündungsphase des Ekzems sollten keine verdünnten Kamillenextraktumschläge erfolgen. Es können dadurch verstärkte Hautreize ausgelöst werden. Bei länger bestehenden akuten Ekzem muß eine bakterielle Superbesiedlung der Haut in Betracht gezogen werden. In diesem Fall sind feuchte Umschläge mit Rivanol Lösung 1:2000 indiziert. Außerdem können auch Umschläge mit Chinosol Tabletten (1 Tbl./1 l Wasser) in Anwendung kommen.

Bei generalisiertem akuten Ekzem ist es nicht immer möglich, feuchte Umschläge zu machen. Hier ist es empfehlenswert, lauwarme Bäder (ca. 35–38 Grad Celsius) unter Zusatz von 1 Kg Bolus alba crud. pro Vollbad durchzuführen.

Bei superinfiziertem Ekzem sind Bäder mit Kaliumpermanganat angebracht (auf richtige Verdünnung achten).

Später sind Bäder mit Detergentien, wie z. B. Sulfo Ölbad Cordes F, Olatum Ölbad, Balneum Hermal F oder Töpfer Kleiebad indiziert.

Orale Therapie der akuten Ekzemform
Bei akuter Dermatitis mit hochroter, heißer Haut und brennenden Schmerzen:
Belladonna D4
S. 2 stündlich 5 Tropfen auf die Zunge geben.

Bestehen ausgedehnte, sehr stark juckende Blasen- und Bläschenruptionen:
Rhus toxicodendron D6
S. 2 stündlich 5 Tropfen auf die Zunge geben.

Handelt es sich um ein nässendes Ekzem mit scharfen, brennenden Absonderungen und gleichzeitigem Juckreiz, der vorwiegend nachts verstärkt auftritt:
Arsenicum album D6
S. 2stündlich 5 Tropfen auf die Zunge geben.

Zur Steigerung der körpereigenen Abwehr und zur Mesenchymentschlackung:
Phönix Antitox
S. mit einschleichender Dosierung beginnen.

Sobald die akute Phase des Ekzems nach etwa 2 bis 3 Tagen abgeklungen ist und die Haut eine Beruhigung erfahren hat, beginnt man vorsichtig mit einer milden, äußeren Hautbehandlung.

Eigenblutbehandlung des akuten Ekzems:
Akute Ekzeme sprechen auf Eigenblutbehandlungen nicht sehr überzeugend an. Dies liegt unter anderem daran, daß zu große Mengen Eigenblut injiziert werden und erhebliche Erstverschlimmerungen auslösen. Die Eigenblutbehandlung sollte erst nach Abklingen der akuten Phase beginnen und zwar mit einschleichender Dosierung (siehe chronisches Ekzem).

Spiethoff und andere gaben schon den Hinweis, daß hauptsächlich das chronische, oft therapieresistente Ekzem auf Eigenblutinjektionen überraschend gut reagiert.

Äußere Therapie des subakuten oder chronischen Ekzems
Bäder oder Ganzwaschungen sind dem Patienten mit Ekzemen angenehm, insbesondere stillen sie den unangenehmen Juckreiz. Angezeigt sind Zusätze von Zinnkraut, Eichenrinde oder Kamille. Als besonders angenehm werden Kleie-Bäder empfunden, z.B. Silvapin-Weizenkleie-Extrakt, Töpfer Kleie Hautbad usw. Selbstverständlich können auch die Bäder mit Detergentien angewandt werden, wie z.B. Ölbad Cordes, Balneum Hermal F usw.

Häufiges Baden kann trotz rückfettender Substanzen zur Hautaustrocknung führen. Aber schon die Zugabe von 1/4 l Milch zusammen mit 2 Eßlöffel Olivenöl auf ein Vollbad vermag davor zu schützen, daß die Haut auch bei frequentem Bad weniger rauh wird. Nach solch einem Bad darf die Haut nicht eingefettet werden!

Orale Therapie des subakuten oder chronischen Ekzems
Insbesondere bei den chronischen Hauterkrankungen kann man die Gesetzmäßigkeit der homöopathischen Arzneiwirkung demonstrieren und beobachten.

Bei subakutem oder chronischem Ekzem spielt vorwiegend Sulfur als Reaktionsmittel eine bedeutsame Rolle.

Sulfur D6–12   Bei chronischen, immer wiederkehrenden Ekzemen mit trockener und schuppiger Haut, starkem Juckreiz und Brennen, mit nächtlicher Verschlimmerung im Bett. Ein Stoffwechsel-, Umstimmungs- und Konstitutionsmittel, insbesondere dann, wenn andere Mittel nur unzureichend oder überhaupt nicht wirken. Bei Verschlimmerung geht man auf niedere Potenz D4 oder D3 zurück!

Graphites D4–D6   Juckende, nässende Ekzeme, insbesondere am Kopf, Gesicht, Ohren oder Genitalien mit honigartigem Sekret bei pastösen gedunsenen Patienten.

Sepia D6   Bei eiternden, juckenden Pusteln mit stark geröteter Haut, die insbesondere im Klimakterium auftreten.

Weiterhin können auch Fertigpräparate verabfolgt werden wie z.B.
– Phönix Flechten-Mittel-A
  S. 3 × 8 Globuli n. d. E. im tgl. Wechsel mit
– Phönix Flechten-Mittel-B
  S. 3 × 8 Globuli n. d. E.

– Phönix Antitox
  S. mit einschleichender Dosierung beginnen, oder
– Pekana Dercut Tropfen
  S. 3 × tgl. 20 Tropfen v. d. E.
– Pekana Habifac Tropfen
  S. 3 × tgl. 20 Tropfen v. d. E.
– Pekana Toxex Tropfen
  S. 3 × 30 Tropfen n. d. E.

Potenziertes Eigenblut bei Kindern: Kinder, die unter chronischen Ekzemen leiden, können u. a. mit potenziertem Eigenblut behandelt werden. Die Eigenblutgabe erfolgt in steigender Potenz und muß über Monate verabreicht werden.

Man beginnt mit einer Gabe von C7, die in 8tägigem Abstand mit 1 × wöchentlich 5 Tropfen, 6mal verabfolgt wird. Anschließend in gleicher Weise C9, C10, C12.

Wichtig: Zur Anfertigung der jeweiligen Potenzen sollte versucht werden, das Blut aus der Vene zu entnehmen. Weiterhin ist zu bedenken, daß zur Erzielung eines Erfolges die Einnahme im gleichbleibenden Rhythmus erfolgen muß. Bei der Anfertigung einer höheren Potenz muß erneut Blut entnommen werden, denn der Organismus, insbesondere das Blut, hat durch die Umstimmungsmaßnahmen eine Änderung erfahren, das heißt, die zuerst angefertigte «Bluturtinktur» ist nicht mehr adäquat.

Eigenblutinjektion: Während beim akuten Ekzem die Wirkung der Eigenblutbehandlung unterschiedlich beurteilt wird, zeigt die Behandlung der chronischen Form des Ekzems gute Ergebnisse. Oft ist zu beobachten, daß durch die Behandlung mit Eigenblut die äußere Anwendung von Salben und Pasten viel deutlicher und intensiver anspricht. Festzustellen ist ferner, namentlich bei ausgedehnten Fällen, daß vorhandener Juckreiz gelindert und Heilungsprozesse der Haut beschleunigt werden. Hauptsächlich dann, wenn andere Behandlungsmethoden bereits ausgeschöpft sind, kann durch eine sachgemäß durchgeführte Eigenblutbehandlung zumindest eine Linderung des Leidens erreicht werden.

Zur Vermeidung von aggressiven und unangenehmen Erstverschlimmerungen hat sich folgendes, von Hans Haferkamp empfohlene

Injektionsschema zur Behandlung chronischer Ekzeme, in der Praxis bewährt:
1. tgl. ansteigend
   0,1; 0,2; 0,3; 0,4; 0,5 ml Eigenblut intrakutan als Quaddel
2. 3tägig ansteigend
   0,6; 0,7; 0,8; 0,9; 1,0 ml Eigenblut subkutan
3. 5tägig ansteigend
   1,0; 1,5; 2,0; 2,5; 3,0 ml Eigenblut intramuskulär und einen kleinen Teil intrakutan
4. alle 10 Tage 3,0 ml Eigenblut intramuskulär auf die Dauer von 6 Wochen.

Den aufgeführten Eigenblutinjektionen werden keinerlei Phytopharmaka oder andere Präparate hinzugefügt.

Eigenblutbehandlung mit dem Hämoaktivator nach Dr. med. Höveler: Aktiviertes Eigenblut wirkt stets dort adäquat, wo es die Situation erfordert. Dabei kommt es nie zu einer Überforderung des Scavengersystems, welches von der Natur dazu bestimmt ist, Überreaktionen im Organismus zu verhindern. Dieser von Höveler immer wieder vorgetragene Grundsatz bietet u. a. die Grundlage für die Behandlung chronischer Ekzeme. Dementsprechend ist nach folgendem Schema zu therapieren:
1. Woche   3 × wöchentlich
            5,0 ml aktiviertes Eigenblut i. g.
2.–4. Woche   2 × wöchentlich
            5,0 ml aktiviertes Eigenblut i. g.
ab 5. Woche   1 × wöchentlich
            5,0 ml aktiviertes Eigenblut i. g.

Die Anzahl der Injektionen richtet sich nach dem Gesamtzustand.

Weitere Maßnahmen: Jeder Ekzematiker ist reizarm und entquellend zu ernähren. Das Einlegen von Fasttagen und anschließender Umstellung auf Rohkosternährung trägt zum Erfolg bei. Am ersten Fastentag wird der Darm gründlich entleert. Dies geschieht durch die Einnahme von Magnesium sulfur. (20 g auf 1/2 l Wasser) morgens nüchtern getrunken.

Für die Ernährungsumstellung ist für den Kranken das von Bircher-Benner geschriebene «Handbuch für Hautkranke», erschienen im Bircher-Benner Verlag Zürich, eine wertvolle Hilfe.

Alkohol, vor allem Cognac, Obstwässer, starker Kaffee oder Tee und reichlicher Nikotinkonsum, Süßigkeiten und Zitrusfrüchte sind zunächst nicht erlaubt. Es sind Reizstoffe, die nicht selten Juckkrisen auslösen oder unterhalten. So ist z. B. bekannt, daß Cognac Scrotalpruritus und starker Kaffee Afterjuckreiz auslöst.

Als Nahrungsergänzungsmittel und zum Aufbau einer vernünftigen Darmflora ist Mikroflorana L+ zu verordnen.

Ekzempatienten brauchen Ruhe! Unnötige physische und psychische Reize müssen ausgeschaltet werden. Die Betreuung der Seele ist für den Hautpatienten eine zwingende Notwendigkeit, denn innere Konflikte haben großen Anteil an der Erkrankung der Haut. Vor allen Dingen muß der Patient begreifen, daß sein Leben mit so viel unwesentlichen Dingen belastet ist. Er muß lernen, das Wesentliche vom Unwesentlichen zu trennen. Klimawechsel ist meistens von Nutzen, wobei See- oder Höhenklima über 1500 m häufig erscheinungsfrei machen.

Merke: Weichspüler und Waschmittel mit starken Aufhellern sollten von Patienten mit Hautkrankheiten grundsätzlich gemieden werden!

Dyshidrotisches Ekzem

Hierbei handelt es sich um eine Hauterkrankung mit sargoartigen, juckenden Bläschen und Pusteln oder Sekundäreffloreszenzen an den Fußsohlen und insbesondere an den Handtellern, die vorwiegend in der warmen Jahreszeit gehäuft auftritt. Durch den starken Juckreiz können sich die Effloreszenzen nässend, eitrig oder krustig verbreiten und Sekundärinfektionen bewirken. Der Verlauf ist unter Umständen sehr langwierig und die Rezidivneigung groß.

Die Ursache ist bis heute nicht ganz geklärt. In der Mehrzahl der Fälle handelt es sich um eine mykotische Affektion. Auch die Einwirkung eines Allergens oder eine bakterielle Entzündung kann auslösende Ursache sein.

Begünstigt wird diese Hauterkrankung durch eine bestehende Hyperhidrosis.

Therapieempfehlungen: Zur Umstimmungsmaßnahme ist die Therapie mit Eigenblut sinnvoll. Sie erfolgt nach dem gleichen Schema wie beim chronischen Ekzem.
1. tgl. ansteigend
   0,1; 0,2; 0,3; 0,4; 0,5 ml Eigenblut intrakutan als Quaddel
2. 3tägig ansteigend
   0,6; 0,7; 0,8; 0,9; 1,0 ml Eigenblut subkutan
3. 5tägig ansteigend
   1,0; 1,5; 2,0; 2,5; 3,0 ml Eigenblut intramuskulär und einen kleinen Teil intracutan
4. alle 10 Tage 3,0 ml Eigenblut intramuskulär auf die Dauer von 6 Wochen.

Den aufgeführten Eigenblutinjektionen werden keinerlei Phytopharmaka oder andere Präparate hinzugefügt.

Eigenblutbehandlung mit dem Hämoaktivator nach Dr. med. Höveler
1. Woche 3 × wöchentlich
            5,0 ml aktiviertes Eigenblut i. g.
2.–4. Woche 2 × wöchentlich
            5,0 ml aktiviertes Eigenblut i. g.
ab 5. Woche 1 × wöchentlich
            5,0 ml aktiviertes Eigenblut i. g.

Die Anzahl der Injektionen richtet sich nach dem Gesamtzustand.

Medikamentöse Zusatztherapie: Zur Unterstützung haben sich als homöopathische Einzelmittel bewährt:

Grundsätzlich
– Natrium sulfuricum D30
S. 2 × wöchentlich morgens nüchtern 1 Tbl. im Mund zergehen lassen.
Das Mittel für den gestörten Stoffwechsel.
– Mezereum D4–D12
S. 3 × tgl. 1 Tbl.
Insbesondere bei stark juckenden und brennenden Bläschen mit serösen Inhalt.
– Rhus toxicodendron D6–D12
S. 3 × tgl. 1 Tbl.
Bei bestehendem Verdacht auf eine Kontaktallergie mit rezidivierenden pustulösen

bis bullösen, stark juckenden Effloreszenzen oder
- Phönix Antitox
  Phönix Lymphophön
- Phönix Phönohepan aa 50.0
  MDS.: 4 × tgl. 20 Tropfen, oder
- Pekana Dercut Tropfen
  S. 3 × 20 Tropfen v. d. E.
- Pekana Toxex Tropfen
  S. 3 × 20 Tropfen v. d. E.

Weitere Maßnahmen: Sehr wichtig ist die Darm- und Stoffwechselsanierung, da möglicherweise auch Darmallergene die auslösenden Ursachen sein können. Daher ist in diesem Fall auch die Durchführung der Phönixschen Entgiftungstherapie wichtig.

Stellt sich heraus, daß das dyshidrotische Ekzem an den Füßen mykotischen Ursprungs ist, muß eine spezifische Behandlung durchgeführt werden:

Äußerlich: Fußbäder mit Kaliumpermanganat (nicht wärmer als 35–38 Grad Celsius) oder
Fußbäder mit dem gerbstoffhaltigen Tannosyt-Hermal.

Nach dem Fußbad werden die befallenen Stellen der Haut morgens und abends mit Tinatox Lösung-Brenner eingepinselt.

Ist eine Mykose auszuschließen, wird folgendes Vorgehen empfohlen:

Äußerlich: Hand- und Fußbäder mit Kaliumpermanganatlösung.

Nach dem Baden werden die betroffenen Stellen mit folgender Rezeptur eingerieben:

Rp.
Bismuti subgallici   10.0
Zinc. oxydati
Talci   aa 25.0
Ol. lini   20.0
Ungt. alkohol lanae   100.0
MDS.: Pasta excitans bei Dyshidrose.

Ein sehr wirksames Fertigpräparat ist u. a.: Pekana Dercut Lotion.

Große Vorsicht mit Fettsalben und stark reizenden Substanzen!

Der Genuß von starken Reizstoffen wie Alkohol, Kaffee, schwarzer Tee, stark gewürzte Speisen, ebenso Fleisch muß zumindest vorübergehend stark eingeschränkt werden. Eine laktovegetabile Kost ist zunächst angezeigt.

Auf eine ausreichende Flüssigkeitszufuhr ist zu achten!

Zum Schutz vor exogenen Faktoren und als prophylaktische Maßnahme sollte die Haut nach jedem Waschen mit einer entsprechenden Hautcreme eingerieben werden. Als hautschonende Reinigungsmittel sind derzeit die flüssigen Präparate, z. B. Satina-Mack, Devela-Liquidum, Sebamed u. a. oder auch die üblichen Seifenstücke, wie z. B. Satina, Sebamed zu nennen.

Endogenes Ekzem

Für dieses Hautleiden gibt es in der Literatur zahlreiche Namen:
Neurodermitis constitutionalis
atopische Dermatitis
Atopikerekzem
Säuglingsekzem
spätexudatives Ekzematoid.

Beim endogenen Ekzem spielt die allergische Reaktionsbereitschaft eine dominierende Rolle. Aus der Anamnese geht bereits die familiäre Belastung mit Kinderekzem, Asthma, Migräne, Heuschnupfen deutlich hervor. Der IgE-Spiegel ist oft im Blutserum erhöht. Dies bewirkt wiederum eine Hemmung der Leukozytenfunktion und damit der zellulären Abwehr. Demzufolge sind die Patienten für bestimmte Virusinfektionen, z. B. Warzen, Herpes, besonders anfällig. Aber auch die Gefahr der bakteriellen Infektion ist gegeben. Interessant ist die Feststellung, daß gegenüber Kontaktnoxen keine erhöhte Empfindlichkeit besteht. Auffällig ist jedoch die häufige Unverträglichkeit gegenüber Hausstaub und Tierhaaren wie z. B. Wolle.

Häufig findet man bei diesen Patienten auch Hepato-Cholecystopathien, Verdauungsstörungen mit und ohne Obstipation.

Symptome
a) Bereits im Säuglingsalter (3.–4. Lebensmonat) treten die ersten Anzeichen der Neurodermitis in Form von weißlicher Schuppung als Milchschorf auf dem behaarten Kopf, aber auch im Gesicht auf. Es besteht eine ausgesprochene Neigung zur Sekundärinfektion.
b) Im ersten Lebensjahrzehnt bleibt eine ge-

wisse Neigung zum Ekzem bestehen. Nach Ablauf des 1.−3. Lebensjahres findet man das typische lichenifizierte Ekzem der Ellenbeugen und Kniekehlen, aber auch in der Inguinalgegend sowie im Nacken und Gesicht.

Das Zustandsbild des heftig juckenden Ekzems wird von akuten Schüben mit Knötchenbildung und Bläschen oder hirsegroßen Papeln und nässenden Flechten unterbrochen. Nicht selten tritt die Neurodermitis in generalisierter Form auf, was mit außerordentlich heftigen Juckkrisen verbunden ist.

c) Nach der Pubertät kommt es in der Regel zu einer Verschlimmerung. Man findet eine ausgeprägte Lichenifikation vorwiegend in Kniekehlen, Ellenbeugen und Halspartien. Durch die immer wieder auftretenden heftigen Juckanfälle wirken die Patienten gereizt und nervös, und nicht selten treten durch diese enorme Belastungen psychische Veränderungen ein. Das ständige Kratzen führt zu Sekundärinfektionen mit Anschwellung der regionären Lymphknoten.

Therapieempfehlungen: Hansen und Bronzi stellten unabhängig voneinander fest, daß Eigenblutinjektionen in den meisten Fällen die Alkalireserve und den ph-Wert des Blutes erhöhen und begründeten damit die gute Wirksamkeit des Eigenblutes bei der Behandlung des chronischen Ekzems, vornehmlich der Neurodermitis. Entscheidend für eine erfolgversprechende Behandlung ist die Verabreichung der richtigen Eigenblutdosierung. Es gibt kein Injektionsschema wie bei den übrigen Erkrankungen. Ausgehend von dem augenblicklichen Zustand des Kranken, muß die Dosierung einschleichend beginnen, nur dadurch können Überempfindlichkeitsreaktionen oder starke Erstverschlimmerungen unterbunden werden. Das bedeutet unter Umständen, daß die zuerst verabfolgte Dosierung auch für die nächste Injektion beibehalten wird und erst dann eine langsame Steigerung, wie es im Schema «chronisches Ekzem» empfohlen wird, vorzunehmen.

Potenziertes Eigenblut bei Kindern: Die potenzierte Eigenblutbehandlung bewirkt eine Reduzierung von hyperergischen zur nomergischen Reaktion. Die Eingangspotenz besteht aus C7, die in 8tägigem Abstand mit jeweils 1 × 5 Tropfen, 6mal verabfolgt wird. Die nachfolgenden Potenzen C9, C10, C12 werden in gleicher Weise verabreicht, wobei die C12 Potenz unter Umständen auch über einen längeren Zeitraum beibehalten wird.

Eigenblutinjektion
1. tgl. ansteigend
   0,1; 0,2; 0,3; 0,4; 0,5 ml Eigenblut intrakutan als Quaddel
2. 3tägig ansteigend
   0,6; 0,7; 0,8; 0,9; 1,0 ml Eigenblut subkutan
3. 5tägig ansteigend
   1,0; 1,5; 2,0; 2,5; 3,0 ml Eigenblut intramuskulär und einen kleinen Teil intrakutan
4. alle 20 Tage 3,0−5,0 ml ansteigend intramuskulär.

Das Nativblut wird mit keinen zusätzlichen Präparaten vermischt.

Eigenblutbehandlung mit dem Hämoaktivator nach Dr. med. Höveler: Bei besonders therapieresistenten Fällen ist die Injektion von aktiviertem Eigenblut angezeigt. Nach dem Prinzip «je akuter der Zustand, desto öfter, je chronischer desto seltener» erfolgen die Injektionen.

1. Woche	3 × wöchentlich 5,0 ml aktiviertes Eigenblut i. g.
2.−4. Woche	2 × wöchentlich 5,0 ml aktiviertes Eigenblut i. g.
ab 5. Woche	1 × wöchentlich oder alle 14 Tage 5,0 ml aktiviertes Eigenblut i. g.

Die Injektionsdauer ist vom Gesamtzustand abhängig. Die spätere monatliche Wiederholungsinjektion mit aktiviertem Eigenblut wird beibehalten.

Medikamentöse Zusatztherapie: Akutphase:
− Scabiosa olpx
S. 3 × 5−15 Tropfen tgl. auf 1 EL Wasser

– Sulfur D6–D4
S. 3 × tgl. 1 Tbl., im tgl. Wechsel mit
– Arsen. alb. D5–D6
S. 1 × tgl. 3–5 Tropfen.
Bei Pruritus:
– Cistus canadensis oplx
S. 3 × tgl. 15 Tropfen auf 1 EL Wasser
– Calcium Sandoz forte
Brausetabletten
S. früh und abends 1 Tbl. in Wasser auflösen.
Dauermedikation:
– Phönix Antitox
S. in einschleichender Dosierung beginnen
– Efamol Kps.
S. zunächst hoch dosiert später langsam ausschleichende Dosierung.

Weitere Maßnahmen: In der akuten Phase mit nässenden, hochentzündlichen Erscheinungen und bei Juckkrisen sind kalte, feuchte Umschläge mit Kompressen unter nachfolgenden Zusätzen eine Wohltat für die Haut und eine wesentliche Erleichterung für den Patienten:
a) physiologische Kochsalzlösung oder
b) Flor. Malvae 75,0
Rhizoma Tormentillae 25,0
M. f. spec.
2 Eßlöffel auf 1 Liter Wasser als Abkochung, abkühlen lassen, feuchte Umschläge durchführen
(Rezeptur nach F. Weis), oder
c) feuchte Umschläge mit Chinosol
(1 Tbl. 0,5 g auf 1 l Wasser) in 1/4 stdl. Abständen wechseln, später in 1/2 stdl. Abständen bis die Haut abgetrocknet ist, oder
d) feuchte Umschläge mit Magnesium sulfuric.
(8 TL auf 1 l Wasser).

Anwendungsformen:
1. Feuchte Verbände
bei umschriebenen Veränderungen. Hierzu nimmt man von Flüssigkeit völlig durchfeuchtete Frottierhandtücher.
2. Offene Verbände mit Kompressen
(wie bereits erwähnt)
wenn eine besonders ausgeprägte, reinigende und kühlende Wirkung angestrebt wird, wie es z. B. bei sehr akuten Prozessen erforderlich ist.

3. Hand- und Fußbäder
(2–5 l) zweimal tgl. 15 Minuten.
Über Nacht werden die befallenen Stellen mit Zinköl eingerieben.

Die äußere Behandlung des endogenen Ekzems mit Lotionen, Salben oder Cremes ist nicht einfach. Wichtig sind bei allen Anwendungen die Empfindungen und der subjektive Eindruck des Patienten. Einige vertragen Cremegrundlagen ausgezeichnet, andere sprechen wesentlich besser auf fettige oder überfettete Salbengrundlagen an. Bewährt haben sich zur Anfangsbehandlung Salben mit entzündungshemmenden und cortisonähnlichen Charakter wie z. B. Cardiospermum Salbe DHU.

Nachbehandlung des endogenen Ekzems
Die sebostatische Haut neigt zur Austrocknung und Irritation. Zu häufiges Baden oder Duschen unter Verwendung alkalischer Seifen ist später zu vermeiden. Stattdessen sollen die bereits mehrfach erwähnten Badezusätze wie z. B. Ölbad Cordes F oder Balneum Hermal F, dem Badewasser zugefügt oder beim Duschen verwendet werden. Auch die Durchführung des sogenannten «Kleopatrabades» (1/4 l Milch wird mit zwei EL Olivenöl vermischt und dem Badewasser zugegeben) wird von dem Kranken als wohltuend und angenehm empfunden. Schaumbäder jeglicher Art sollen von dem Patienten nicht verwendet werden.

Allgemeine Maßnahmen: Namentlich bei der Neurodermitis muß berücksichtigt werden, daß nicht selten psychische Belastungen und Konfliktsituationen das Hautgeschehen ungünstig beeinflussen. Daher ist in manchen Fällen eine psychotherapeutische Behandlung angezeigt.

Zu vermeiden sind stärkere körperliche Anstrengungen, Aufenthalt in überhitzten Räumen, heiße Bäder, plötzliche Abkühlung, Tragen wollener Kleidung auf der Haut.

Ernährungsmäßig muß eine Umstellung vorgenommen werden. Fette und Milch müssen weggelassen werden. Erwähnt sei besonders die Unverträglichkeit der Milch bei Kleinkindern. Lediglich Ziegenmilch wird ohne Komplikationen vertragen. Weitere Ersatzprodukte sind Mandelmilch, Töpferpräparate oder Sojaprodukte.

Auch beim endogenen Ekzem sollte man hinsichtlich der Ernährung die von Bircher-Benner in seinem Handbuch für Hautkranke empfohlenen Richtlinien zu Grunde legen.

Seit geraumer Zeit laufen Versuche, inwieweit die Magnetfeldtherapie einen günstigen Einfluß auf den Heilungsverlauf des endogenen Ekzems ausübt.

Akne vulgaris und Akne juvenilis

Die Akne ist die häufigste Erkrankung der Entwicklungsjahre. Sie beginnt in der Pubertät und tritt am häufigsten zwischen dem 18. und 21. Lebensjahr auf. Gelegentlich findet man sie auch noch um das 30. Lebensjahr. Es handelt sich um Talgsekretionsstörungen, bei der es nachfolgend zu entzündlichen Prozessen am Follikel kommt. Untersuchungen haben gezeigt, daß für das Entstehungsbild der Akne auch gewisse Beziehungen zum endokrinen System, insbesondere zu den Gonaden und der Hypophyse, eine Rolle spielen. Auffallend ist auch die schubweise Verschlimmerung im Frühjahr und Winter und vor allem nach Schlemmermahlzeiten. Hauptsitz der Akne sind die talgdrüsenreichen Gebiete, also Gesicht, Brust, Nacken, Rücken. Sie kann von einer sichtbar vermehrten Talgsekretion und einem seborrhoischen Ekzem begleitet sein.

Die Akne setzt sich aus sehr unterschiedlichen polymorphen Effloreszenzen zusammen und zwar aus:
Comedomen
Papeln
papulo-pustulösen Herden
oberflächlichen und tiefen follikulären Pusteln, Krusten und Narben.

Die Akne sitzt vorwiegend im Gesicht und kann in schweren Fällen stark entstellen, so daß sich bei den Betroffenen erhebliche psychische Belastungen bemerkbar machen. Auffallend ist übrigens, daß bei einer stattlichen Anzahl von Aknepatienten Störungen im Magen-Darm-Kanal vorliegen.

Therapieempfehlungen: Die Akne vulgaris war schon immer ein dankbares Gebiet für die Eigenbluttherapie, obwohl der Erfolg sehr wechselhaft ist. Vor allen Dingen kann die Rückenakne durch intrakutane und gleichzeitig durchgeführte intramuskuläre Eigenblutinjektionen gut beeinflußt werden, während die Ergebnisse im Gesichtsbereich nicht immer zufriedenstellend sind.

Die teilweise auftretenden Mißerfolge bei der Aknetherapie sind nicht auf einen mangelnden Erfolg der Eigenblutbehandlung zurückzuführen, sondern sehr häufig auf undiszipliniertes Verhalten des Patienten in Bezug auf Ernährung, Trinkgewohnheiten, Medikamenteneinnahme und Hautpflege.

Eigenblutinjektion
1. Woche Mischinjektion i. m., 3 × wöchentlich
2,0 ml Eigenblut plus
1 Ampulle Graphites Lopha
2.–4. Woche Mischinjektion i. m., 2 × wöchentlich
2,0 ml Eigenblut plus
1 Ampulle Graphites Lopha
ab 5. Woche Mischinjektion i. m., 1 × wöchentlich
2,0 ml Eigenblut plus
1 Ampulle Graphites Lopha.

Bei leichter Form der Akne vulgaris und Akne juvenilis ist diese Form der Therapie völlig ausreichend und führt zu guten Ergebnissen.

Bei ausgeprägten Prozessen im Gesicht und auf dem Rücken:
1. Woche Mischinjektion i. m., 3 × wöchentlich
2,0 ml Eigenblut plus
2 Ampullen Echinacin Madaus
2 Ampullen Pyrogenium Hanosan
2.–4. Woche Mischinjektion i. m., 2 × wöchentlich
2,0 ml Eigenblut plus
1 Ampulle Echinacin Madaus
1 Ampulle Pyrogenium Hanosan
ab 5. Woche Mischinjektion i. m., 1 × wöchentlich
2,0 ml Eigenblut plus
1 Ampulle Echinacin Madaus
1 Ampulle Pyrogenium Hanosan.

In der zweiten und dritten Woche können erhebliche Erstverschlimmerungen auftreten, auf die der Patient vor Beginn der Behandlung hinzuweisen ist.

Medikamentöse Zusatztherapie:
1. Phase
Die Erfahrungen haben deutlich gezeigt, daß nach vorausgegangener Mesenchymentschlakkung und Stoffwechselaktivierung die nachfolgenden Behandlungsmethoden wesentlich besser und wirkungsvoller zum Tragen kommen.

Eingeleitet wird jede Aknebehandlung mit der Phönixschen Entgiftungstherapie:
3 Tage Phönix Phönohepan
3 Tage Phönix Solidago
3 Tage Phönix Antitox
jeweils 3 × tgl. 1 Teelöffel mit etwas Flüssigkeit einnehmen. Dieser Zyklus ist bis zu einer Gesamtdauer von vier Wochen zu wiederholen.

2. Phase
– 10 Tage lang:
 Sulfur oplx Tbl.
 S. 3 × tgl. 1 Tbl. v. d. E. im Mund zergehen lassen, oder
– Sulfur colloid D6–D4 DHU
 S. 3 × tgl. 1 Tbl. v. d. E. im Mund zergehen lassen, anschließend
– Euphorbia olpx Tropfen
 S. 3 × tgl. 15 Tropfen auf 1 EL Wasser v. d. E. einnehmen, oder
– Ichthyolum dil. D2–D1 DHU
 S. 3 × tgl. 5 Tropfen mit etwas Wasser verdünnt n. d. E. einnehmen
– Faex med. sicc.
 (Bierhefe)
 S. 0,5–10.0 nach dem Essen
– Levurinetten
 S. 2 × tgl. 12 Stück über 3 Monate.
Zur Behebung einer gestörten Darmflora:

Mikroflorana L+
S. mit einschleichender Dosierung beginnen.
 Bei vorliegender Leberbelastung:
Legalon liquid.
S. 3 × tgl. 1 Meßlöffel voll n. d. E.
 Bei Verschlimmerung der Akne prämenstruell:
Agnolyt
S. 1 × tgl. 40 Tropfen morgens nüchtern in etwas Wasser einnehmen.
 Akne juvenilis der jungen Männer:

Agnolyt
S. 1 × tgl. 40 Tropfen morgens nüchtern in etwas Wasser einnehmen.

Lokalbehandlung
Morgens und abendss heiße Seifenwaschungen mit:
Dermowas Konzentrat – Wolf, oder
Schwefelseife – Blücher, oder
Akne-Block-Cooper.

Danach Abreiben mit einem Gesichtswasser und Auftragen eines Tages-/Nacht-Externums: *Tagsüber* werden kosmetisch unauffällige Präparate verwendet z. B. Aknefug-liquid., Schwefelpuder, Akne-Medice-Kombipakkung, Aknichtol u. a. *Nachts*, Pekana Dercut Lotion, Aknefug Milch simplex, Livoderm Salbenschaum, Aknederm Salbe u. a.

Zweimal wöchentlich wird ein Kamillendampfbad von 10minütiger Dauer durchgeführt.

Allgemeine Maßnahmen: Viel Bewegung an frischer Luft und auf ausreichende Flüssigkeitszufuhr achten sind zwei wichtige Grundsätze, die der Patient unbedingt beachten muß. Eier, Süßigkeiten, Schweinefleisch, Kuchen, Schlagsahne, stark gebratene Nahrungsmittel, Soßen, Mayonnaise, jodierte Salze, Nüsse und alle Käsesorten müssen zunächst gemieden werden. Während der Behandlungszeit sollte der Patient viel pflanzliche Frischkost in Form von Gemüsen, Salaten und Früchten zu sich nehmen. Bei ausgeprägter Akne ist eine vegetabile Vollrohkost notwendig.

Eigenblutbehandlung mit dem Hämoaktivator nach Dr. med. Höveler

1. Woche	3 × wöchentlich 5,0 ml aktiviertes Eigenblut i. g.
2.–4. Woche	2 × wöchentlich 5,0 ml aktiviertes Eigenblut i. g.
ab 5. Woche	1 × wöchentlich oder alle 14 Tage 5,0 ml aktiviertes Eigenblut i. g.

Bei ausgeprägter Akne können jegliche Echinacinpräparate dem Eigenblut zugefügt werden, und erreicht damit eine Steigerung der

Wirksamkeit, ansonsten ist die Beifügung von Ampullenpräparaten nicht erforderlich.

Rosacea

Beim Zustandekommen der Rosacea spielen einerseits konstitutionell erbliche Faktoren eine Rolle, andererseits sind gastrointestinale Störungen weitere begünstigende Faktoren. Die Krankheit tritt überwiegend bei Frauen zu Beginn des Klimakteriums auf. Wesentliche Symptome sind senfkorn- bis erbsgroße ekzematoide, akneiforme oder lupoide Knötchen und Pusteln, die gemeinsam oder isoliert im Gesicht, hauptsächlich an der Nase und an den Wangenpartien, in zweiter Linie an Stirn und Kinn, auftreten können. Vereinzelt kann es zu entzündlichen Veränderungen im Augenbereich kommen (Konjunktivitis, Blepharitis, Keratitis). In manchen Fällen, vorwiegend bei Männern, kommen hypertrophische Hautprozesse hinzu. Es entstehen Hautverdickungen und knollenartige Wucherungen und zwar vorwiegend an der Nase. Es kommt zur Ausbildung eines Rhinophym.

Therapieempfehlungen: Bei der Behandlung der Rosacea ist die aktivierte Eigenbluttherapie wesentlich effizienter wie die Behandlung mit Nativblut, denn aktiviertes Eigenblut besitzt einen erheblich höheren Stimulationseffekt auf das ganze Immunsystem als unverändertes Eigenblut.

Eigenblutbehandlung mit dem Hämoaktivator nach Dr. med. Höveler
1. Woche 3 × wöchentlich
   5,0 ml aktiviertes Eigenblut
   i. g. plus
   1 Ampulle Horvitrigon Horvi
2.–4. Woche 2 × wöchentlich
   5,0 ml aktiviertes Eigenblut
   i. g. plus
   1 Ampulle Horvitrigon Horvi
ab 5. Woche 1 × wöchentlich oder alle 14 Tage
   5,0 ml aktiviertes Eigenblut
   i. g. plus
   1 Ampulle Horvitrigon Horvi

Ab der zweiten Woche wird, neben der Eigenblutinjektion, gleichzeitig auf die andere Gesäßseite 1 Ampulle Horvi-Latromactan-Reintoxin injiziert.

Medikamentöse Zusatztherapie:
– Horvi-Crotalus-Reintoxin
  S. 3 × tgl. 6 Tropfen perlingual, stets 1/2 Stunde v. d. E.
– Horviton Drg.
  S. 3 × tgl. 2 Drg. n. d. E.
– Phönix Antitox
  S. 1. Woche 3 × 5 Tropfen tgl., 2. Woche 3 × 10 Tropfen tgl., ab 3. Woche 3 × 20 Tropfen tgl.
– Legalon liquid.
  S. 3 × tgl. 1 Meßl. voll n. d. E.

Weitere Maßnahmen: Die Patienten sollen Alkohol, Kaffe, und stark gewürzte, heiße Speisen meiden. Auf eine geregelte Verdauung und ausreichende Flüssigkeitszufuhr ist zu achten.

Allergisches Exanthem

Den allergischen Exanthemen liegt eine kutan-vaskuläre Allergie zugrunde. Ausgelöst wird die Mehrzahl der Fälle durch Medikamente wie z. B. nach Einnahme von barbitursäurehaltigen Schlafmitteln, Antipyretica, Chinin, Goldpräparate usw. Daneben können auch Lebensmittel, Kosmetika, Tierhaare und Hausstaub allergische Exantheme auslösen.

Der Verlauf der Erkrankung ist vorwiegend von Juckreiz geprägt, manche Patienten haben erhöhte Temperatur. Das klinische Bild ist ausgesprochen polymorph. Die Exantheme können maculösen, bullösen oder auch urticariellen Charakter haben.

Therapieempfehlungen: Zunächst ist es wichtig die auslösende Noxe zu ermitteln und auszuschalten. Die Verabfolgung von aktiviertem Eigenblut führt sehr rasch zur Stillung des Juckreizes und Behebung der Allgemeinsymptome.

Eigenblutbehandlung mit dem Hämoaktivator nach Dr. med. Höveler
1. Tag 5,0 ml aktiv. Eigenblut i. g.
2. Tag 5,0 ml aktiv. Eigenblut i. g.
3. Tag 5,0 ml aktiv. Eigenblut i. g.

anschließend 2 × wöchentlich 5,0 ml aktiv. Eigenblut insgesamt 12 Injektionen.

Zusätze zur Eigenbluttherapie: Ab 2. Woche können dem Eigenblut beigefügt werden:
Acirufan Amp., oder
Apis D6 Amp., oder
Acidum formicium D6—12 Amp., oder
als Mischinjektion
Injectio gastro-hepatica
Injectio dermatica.
Medikamentöse Zusatztherapie:
Allergo Dolan
S. 1. Tag 2 stündlich 1 Teel. voll mit etwas Wasser einnehmen, ab 2. Tag 4 × tgl. 1 Teel. voll mit etwas Wasser einnehmen
Opsonat Pekana
S. 3 × tgl. 1 Teelöffel voll in 1/4 Glas Wasser v. d. E.

Äußerlich:
Dercut Lotion Pekana
S. mehrmals tgl. auf die betroffenen Stellen auftragen, oder
Avil 0,5
Thesit 1,5
Lotio Cordes ad. 50.0
MDS. Äußerlich.

Urticaria

Die Urticaria kann als der Prototyp der allergischen Hautkrankheiten bezeichnet werden. Sie ist ein vielschichtiges Problem. Nach ihrem Verlauf teilt man die Urticaria in eine akute und in eine chronische Verlaufsform ein. Die auslösenden Ursachen können eine Unzahl von Allergenen sein. Daher machte man sich folgende Faustregel zu eigen:

Akute Urticaria (plötzlicher Beginn, Abklingen nach Tagen) Ursachen meist exogene Noxen.
Chronische Urticaria (mehrere Wochen unverändertes Krankheitsbild) Ursachen meist endogene Noxen.

Die Erkrankung ist durch typische schubweise auftretende Quaddeln ausgezeichnet, die an jeder Körperstelle urplötzlich auftreten, um nach kurzer Zeit wieder zu verschwinden.

Es besteht immer heftiger Juckreiz, Hitzegefühl oder Ameisenkriechen, was den Kranken zum Kratzen veranlaßt.

Therapieempfehlungen: Zunächst kommt es darauf an, die auslösende Noxe zu eliminieren. Hauptsächlich bei der chronischen Urticaria ist die Mitbehandlung von Magen, Darm und Leber zwingend, um einen evtl. bestehenden Fokus zu entfernen.

Bei allen Formen der akuten und chronischen Urticaria haben sich Eigenblutinjektionen bewährt. Auf diese erfolgreiche Eigenblutbehandlung wiesen schon Tenckhoff, Balyat, Busquet u. a. hin, die aufgrund eigener Erfahrungen bei einem umfassenden Patientengut, die Eigenblutinjektionen der Calciumtherapie vorzogen.

Eigenblutinjektion
Akute Urticaria:
1. Tag 3,0 ml Eigenblut i. m.
2. Tag 5,0 ml Eigenblut i. m.
3. Tag 5,0 ml Eigenblut i. m.

Chronische Urticaria:
1. Tag Mischinjektion i. m.
   2,0 ml Eigenblut plus
   1 Ampulle Injectio dermatica
   1 Ampulle Injectio gastrohepatica
3. Tag Mischinjektion i. m.
   2,0 ml Eigenblut plus
   1 Ampulle Injectio dermatica
   1 Ampulle Injectio gastrohepatica
5. Tag Mischinjektion i. m.
   2,0 ml Eigenblut plus
   1 Ampulle Injectio dermatica
   1 Ampulle Injectio gastrohepatica.
Die weiteren Injektionen werden 2 × wöchentlich bis zur Behebung des Zustandes injiziert.

Neben den genannten Ampullen haben sich auch Acirufan Ampullen, Cardiospermum D4 Ampullen oder Histamin D30 Ampullen zur Eigenblutbeimischung für die Behandlung der chronischen Urticaria bewährt.

Medikamentöse Zusatztherapie:
– Apis D6 Tropfen
   S. 3 × 10 Tropfen tgl. n. d. E.
– Astacus D6 Tropfen
   S. 3 × 10 Tropfen n. d. E.

– Calcium Sandoz forte
Brausetablette
S. früh und abends 1 Tbl. in Wasser gelöst trinken

Äußerlich:
Rp.
Avil 1,0
Milch cordes ad 100.0
S. mehrmals tgl. auf die Haut auftragen.

Gegen den Juckreiz:
Cistus canadensis olpx
S. 3 × tgl. 15 Tropfen auf 1 EL Wasser.

Weitere Maßnahmen: Auf ausreichende Flüssigkeitszufuhr und geregelte Verdauung achten.

Eigenblutbehandlung mit dem Hämoaktivator nach Dr. med. Höveler
Akute Urticaria:
1. Tag 5,0 ml aktiv. Eigenblut i. g.
2. Tag 5,0 ml aktiv. Eigenblut i. g.
3. Tag 5,0 ml aktiv. Eigenblut i. g.

Chronische Urticaria:
1. Tag 5,0 ml aktiv. Eigenblut i. g.
3. Tag 5,0 ml aktiv. Eigenblut i. g.
5. Tag 5,0 ml aktiv. Eigenblut i. g.

Die weiteren Injektionen werden 2 × wöchentlich appliziert. Zusätzliche Ampullenpräparate sind auch bei der chronischen Urticaria nicht erforderlich, da durch die spezifische Wirksamkeit des aktivierten Eigenblutes die Injektionen wirksam sind.

Pruritus

Der akute oder chronische Juckreiz kann in Begleitung zahlreicher Hautkrankheiten oder als selbständige Erkrankung auftreten.

Die Ursachen können vielfältiger Natur sein, so z. B. Unsauberkeit, mechanische Reize wie z. B. Reibung durch Kleidungsstücke, Seifenunverträglichkeit, Arzneimittelallergien, Wurmbefall. Ferner organische Leiden wie z. B. Magen-Darm-Störungen, Leberaffektionen, Leukämie, Morbus Hodgkin, Diabetes mellitus, Alkoholismus, Klimakterium, Arteriosklerose, Nephritis, Pilzinfektionen, innersektorische Störungen, Erkrankungen der männlichen und weiblichen Genitalorgane.

Therapieempfehlungen: Zunächst ist es wichtig nach der Ursache zu suchen und diese nach Möglichkeit auszuschalten. Gleichzeitig wird mit einer Umstimmungstherapie durch Eigenblut begonnen. Man beginnt mit sehr kleinen Dosen von Eigenblut und steigert die nachfolgenden Eigenblutmengen sehr vorsichtig, da sonst unter Umständen der Juckreiz verstärkt auftreten kann.

Eigenblutinjektion
1. Woche 2 × wöchentlich
0,5 ml Eigenblut s. c.
2. Woche 2 × wöchentlich
1,0 ml Eigenblut i. m.
3. Woche 2 × wöchentlich
2,0 ml Eigenblut i. m.
4. Woche 2 × wöchentlich
3,0 ml Eigenblut i. m., oder
tgl. ansteigende Eigenblutinjektionen i. c.
0,1; 0,2; 0,3; 0,4; 0,5 ml
danach dreitägig ansteigend s. c.
0,6; 0,7; 0,8; 0,9; 1,0 ml
danach alle fünf Tage ansteigend i. m.
1,0; 1,5; 2,0; 2,5; 3,0 ml

Auch wenn die Eigenblutbehandlung bei Pruritus nicht immer den erhofften Erfolg bringt, ist es den Versuch wert.

Medikamentöse Zusatztherapie: Durchführung der Phönixschen Entgiftungstherapie.
Phönohepan
Phönix Solidago
Phönix Antitox.

Gegen unerträglichen Juckreiz:
– Cistus canadensis olpx
S. 3 × tgl. 15 Tropfen auf 1 EL Wasser
– Legalon liquid.
S. 3 × tgl. 1 Meßlöffel n. d. E.

Bäder bei generalisiertem Juckreiz: Vorwiegend bei sehr trockener Haut erfolgt eine sehr günstige Beeinflussung der Haut durch Ölbäder, die unter Umständen 2 × tgl. lauwarm ca. 15 Minuten durchgeführt werden müssen. Auch das bereits mehrfach erwähnte «Kleopatrabad» (1/4 l Milch und 2 Eßlöffel Olivenöl in

das Badewasser geben und umrühren) wird von den Patienten sehr angenehm empfunden.
Ein empfehlenswerter Zusatz ist u. a. das Stärke- und Sodabad:
1–3 Tassen Stärke
1 Tasse Natriumcarbonat
auf eine Badewanne voll lauwarmes Wasser.

Äußerlich: Nach jedem Baden muß ein gründliches Einfetten der Haut erfolgen. Ein sehr einfaches Mittel ist Niveamilk mit Zusatz von einigen Tropfen Nivea Kinderöl.
Sehr hilfreich ist auch folgende Rezeptur:
Rp.
5% Milchsäure in Vaseline oder einer Lotio als Trägersubstanz.

Bei sehr trockener Haut kann über Nacht die Haut mit Phönix Kalopön Salbe eingerieben werden.
Die nachfolgenden juckreizstillenden Rezepturen werden dann eingesetzt, wenn keine zu große Austrocknung der Haut vorliegt:

– Rp.
  Thesit   5,0
  Lotio albae
  Spirit   ad 100,0
  MDS.: Thesit Lotion, juckreizlindernd,
  oder
– Rp.
  Avil   0,5
  Thesit   1,5
  Lotio Cordes   ad 50.0
  MDS.: Äußerlich, vor Gebrauch schütteln
  oder
– Calmitol
  Glycerin   aa 5,0
  Lotio Cordes   ad 50,0
  MDS.: Äußerlich.

Eigenblutbehandlung mit dem Hämoaktivator nach Dr. med. Höveler
1. Tag   5,0 ml aktiv. Eigenblut i. g.
3. Tag   5,0 ml aktiv. Eigenblut i. g.
5. Tag   5,0 ml aktiv. Eigenblut i. g.
Ab 2. Woche erfolgen die weiteren Injektionen 2 × wöchentlich. Insgesamt sind 12–15 Eigenblutinjektionen notwendig. Je nach Ursache der Pruritus können organspezifische Ampullen der Eigenblutlösung beigefügt werden.

Herpes simplex

Der Herpes ist eine akute Eruption von Bläschen, die in wechselnder Anzahl auf Haut und Schleimhäuten auftreten können. Es handelt sich um eine Virusinfektion, die durch mechanische und psychische Traumen, durch intensive Sonneneinwirkung, gastrointestinale Störungen, Allergien, Menstruation, durch fieberhafte Krankheiten wie z. B. Grippe, Pneumonien, Meningitis usw. ausgelöst werden kann.

Die zu Rezidiven neigenden Bläschen kündigen sich durch Juckreiz, Spannungsgefühl, teilweise auch durch Schmerzen an. Innerhalb kurzer Zeit schießen stecknadelkopfgroße Bläschen auf geröteten Grund auf, deren Inhalt zunächst klar, später eitrig eintrübt und schließlich verkrustet.

Therapieempfehlungen: Die Rezidivneigung ist sehr groß. Da die bevorzugten Stellen Lippen und Nasenöffnung sind, können diese Erscheinungen sehr störend und auch entstellend wirken. Es muß daher versucht werden, hauptsächlich bei disponierten Personen, die Immunitätslage zu stärken. Dies geschieht durch eine mehrwöchig durchgeführte Kur mit aktiviertem Eigenblut.

Eigenblutbehandlung mit dem Hämoaktivator nach Dr. med. Höveler: Es werden wöchentlich zwei Eigenblutinjektionen mit aktiviertem Eigenblut durchgeführt, insgesamt 15 Injektionen. Die monatliche Wiederholungsinjektion wird über längeren Zeitraum beibehalten.

Zusätze zur Eigenblutbehandlung: Herpes simplex Nosode D15 und D400 oder Herpes simplex Nosode D30 und D400.

Medikamentöse Zusatztherapie:
– Phönix Antitox
  S. 3 × tgl. 20 Tropfen mit etwas Wasser verdünnt einnehmen
– Acidum nitricum D4
  Thuja D6
  Rhus toxicodendron D4   aa 20.0
  MDS.: 3 × tgl. 20 Tropfen mit etwas Wasser verdünnt einnehmen.

Lokale Maßnahmen:
- Lomaherpan
  S. mehrmals tgl. dünn auftragen, oder
- Virudermin Robugen
  S. mehrmals tgl. auftragen oder
  Alkohol 90%
  S. mehrmals tgl. auftragen.

Im akuten Stadium:
1. Tag Mischinjektion i. m.
        2,0 ml Eigenblut plus
        1 Ampulle Penicil. notatum D5
        1 Ampulle Candida parapsilosis D6
2. Tag Mischinjektion i. m.
        2,0 ml Eigenblut plus
        1 Ampulle Penicil. notatum D5
        1 Ampulle Candida parapsilosis D6
3. Tag Mischinjektion i. m.
        2,0 ml Eigenblut plus
        1 Ampulle Penicil. notatum D5
        1 Ampulle Candida parapsilosis D6.

Herpes zoster

Die ebenfalls gruppiert auftretenden Bläschen des Herpes zoster sitzen im allgemeinen im Versorgungsgebiet eines bestimmten Nerven und zwar nur auf einer Seite.

Die Eruption erscheint plötzlich. Oftmals hat der Patient zunächst neuralgieartige Beschwerden mit leichter Temperaturerhöhung und Störung des Allgemeinbefindens. In der Folge erscheinen kleine hellrote Knötchen, die bereits nach wenigen Stunden in Bläschen übergehen. Die stecknadelkopfgroßen Bläschen sind von einem entzündlichen Hof umgeben. Der Bläscheninhalt verändert sich nach einigen Tagen, er wird trübe oder eitrig. Bei geschwächten Personen kann es zum Gangrän kommen. Die häufigste Lokalisation beim Herpes zoster ist die Interkostalregion.

Die Schmerzen können, je nach Allgemeinzustand des Kranken, nur gering vorhanden sein, sie können aber auch zur Qual werden.

Therapieempfehlungen: In Kombination von Eigenblut und den verschiedenen Ampullenmischungen haben wir eine wirkungsvolle Behandlungsmöglichkeit, die es uns ermöglicht, das gestörte Immunsystem zu aktivieren und die Schmerzen zu reduzieren.

Eigenblutinjektion
1. Tag Mischinjektion
        1 Ampulle Traumeel
        1 Ampulle Engystol
        1 Ampulle Variolinum
        1 Ampulle Vaccininum
        2/3 dieser Mischung wird i. v. injiziert
        1/3 dieser Mischung wird mit 2,0 ml Eigenblut vermischt i. m. injiziert.
2. Tag Mischinjektion
        1 Ampulle Traumeel
        1 Ampulle Engystol
        1 Ampulle Variolinum
        1 Ampulle Vaccininum
        2/3 dieser Mischung wird i. v. injiziert
        1/3 dieser Mischung wird mit 2,0 ml Eigenblut vermischt i. m. injiziert.
3. Tag Mischinjektion
        1 Ampulle Traumeel
        1 Ampulle Engystol
        1 Ampulle Variolinum
        1 Ampulle Vaccininum
        2/3 dieser Mischung wird i. v. injiziert
        1/3 dieser Mischung wird mit 2,0 ml Eigenblut vermischt i. m. injiziert.
5. Tag Mischinjektion
        1 Ampulle Traumeel
        1 Ampulle Engystol
        1 Ampulle Variolinum
        1 Ampulle Vaccininum
        2/3 dieser Mischung wird i. v. injiziert
        1/3 dieser Mischung wird mit 2,0 ml Eigenblut vermischt i. m. injiziert.

Weitere Injektionen werden 2 × wöchentlich verabreicht, bis der Abheilungsprozeß auf der Haut abgeschlossen ist.

Medikamentöse Zusatztherapie:
- Ranunculus Ho
  Cocculus Ho aa 30.0
  MDS.: stdl. 10 Tropfen
- Hepeel Tbl.
  S. stdl. 1 Tbl. im Mund zergehen lassen
- Mezereum Ho
  S. 6 × tgl. 20 Tropfen, oder
- hochdosierte orale und rectale Enzymtherapie mit Wobemucos.

Äußerlich:
Saxifragae D1 Tropfen
S. mehrmals tgl. auf die schmerzenden Stellen auftragen.

Eigenblutbehandlung mit dem Hämoaktivator nach Dr. med. Höveler

1. Woche	Mischinjektion, 3 × wöchentlich 1 Ampulle Traumeel 1 Ampulle Engystol 1 Ampulle Variolinum 1 Ampulle Vaccininum 2/3 dieser Mischung wird i. v. injiziert 1/3 dieser Mischung wird mit 5,0 ml aktiv. Eigenblut vermischt i. m. injiziert.
2.–4. Woche	Mischinjektion, 2 × wöchentlich 1 Ampulle Traumeel 1 Ampulle Engystol 1 Ampulle Variolinum 1 Ampulle Vaccininum 2/3 dieser Mischung wird i. v. injiziert 1/3 dieser Mischung wird mit 5,0 ml aktiv. Eigenblut vermischt i. m. injiziert.
ab 5. Woche	Mischinjektion, 1 × wöchentlich 1 Ampulle Traumeel 1 Ampulle Engystol 1 Ampulle Variolinum 1 Ampulle Vaccininum 2/3 dieser Mischung wird i. v. injiziert 1/3 dieser Mischung wird mit 5,0 ml aktiv. Eigenblut vermischt i. m. injiziert.

Bei bereits seit längerer Zeit bestehenden Prozessen oder bei sehr geschwächten Kranken, ist die Vorschaltung der Anti-Virus-Therapie nach Dr. med. Kastner unbedingt notwendig.

Die Ampullen der Ziffer I werden in einer 10,0 ml Spritze aufgezogen und zur Hälfte langsam intravenös injiziert. Dann werden ca. 3–5 Tropfen Blut aufgezogen und die verbleibende Hälfte mit dem Blut kräftig vermischt und intraglutäal injiziert.

Durch die noch liegende Kanüle wird anschließend eine Ampulle der Ziffer II (getrennt von den übrigen Injektionen) injiziert.

Nach einer 10tägigen Behandlung schließt man im allgemeinen eine aktivierte Eigenblutkur an, wobei für die Dauer von vier Wochen, 2 × wöchentlich eine Injektion ohne besondere Zusätze erfolgt. Diese sehr umfassende Therapie hat sich auch bei Patienten bewährt, wo unter Umständen der Verdacht einer Präcancerose gegeben ist.

Tab. 16: Anti-Virus-Therapie nach Dr. med. Kastner

Präparate	1	2	3	4	5	6	7	8	9	10
I.										
Engytsol	×	×	×	×	×	×	×	×	×	×
Gripp Heel	×	×	×	×	×	×	×	×	×	×
Galium Heel	×	×	×	×	×	×	×	×	×	×
Phosphor-Injeel	×	×	×	×	×	×	×	×	×	×
Lac-caninum-Injeel	×	×	×	×	×	×	×	×	×	×
Conium-Injeel	×	×	×	×	×	×	×	×	×	×
Mg.Manganum-phosph.-Injeel	×					×				
Natrium pyruvicum-Injeel	×					×				
Natr. oxalaceticum-Injeel	×					×				
Acid. citricum-Injeel		×					×			
Acid. cis-aconiticum Injeel		×					×			
Baryum oxalsuccinicum Injeel			×					×		
Acid. a-ketoglutaricum Injeel			×					×		
Acid. succinicum-Injeel				×					×	
Acid. fumaricum-Injeel				×					×	
Acid. DL-malicum-Injeel				×					×	
Hydrochinon Injeel	×		×							
Anthrachinon-Injeel	×		×							
Glyoxal-Injeel		×		×						
Trichinoyl-Injeel		×		×						
Para-Benzochinon-Injeel			×		×					
II.										
Funiculus umbilicalis suis Injeel	×	×	×	×	×	×	×	×	×	×

Hyperhidrosis – Schweißneigung

Die Menge des ausgeschiedenen Schweißes unterliegt bei dem Einzelnen sehr großen Schwankungen. Die zentral gesteuerte Wasserverdunstung durch die etwa 2 Millionen Schweißdrüsen der Haut, beträgt täglich etwa 0,5 bis 1,0 Liter Schweiß. Durch exogene oder endogene Einflüsse können die Wärmeregula-

tionszentren im Gehirn gereizt werden, so daß Fehlsteuerungen und damit verstärkte Schweißabsonderungen auftreten können.
Am häufigsten wird Hilfe bei Hyperhidrosis der Hände und Füße gesucht. Wenn vor allem die Hände betroffen sind, kann die Ausübung bestimmter Berufe in Frage gestellt sein. An den Füßen kann sich der Schweiß zersetzen und dadurch ein unangenehmer Geruch zustande kommen.

Therapieempfehlungen: Eigenblutinjektionen und intensive Ausleitung durch entsprechende Medikamente bewirken in den meisten Fällen einen Erfolg.

Eigenblutinjektion: Über einen Zeitraum von vier Wochen werden in ansteigender Dosierung Eigenblutinjektionen intramuskulär appliziert:
1. Injektion   0,5 ml Eigenblut
2. Injektion   1,0 ml Eigenblut
3. Injektion   1,5 ml Eigenblut
4. Injektion   2,0 ml Eigenblut
5. Injektion   3,0 ml Eigenblut
6. Injektion   4,0 ml Eigenblut.
Die weiteren Injektionen werden in größeren Intervallen verabfolgt:
7.–12. Injektion   5,0 ml Eigenblut.

Medikamentöse Zusatztherapie: Neben der Ursachenbehandlung ist die Ausleitung vordringlich, d. h. der Patient muß sehr viel trinken, um die Nierentätigkeit anzuregen. Dazu bieten sich folgende Teemischungen an:
– Rp.
  Herba Asperulae odoratae
  Herba Thymi vulgaris
  Folia Fragariae vescae
  Folia Rubi fructiosi aa 20.0
  M. f. spec.
  D. S. 1 Teelöffel auf eine Tasse als Aufguß, 5 Minuten ziehen lassen, 3 × tgl. 1 Tasse trinken, oder
– Rp.
  Bacc. Juniperi
  Folia Betulae
  Stip. Genistae
  Rad. Taraxaci   aa 25.0
  M. f. spec.
  D. S. 1 Teelöffel auf eine Tasse als Aufguß, 5 Minuten ziehen lassen, 3 × tgl. 1 Tasse trinken.

Bei Handschweiß:
– Natrium carbonicum D6 Tbl.
  S. 3 × tgl. 1 Tbl. im Mund zergehen lassen.

Bei Fußschweiß:
– Silicea D12
  S. 3 × tgl. 1 Tbl.
– Acidum nitricum D6
  Lycopodium D12   aa 30.0
  MDS.: 3 × tgl. 20 Tropfen mit etwas Wasser verdünnt einnehmen.

Weitere Maßnahmen: Durchführung von Hand- und Fußbädern in Eichenrindenextrakt, Tannolact-Substanz oder kurmäßige Anwendung von Schiele Fußbädern.

Eigenblutbehandlung mit dem Hämoaktivator nach Dr. med. Höveler: Zweimal wöchentlich erfolgt eine aktivierte Eigenblutinjektion, insgesamt 12 Injektionen.

Furunkulose

Es handelt sich hierbei um eine von der Haarbalgdrüse ausgehende eitrige Entzündung, meist durch Staphylokokken ausgelöst. Dabei entzündet sich nicht nur der Follikel, sondern es kommt auch zu einer infiltrierenden Entzündung des perifollikulären Gewebes. Die Furunkel können an jeder beliebigen Stelle auftreten, sofern Haarfollikel hier vorhanden sind. Die Hauptlokalisation ist der Nacken. In zweiter Linie kommen in Betracht: Rücken, Gesäß, Gesicht, untere Extremitäten. Furunkel können dort, wo ein mechanischer Druck auf die Haut ausgeübt wird, solitär auftreten. Es gibt aber auch solche, die sich über den ganzen Organismus ausbreiten können, man spricht dann von einer chronischen Furunkulose. Die eigentliche Entstehungsursache der Furunkel ist bis heute noch nicht endgültig geklärt. Mit Sicherheit spielen dispositionelle Gegebenheiten, Stoffwechselstörungen und ungünstige Immunitätsverhältnisse bei der Entstehung eines Furunkels eine Rolle.

Therapieempfehlungen: Die Eigenblutbehandlung der Furunkulose hat diese Therapieform eigentlich populär gemacht. In vielen alten Fachbüchern der Chirurgie und Dermatologie wird immer wieder auf die günstige Eigenblutwirkung bei Furunkulose hingewiesen.

Potenziertes Eigenblut bei Kindern: Wenn Kinder unter einer chronischen Furunkulose leiden, sollte ein Therapieversuch mit potenziertem Eigenblut unternommen werden.
Eingangspotenz
C7 1 × wöchentlich 5 Tropfen für die Dauer von sechs Wochen
C9 1 × wöchentlich 5 Tropfen für die Dauer von sechs Wochen
C12 1 × wöchentlich 5 Tropfen für die Dauer von vier Wochen.

Medikamentöse Zusatztherapie:
– Mundipur Pekana
  S. 3 × tgl. 1 Teelöffel voll in 1/2 Glas Wasser v. d. Mahlzeiten trinken
– Hepar sulfuris oplx
  S. 3 × tgl. 1 Tbl. v. d. E. im Mund zergehen lassen.

Weitere Maßnahmen: Auf ausreichende Flüssigkeitszufuhr achten. Zur Ausleitung kann folgender Tee rezeptiert werden:
– Herba Urticae
  Radix Taraxaci cum herb.
  Fructus Cynosbati
  Cortex Frangulae
  Fructus Anisi   aa 30.0
  M. f. spec.
  D. S. 1 Teelöffel auf 1 Tasse Wasser, als Aufguß, 5 Minuten ziehen lassen. Morgens und abends 1 Tasse trinken.

Eigenblutinjektion: Bei einem akuten Solitärfurunkel:
1. Tag Mischinjektion i. m.
        2,0 ml Eigenblut plus
        1 Ampulle Myristica sebifera D6
2. Tag Mischinjektion i. m.
        2,0 ml Eigenblut plus
        1 Ampulle Myristica sebifera D6.
eventuell noch eine weitere Injektion
3. Tag Mischinjektion i. m.
        2,0 ml Eigenblut plus
        1 Ampulle Myristica sebifera D6.

Medikamentöse Zusatztherapie:
– Hepar sulf. D3
  S. im akuten Fall 1/2 stdl. 1 Tbl.
– Myristika sebifera D2
  S. im akuten Fall 1/2 stdl. 1 Tbl.
Zur Ausleitung viel Flüssigkeitszufuhr z. B.
Herba Urticae
Radix Taraxaci cum herb.
Fructus Cynosbati
Cortex Frangulae
Fructus Anisi   aa 30.0
M. f. spec.
D. S. 1 Teelöffel auf 1 Tasse Wasser, als Aufguß, 5 Minuten ziehen lassen. Täglich 4–5 Tassen trinken, späterhin morgens und abends 1 Tasse.

Bei chronischer Furunkulose
Man beginnt mit kleineren Mengen von Eigenblutinjektionen: 3tägig: 0,5; 1,0; 1,5; 2,0 ml i. m. ab 5. Injektion erhöht man die Intervalle auf fünf Tage: 2,5 ml; dann jeweils 3,0 ml i. m. etwa fünf Injektionen.

Sollte nach der 5. Injektion noch keine wesentliche Veränderung eingetreten sein, fügen wir den weiteren Eigenblutinjektionen jeweils 2 Ampullen Echinacin Madaus und 2 Ampullen Pyrogenium Hanosan bei.

Medikamentöse Zusatztherapie:
– Mundipur Pekana
  S. 3 × tgl. 1 EL in 1/2 Glas Wasser v. d. Mahlzeiten trinken
– Hepar sulfuris olpx
  S. 3 × tgl. 2 Tbl. v. d. Mahlzeiten im Mund zergehen lassen
– Herba Urticae
  Radix Taraxaci cum herb.
  Fructus Cynosbati
  Cortex Frangulae
  Fructus Anisi   aa 30.0
  M. f. spec.
  D. S. 1 Teelöffel auf 1 Tasse Wasser, als Aufguß, 5 Minuten ziehen lassen. Morgens und abends 1 Tasse trinken.

Weitere Maßnahmen: Neben einer ausreichenden Flüssigkeitszufuhr ist auf eine vorwiegend laktovegetabile Kost zu achten. Zur Rezidivprophylaxe sollte nach Abschluß der Behandlung die Phönixsche Entgiftungstherapie durchgeführt werden.

Eigenblutbehandlung mit dem Hämoaktivator nach Dr. med. Höveler

Bei akutem Solitärfurunkel
1. Tag Mischinjektion
   5,0 ml aktiv. Eigenblut plus
   1 Ampulle Myristika sebifera D6
2. Tag Mischinjektion
   5,0 ml aktiv. Eigenblut plus
   1 Ampulle Myristika sebifera D6.

Je nach Befinden, ist eine dritte Injektion am 3. Tag erforderlich.

Bei chronischer Furunkulose
In der ersten Woche erfolgen drei Injektionen mit Zusatz von je 1 Ampulle Echinacin Madaus und 1 Ampulle Pyrogenium Hanosan. Die nachfolgenden Injektionen, insgesamt werden 12 bis 15 Injektionen verabreicht, werden zweimal wöchentlich appliziert.

Abszesse

werden nach dem gleichen Behandlungsprinzip therapiert, wie bereits unter Furunkulose angegeben.

Fußwarzen

Warzen sind vermutlich durch Viren ausgelöste Erscheinungen, die mit Vorliebe an den Händen und Fingern, der Fußsohle, ebenso im Gesicht und auf dem Rücken auftreten können.

Therapieempfehlungen: Die von Imhäuser empfohlene potenzierte Eigenblutbehandlung von Warzen bei Kindern ist hauptsächlich bei bestehenden Fußwarzen sehr wirkungsvoll. Bereits nach 2 Tagen tritt eine spontane Schmerzfreiheit ein und nach einer Woche sind die Fußwarzen in der Regel verschwunden.

Potenziertes Eigenblut bei Kindern: Anfertigung einer Eigenblutpotenz C7
3 × wöchentlich 5 Tropfen auf die Zunge geben bis Warzen verschwunden sind.

Medikamentöse Zusatztherapie: Thuja olpx, S. 3 × tgl. 15 Tropfen auf 1 EL Wasser geben und einnehmen.

Haarausfall und brüchige Nägel bei Kindern

Haarausfall und brüchige Nägel können bei Kindern vielerlei Ursachen haben. Unabhängig von jeglicher Therapie ist die zusätzliche Gabe von potenziertem Eigenblut sehr zu empfehlen.

Therapieempfehlungen

Potenziertes Eigenblut bei Kindern: Anfertigung einer Eigenblutpotenz C7, 1 × wöchentlich 5 Tropfen etwa 4mal.
Anfertigung einer Eigenblutpotenz C9, 1 × wöchentlich 5 Tropfen etwa 6mal.

Medikamentöse Zusatztherapie: Truw Thohelur II, S. 3 × tgl. 1−2 Tbl. in Wasser aufgelöst einnehmen.

Psoriasis vulgaris – Schuppenflechte

Die Psoriasis vulgaris ist eine sehr häufig vorkommende Dermatose, die wegen ihres hartnäckigen Charakters zu den wichtigsten Hauterkrankungen zählt. In den letzten Jahren ist eine deutliche Zunahme dieser Erkrankung festzustellen, so daß man sich des Eindrucks nicht erwehren kann, daß Umwelteinflüsse, Streßfaktoren und auch veränderte Ernährungsweisen einen Einfluß auf die Entstehung der Psoriasis haben. Man schätzt derzeit in der Bundesrepublik ca. 1,5 bis 2 Millionen Patienten. Nach Meinung vieler Wissenschaftler handelt es sich bei dieser nicht ansteckenden Dermatose um eine Stoffwechselstörung, deren Anlage vererbt wird, sich aber nur bei etwa 20% der Fälle manifestiert.

Die Psoriasis kann in ihrem Aussehen und

Verlauf außerordentlich variieren, zeigt aber zunächst typische Kennzeichen:

Scharf begrenzte rötliche Herde, die mit typischen trockenen, perlmutartig glänzenden, lamellösen und zerreibbaren Schuppen bedeckt sind. Die Schuppen lassen sich leicht abkratzen, wobei das für die Psoriasis charakteristische Auspitzsche Phänomen entsteht, nämlich die punktförmige Blutung der freigelegten Haut. Charakteristisch ist auch die Lokalisation. Am häufigsten werden die Ellenbogen, die Knie, die Lendengegend und der behaarte Kopf befallen. Die Schuppenflechte kann sich über den ganzen Körper ausdehnen und auch die Nägel in Mitleidenschaft ziehen. Dabei werden die Nägel brüchig, es bilden sich Quer- und Längsfurchen, die Nagelplatte wird undurchsichtig und verfärbt sich grünlich.

Die Psoriasis ist eine chronische Krankheit, welche in mehr oder weniger häufigen Schüben verläuft die von unterschiedlicher Dauer sein können. Zuweilen treten während dieser Zeit auch Gelenkbeschwerden auf. Dabei können ein oder mehrere Gelenke befallen sein, so daß das klinische Erscheinungsbild dem einer Arthritis rheumatica entspricht.

Therapieempfehlungen: Eine Unzahl von Dermatologen haben die Auswirkung von Eigenblutbehandlungen bei der Psoriasis untersucht. Die Ergebnisse reichen von sehr guten Heilungserfolgen bis hin zu totalen Mißerfolgen. Da die Erkrankung in Schüben verläuft, ist eine Erfolgsauswertung nach Eigenblutinjektionen nicht so ohne weiteres möglich. Hinzu kommt außerdem, daß Spontanheilungen oder Besserungen auch ohne große Behandlung eintreten können, so daß es unmöglich erscheint, eine objektive Auswertung durchzuführen. Während Spiethoff, Menschow u. a. über gute Erfahrungen mit der i. m. verabfolgten Eigenbluttherapie bei Psoriasis berichteten, sahen Königsberger, Weiß u. a. keinerlei Erfolge. Alexander machte die Feststellung, daß insbesondere die von Weitgasser empfohlene intrakutane Anwendung von Eigenblut bei der Psoriasis weitaus größere Erfolge bringt, wie z. B. intramuskulär applizierte Eigenblutinjektionen. Dies wurde von Cohn bestätigt. Es hat nicht an Versuchen gefehlt, durch verschiedene modifizierte Eigenblutbehandlungen die Psoriasis erfolgreich zu therapieren. Bei den meisten Patienten trat zunächst eine deutliche Besserung ein, doch die Rezidivneigung war bei vielen geblieben.

Bei allen Therapiemöglichkeiten sollte die Eigenblutbehandlung bei der Psoriasis ebenfalls in Anwendung kommen. Durch den Zusatz von unterschiedlichen Phytopharmaka kann die Wirkung der Eigenblutinjektion um ein wesentliches erhöht und damit die Erfolgsaussichten gesteigert werden.

Potenziertes Eigenblut bei Kindern: Ähnlich wie bei den Eigenblutinjektionen ist die Wirkung in diesem Fall sehr unterschiedlich. Trotzdem sollte der Versuch gewagt werden.

Man beginnt mit einer Eigenblutpotenz in C7 und verabfolgt 1 × wöchentlich 5 Tropfen, insgesamt 4 Wochen lang. Anschließend wird in gleicher Weise mit einer neu angefertigten Eigenplutpotenz C9 und später C12 verfahren. Zum Abschluß wird eine Eigenblutpotenz in C15 angefertigt, die über einen Zeitraum von 3 bis 6 Monaten mit wöchentlich einer Gabe von 5 Tropfen verabreicht wird.

Eigenblutinjektion

1. Woche Mischinjektion i. m., 3 × wöchentlich
 0,5 ml Eigenblut plus
 1 Ampulle Elhapsorin
 1 Ampulle Formidium D12
2. Woche Mischinjektion i. m., 2 × wöchentlich
 1,0 ml Eigenblut plus
 1 Ampulle Elhapsorin
 1 Ampulle Formidium D12
ab 3. Woche Mischinjektion i. m., 2 × wöchentlich
 2,0 ml Eigenblut plus
 1 Ampulle Elhapsorin
 1 Ampulle Formidium D12.

Tritt bereits in der ersten Woche durch die Injektionen eine mehr oder weniger starke Empfindlichkeitsreaktion auf, werden die Eigenblutinjektionen zunächst nur langsam gesteigert und die medikamentösen Zusätze später zugesetzt:

1. tgl. ansteigend
 0,1; 0,2; 0,3; 0,4; 0,5 ml Eigenblut
 intrakutan als Quaddel

2. 3tägig ansteigend
0,6; 0,7; 0,8; 0,9; 1,0 ml Eigenblut subkutan
3. 5tägig ansteigend
1,0; 1,5; 2,0; 2,5; 3,0 ml Eigenblut intramuskulär und einen kleinen Teil intrakutan.

Werden die Eigenblutinjektionen gut vertragen, können die nachfolgenden Injektionen wie folgt appliziert werden:
Mischinjektion i. m., 2 × wöchentlich
2,0 ml Eigenblut plus
1 Ampulle Elhapsorin
1 Ampulle Formidium D12.

Die Anzahl der zu verabfolgenden Injektionen ist von dem Zustand des Patienten abhängig. Erfahrungsgemäß müssen zwischen 30 bis 50 Eigenblutinjektionen appliziert werden, um einen Prozeß zum abklingen zu bringen. Es wäre aber sehr vermessen zu sagen, mit dieser Anzahl von Injektionen wäre die Psoriasis geheilt.

Medikamentöse Zusatztherapie:
– Phönix Antitox
S. mit einschleichender Dosierung beginnen.
Bei vorliegender Harnsäurediathese ist die nachfolgende zusätzliche Verordnung angezeigt:
– Berberidis aquifolii
S. 4 × tgl. 20 Tropfen mit einem Eßlöffel Wasser vermischt einnehmen.
Bewährt hat sich die Fumarsäuretherapie nach Dr. Schweckendiek[1]
– Pulver A 1 n. Dr. Schweckendiek
Pulver A 2 n. Dr. Schweckendiek
1 × tgl. jeweils 1 Messerspitze v. d. E. mit etwas Flüssigkeit zusammen einnehmen.
– Legalon liquid.
S. 3 × tgl. 1 Meßlöffel n. d. E.
– Rp.
Folia Trifolii fibrini
Herba Equiseti
Fructus Juniperi
Cortex Quercus
Radix Saponariae

Herba Violae tricoloris aa 30.0
M. f. spec.
D. S. 1 Teel. auf 1 Tasse als Aufguß, 5 Minuten ziehen lassen, morgens und abends 1 Tasse.

Äußerlich: Salbe I nach Dr. Schweckendiek
Rp.
Fumarsäuremonoaethylester 4.0
Glycerin 4.0
Salicylsäure 1.5
Acetylsalicylsäure 1.5
Pottasche 2.0
Ung. emulsificans 15.0
Aqua dest. 10.0
Eucerin. anhydric ad 100.0

Die Salbe[2] wird einmal tgl. auf die befallenen Stellen aufgetragen. Daneben gibt es noch Salbe II–IV, die unterschiedliche Konzentrationen an Fumarsäure bzw. Fumarsäuremonoaethylester enthalten.

Bäder: Zur Ergänzung der Schweckendiekschen Therapie gehören Bäder in Fumarsäure[3]:
Fumarsäure Ktl. Nr. 47910
Kal. carbonat wasserfrei Ktl. Nr. 60110.
Für ein Vollbad, daß 1–2mal wöchentlich durchgeführt wird, verwendet man je 1 Eßlöffel, oder
Balneozon Bad der Wasserchemie Heidelberg (je nach Hautbefall werden zunächst täglich, später in größeren Abständen Vollbäder durchgeführt), oder
Silvapin-Schwefel-Kleiebad, oder
Cortex Quercus conc. 500.0
D. S. mit 4 l Wasser kochen und als Zusatz zum Bade zu verwenden.

Weitere Maßnahmen: Wichtig ist eine konsequente Nahrungsumstellung auf Frischkost nach den Empfehlungen von Bircher-Benner. (siehe Handbuch für Hautkranke, Bircher-Benner, Bircher-Benner-Verlag in Zürich).

Außerdem ist auf geregelte Verdauung zu achten, evtl. muß eine Darmsymbioselenkung durchgeführt werden. Orts- und Klimawechsel in Verbindung mit Meerwassertherapie kön-

---

[1] zu beziehen durch Eulen Apotheke Ludwigshafen

[2] zu beziehen durch Eulen Apotheke Ludwigshafen)

[3] zu beziehen durch die Fa. Fluca 7910 Neu-Ulm

nen den Heilungsprozeß beschleunigen, vor allen Dingen ist die Wirkung sehr nachhaltig.

Eigenblutbehandlung mit dem aktivierten Eigenblut nach Dr. med. Höveler: Beachtliche Erfolge erzielt man bei der Therapie mit aktiviertem Eigenblut. Schon Höveler weist in seiner Fibel «Eigenbluttherapie», Haug Verlag, Heidelberg, auf die gute Wirksamkeit seiner Therapie hin. Die Praxis hat diese Erfolge vielfach bestätigt. Ich habe schon häufig erlebt, daß nach 6 bis 8 Injektionen eine deutliche Rückbildung der Psoriasisherde einsetzte und schließlich nach weiteren Injektionen eine Abheilung erfolgte. Auch hier sind Fehlschläge zu verzeichnen, aber sie sind im Vergleich zu anderen Therapiemöglichkeiten wesentlich geringer.

   1. Woche   3 × wöchentlich
                  5,0 ml aktiviertes Eigenblut i. g.
ab 2. Woche 2 × wöchentlich
                  5,0 ml aktiviertes Eigenblut i. g.

Je nach Ansprechbarkeit der Eigenblutbehandlung werden die Injektionsintervalle zunächst in dieser Form beibehalten oder verlängert. Später sollte monatlich eine Wiederholungsinjektion mit aktiviertem Eigenblut beibehalten werden.

Zusätze zur Eigenblutbehandlung: Bewährt haben sich die Mischungen von Elhapsorin und Formidium D12, ferner die Einzelmittel wie Acidum formicicum D12, Formica D12 oder die Eigenblutkombination mit Thymowied Ampullen. Letzteres hauptsächlich bei der Arthritis psoriatica.

Alopecia diffusa – Haarausfall

Ältere Menschen klagen häufig über Haarausfall und gleichzeitig auch über Brüchigkeit der Fingernägel. Während bei den meisten männlichen Patienten der Verlust der Haarpracht als «Zeichen der Würde und des Alters» leidlich ertragen wird, nehmen ältere Patientinnen diese Symptome nicht so ohne weiteres hin. Es kommt zu Minderwertigkeitskomplexen, man verschließt sich gegenüber seiner Umwelt und meidet den Umgang mit anderen Menschen.

Die Ursachen können vielfältiger Natur sein so z. B. spielen endokrine oder postinfektiöse Ursachen oftmals eine Rolle, aber auch Erkrankungen des zentralen Nervensystems können Haarausfall bewirken. Nicht zu vergessen ist die konstitutionell oder familiär bedingte Disposition.

Therapieempfehlungen: Die Eigenblutbehandlung mit aktiviertem Eigenblut ist in manchen Fällen sehr hilfreich. Zumindest wird erreicht, daß das Haar kräftiger und der Haarausfall gestoppt wird. Bei einer vorhandenen Glatze hat die Eigenblutbehandlung auch keinen Einfluß mehr auf die Haarbildung.

Eigenblutbehandlung mit dem Hämoaktivator nach Dr. med. Höveler: Empfehlenswert sind drei Behandlungen pro Woche, insgesamt 12 Eigenblutinjektionen.

Zusätze zum Eigenblut: Actovegin pro injectione, dabei wird die Hälfte des Präparates bei der Blutentnahme i. v. injiziert und die andere Hälfte mit aktiviertem Eigenblut gemischt i. g. appliziert. Zur gleichen Zeit injiziert man auf die andere Gesäßhälfte 1 Ampulle Eukalisan.

Medikamentöse Zusatztherapie:
– Actovegin forte Drg.
   S. 3 × tgl. 2 Drg. 1/2 Std. v. d. E.
– Osspulvit Drg.
   1. Woche 3 × 5 Drg. n. d. E.
   2. Woche 3 × 4 Drg. n. d. E.
   3. Woche 3 × 3 Drg. n. d. E.
– Graphites D12
   4. Woche 3 × tgl. 10 Tropfen n. d. E.
   5. Woche 3 × tgl. 10 Tropfen n. d. E.
– Osspulvit Drg.
   6. Woche 3 × tgl. 5 Drg. n. d. E.
   7. Woche 3 × tgl. 4 Drg. n. d. E.
   8. Woche 3 × tgl. 3 Drg. n. d. E.

Die Kopfhaut wird 2 × täglich mit folgender Haarwasseressenz leicht einmassiert:
Rp.
Zinnkrautessenz   40.0
Brennesselessenz   20.0
Klettenwurzelessenz   20.0

Arnikaessenz 20.0
Rosmarinöl 3 Tropfen

Die nachfolgende Haarkurteemischung soll 6–8 Wochen lang von dem Patienten getrunken werden:
Rp.
Herba Urticae
Herba Equiseti
Folia Rosmarini
Radix Bardanae aa 20.0
M. f. spec.
D. S. 1 Teelöffel auf 1 Tasse Wasser als Aufguß, 5 Minuten ziehen lassen, 3 Tassen tgl. trinken.

Brüchige Fingernägel werden 2 × tgl. mit Mandelöl eingerieben. Zur Einnahme verabfolgt man 1 × tgl. 1 Teelöffel voll Kieselsäure in Joghurt oder Quark.

Erysipel – Wundrose

Das Erysipel ist eine durch Streptokokken ausgelöste entzündliche Erkrankung, die sich in den Lymphspalten der Epidermis und Cutis ausbreitet. Die Eintrittspforten sind kleine Verletzungen der Haut wie z. B. Schürfwunden, Rhagaden usw. Nach einer sehr kurzen Inkubationszeit von wenigen Stunden bis zu zwei Tagen, kommt es zu der typischen flammenden Rötung, die scharf begrenzt ist. Neben den örtlichen Symptomen treten starke Allgemeinstörungen wie z. B. Fieber, Kreislaufstörungen, starke Druckschmerzen auf. Durch eine entsprechende und gezielte Antibiotikatherapie ist die Prognose sehr gut.

Therapieempfehlungen: Haferkamp hat in seinem Buch «Eigenbluttherapie» sehr ausführlich auf die Behandlung des Erysipels mit Eigenblut hingewiesen. Allerdings sind diese Therapieempfehlungen heute durch die Antibiotikabehandlung im akuten Stadium überholt. Allerdings ist die Rezidivneigung groß und hier ist der Ansatzpunkt für die aktivierte Eigenbluttherapie.

Eigenblutbehandlung mit dem Hämoaktivator nach Dr. med. Höveler: In der ersten Woche werden 3 Injektionen verabreicht, ab zweite Woche 2 Injektionen wöchentlich. Insgesamt sollten 12 bis 15 Behandlungen durchgeführt werden. Eine monatliche Wiederholungsinjektion ist für einige Zeit empfehlenswert.

Zusätze zur Eigenblutinjektion: Folgende Ampullen werden mit dem Eigenblut gemischt injiziert:
Traumeel
Rhus tox Injeel
Strept. haemolyt. Injeel.

Medikamentöse Zusatztherapie: Phönixsche Entgiftungstherapie
3 Tage Phönix Phönohepan
3 Tage Phönix Solidago
3 Tage Phönix Antitox
jeweils 3 × tgl. 1 Teelöffel mit etwas Flüssigkeit einnehmen. Dieser Zyklus ist bis zu einer Gesamtdauer von vier Wochen zu wiederholen.
– Graphites D4 Tbl.
S. 3 × tgl. 1 Tbl. v. d. E.
– Silicea D4 Tbl.
S. 3 × tgl. 1 Tbl. n. d. E.

Eigenblutbehandlung in der Geriatrie

Die Geriatrie ist ein sehr dankbares Gebiet für die Eigenbluttherapie. Gerade weil mit dem zunehmenden Alter die Abwehrbereitschaft des Organismus reduziert wird und damit die Bereitschaft zu erkranken wesentlich größer ist, haben wir durch die Eigenbluttherapie die Möglichkeit, in das Immungeschehen des alternden Organismus einzugreifen. Seitdem es Menschen auf der Erde gibt, lieben sie das Leben und grollen dem Altsein, und nur wenige sind es, die ohne Hadern Abschied nehmen von den Freuden der Jugend und den dritten Lebensabschnitt mit Sinn und Erfülltheit leben. Schon immer war die Menschheit von dem Gedanken nach wiederkehrender Jugend und Verjüngung besessen. Jedoch alles Lebende altert – und stirbt. Ein unerbittliches Naturgesetz, dem keiner zu entrinnen vermag. Und dennoch hat der Mensch die Hoffnung und das Bestreben niemals aufgegeben, durch das was die Natur und phantasiereicher Geist bieten und ersinnen kann, dieser unvermeidlichen Bestimmung zu entkommen. Altern ist keine Krankheit, wie man einst gesagt hat, es kann aber zu mancherlei Krankheiten und Gebrechen führen. Altern ist ein langsamer Prozeß der Veränderung und der Wandlung innerhalb eines lebensgeschichtlichen Ablaufs. Altern bedeutet aber auch, daß früher oder später im Leben ein Zeitpunkt eintritt, wo all die vielen Regulationsmechanismen der körperlichen Funktionen nicht mehr in optimaler Harmonie ineinandergreifen und somit zu einer Störung der Homöostase führen. Wenn Altern beginnt, setzt eine Veränderung der Adaptionsfähigkeit des Organismus ein, d. h. daß Anpassungsmechanismen erlöschen oder funktionsgemindert sind, daß aber gleichzeitig neue Adaptionsmechanismen ausgebildet werden oder eine neue Qualität erhalten.

Es gibt zahlreiche Vorstellungen über die Ursachen des Alterns. Teils sind sie begründet durch experimentell durchgeführte Tierversuche, teils haben sie auch spekulativen Charakter. Jedoch steht fest, daß im Organismus nicht alles gleichermaßen altert. So gibt es Organgewebe, die durch ständige Erneuerungsprozesse gewissermaßen nicht altern. Ein Beispiel dafür sind die Epithelien des Darmkanals, die täglich in Millionenzahl neu gebildet werden. Und das ist gut so, denn was wird diesem Organ über den gesamten Lebensbereich an Mißhandlungen nicht alles zugemutet:

1. Schädigung der Darmflora durch ballaststoffarme Ernährungsweisen und denaturierte Nahrungsmittel,
2. Schädigung der Darmflora durch Umweltgifte z. B. Cadmium, Blei, Quecksilber,
3. Schädigung der Darmflora durch Arzneimittel wie z. B. Abführmittel, Antibiotika, Immunsuppressiva, Kortikosteroide.

Demgegenüber gibt es Zellen, die keinem Regenerationsprozeß unterliegen wie z. B. die Ganglienzellen des Zentralnervensystems. Sie haben keine Mitose, keine Zellteilung, und ihre Zahl nimmt im Alter stark ab. Ein Vorgang, der bestimmte Alterungsvorgänge erklärt.

Alter und Krankheit

Unser Leben ist ein ständiger Anpassungsprozeß an unsere Umwelt. Kommt es zum Verlust dieser Anpassungsfähigkeit bedeutet dies Tod, kommt es zur Reduzierung, ist es gleichzusetzen mit Krankheit. Mit fortschreitendem Alter vermindert sich die Adaptionsfähigkeit und führt somit zu einem Anstieg der Morbidität, die bei den über 65jährigen den Höchststand erreicht. Ein Charakteristikum der Alterskrankheiten besteht darin, daß sie vorwiegend multipel auftreten. Die Multimorbidität nimmt mit dem steigenden Lebensalter zu, so daß bei über siebzigjährigen Patienten vier bis acht verschiedene Erkrankungen gleichzeitig bestehen können. Dieses multiple Krankheitsgeschehen bei älteren Menschen rührt teilweise daher, daß oft degenerative, nichtletale Krankheiten sich anhäufen so z. B. Katarakt, Osteoporose, Coxarthrose, Varizen. Mit zunehmendem Alter kommen weitere gefährliche degenerative Erkrankungen hinzu z. B. Gefäßerkrankungen, psychische Veränderungen und Emphyseme. Die multiplen Krankheitsbilder erfordern nicht selten eine Mehrfachtherapie und bringen damit häufig Behandler und noch mehr den Patienten in therapeutische Bedrängnis. Denn die unterschiedlich wirkenden Medikamente können ihre Wirksamkeit gegenseitig aufheben, ebenso ihre Wirkung extrem steigern und durch Metabolisierungsprozesse zur Intoxikation mit letalem Ausgang führen.

Der Basler Mediziner Prof. Dr. Otto Gsell spricht von 9 alterstypischen Krankheiten:

Arteriosklerose
Arthrose
Lungenemphysem
Altersdiabetes
Prostatahypertrophie
Krebserkrankungen
senile Demenz
Altersveränderungen an den Sinnesorganen.

Die meisten der hier aufgeführten Erkrankungen gehören zu den sogenannten «ruhenden Leiden», die durch körperliche oder seelische Belastungen sehr schnell dekompensieren und lebensbedrohliche Formen annehmen können.

Nicht selten verschweigen ältere Menschen ihre Krankheit oder Behinderung und gestehen nicht ein, daß die Sehkraft und das Gehör nachgelassen haben, daß beim Wasserlassen Schwierigkeiten auftreten oder zeitweise depressive Stimmungslagen den Tag bestimmen. Man kann verstehen, daß ältere Menschen mit fortschreitendem Alter eine pessimistische Einstellung gegenüber dem Leben und der Medizin einnehmen, wenn sie mit den Worten «was wollen Sie denn, Sie sind ja schließlich 70 Jahre alt» oder «Sie haben Ihr Leben gelebt» in der Sprechstunde abgefertigt werden.

Abwehrschwäche im Alter

Durch das Alter tritt eine veränderte Infektionsbereitschaft ein, d. h. die Möglichkeit an bestimmten bakteriellen oder virusbedingten Leiden zu erkranken, ist im höheren Lebensalter um ein vielfaches größer. Die Ursache ist darin zu suchen, daß durch altersbedingte Veränderungen im R-E-S die Bildung von Immunkörpern reduziert ist. Außerdem ist zu bedenken, daß im Alter bei vielen Menschen zahlreiche resistenzmindernde Faktoren vorliegen wie z. B. Stoffwechselkrankheiten, degenerative Leiden oder konsumierende Erkrankungen, die zwangsläufig eine Resistenzabnahme bewirken. Auffallend ist auch die mangelhafte Fieber- und Leukozytenreaktion bei Infektionen und die Zunahme der Autoimmunkrankheiten.

Diese zunehmende Reaktionsstarre im Organismus wurde durch die Wissenschaftler Pischinger und Keller untersucht und dafür der Begriff «Mesenchymblockade» geprägt. Sie haben nachgewiesen, daß das Bindegewebsorgan Mesenchym eine Vielzahl von Aufgaben zu erfüllen hat. Eine der wesentlichen Aufgaben des Mesenchyms besteht darin, durch den ständigen Austausch der Stoffe zwischen Blut und Parenchymzelle, den osmotischen Druck, die günstigste Ionenmischung und das Säure-Basen-Gleichgewicht aufrechtzuerhalten. Nach Pischinger ist das Mesenchym Träger «der undifferenzierten und unbewußten Lebensfunktionen und bestimmt primär die physikochemische und bioelektrische Situation».

Es ist der Träger der Ganzheitsfunktion im Organismus und stellt damit die Grundlage der allgemeinen und unspezifischen Abwehrregulationen dar.

Der ältere Mensch war im Laufe seines Lebens einer Vielzahl von exogenen Noxen ausgesetzt. Durch die Atemluft, über den Magen-Darm-Kanal und die Haut hat er ein Durcheinander an Giftstoffen aufgenommen. Das bedeutet für den Organismus täglich eine erhebliche Belastung, denn körperfremde Stoffe, seien sie chemischer Art, seien es Bakterien oder Viren, seien es Zellen, wurden durch den Abwehrmechanismus des Organismus vernichtet und zwar in dergestalt, daß durch eigens dafür bestimmte, aus dem R-E-S bzw. Bindegewebe gebildeten Abwehrzellen den Fremdstoff einkreisen und unschädlich machten. Wie jede andere Zelle, so wird auch die R-E-S Zelle durch ständige Belastung, hinzukommende Mangelzustände und Giftstoffe strukturell und leistungsmäßig geschädigt. Die mesenchymalen Schutzstoffe können dann nicht mehr in ausreichender Menge und Qualität erzeugt werden. Auch die Phagocytosenaktivität gegenüber kranken Zellen und die Entgiftungspotenz der R-E-S Zellen werden geringer. Es kommt zwangsläufig zu einer Ansammlung von Zelltrümmern, Stoffwechselmetaboliten und Toxinen. Die unbewältigten Gifte können zwar zunächst in der Mesenchymzelle gespeichert werden. Wenn aber auf Dauer der Schlackenanfall größer ist als das Entgiftungsvermögen, so wird die Speicherkapazität schließlich erschöpfen und die Gifte können dann ungehindert in Blut und Gewebe übertreten, was zu einer pathologischen Lage des Gesamtstoffwechsels führt. Dadurch ist eine wesentliche Voraussetzung für die Entwicklung chronischer Erkrankungen geschaffen.

Es ist daher das oberste Gebot für den älteren Patienten die vernachlässigten «Kanäle» des Körpers zu öffnen, um die Mesenchymentschlackung zu erreichen und dadurch eine Entlastung des überforderten Gesamtstoffwechsels herbeizuführen.

Dies geschieht durch:

1. Entgiftung und Terrainsanierung
2. Steigerung der körpereigenen Abwehrkräfte und damit Belebung der Immunstimulisierung.

Diese zusammengetragenen Fakten rechtfertigen die Eigenblutbehandlung im Alter.

Altersdepression

Die Flucht in die Altersdepression ist wohl die häufigste psychische Erkrankung im fortschreitendem Alter. Man findet sie vorwiegend bei Männern vor dem 60. Lebensjahr und zwar meistens bei Menschen, die von jeher still, zurückhaltend und verschlossen waren. Depressive Erscheinungen können akut aber auch schleichend beginnen und bestehen zunächst aus Leistungsminderung, Verstimmungen und sehr schnelle Erschöpfbarkeit. Bei genauer Betrachtung dieser Patienten fallen die müden, gequälten Gesichtsausdrücke auf, die Haut wirkt fahl und blass. Der Mund ist trokken und die Zunge ständig belegt. Durch unregelmäßige Nahrungsaufnahme kommt es zu einer verlangsamten Darmperistaltik und schließlich zu hartnäckiger Obstipation. Bei vielen Depressiven im mittleren und höheren Lebensalter werden auch Konzentrations- und Erinnerungsfähigkeit mehr oder weniger reduziert. Manche depressive Kranke geben Tagesschwankungen an, Symptome, die auch viele Gesunde kennen. So ist das Befinden in den Vormittagsstunden bis etwa zum Nachmittag besonders schlecht, um gegen Abend aufzuhellen. In vielen Fällen bestehen Einschlaf- oder Durchschlafstörungen. Manche Depressiven neigen zum abendlichen Grübeln. Die Frage nach dem Sinn des Lebens wird dadurch häufig zum quälenden Grundproblem. Mit Zunahme der depressiven Zustände kommt es immer mehr zur Isolation, zur Selbstvernachlässigung und Abmagerung, schließlich zur ängstlichen Unruhe oder reaktiven Aggressivität. Die Ängstlichkeit kann sich hochgradig steigern, sie finden keine Ruhe mehr und laufen, über viele Körperbeschwerden klagend, umher.

Therapieempfehlungen: Bei diesen Patienten stellt die kombinierte Eigenblutbehandlung mit Phytopharmaka eine milde Form der Umstimmung dar. Sowohl auf humoralen Wege wie auch über das vegetative Nervensystem wird eine Beeinflussung der Reaktionslage im

Organismus bewirkt und damit Heilungsprozesse in Gang gesetzt.

Eigenblutinjektion
1. Woche Mischinjektion i. m., 3 × wöchentlich
0,5 ml Eigenblut plus
1 Ampulle Hyperforat.

Gleichzeitig injizieren wir auf die andere Gesäßseite folgende Mischinjektion:
Mischinjektion i. m.
2 Ampullen Psychoneurotikum
1 Ampulle Excitans
1 Ampulle Eukalisan.

Ab 2. Woche erfolgen die aufgeführten Injektionen 2 × wöchentlich und ab dritte Woche Reduzierung auf 1 × wöchentlich.

Medikamentöse Zusatztherapie:
– Hyperforat Tropfen
S. 3 Tage 3 × 50 Tropfen v. d. E., ab 4. Tag 3 × 30 Tropfen v. d. E.

Bei zunehmender Gleichgültigkeit, Konzentrationsschwäche und Niedergeschlagenheit in Folge von Kummer wird zusätzlich verabfolgt:
– Acidum phosophoricum D4
S. 3 × tgl. 1 Tbl. im Mund zergehen lassen.

Bewährt hat sich auch folgende Mischung:
– Ignatia Komplex Nestmann
Lilium Komplex Nestmann aa 50.0
MDS.: 3 × tgl. 40 Tropfen n. d. E., oder
– Hypericum D4
Ignatia D5
Veratrum album D3 aa 10.0
MDS.: 4 × 15 Tropfen tgl.

Hinzu kommen die verschiedenen Teemischungen, die im Wechsel getrunken, günstig auf den Genesungsprozeß einwirken:
– Herba Equiseti
Herba Urticae
Herba Hyperici
Herba Millefolii aa 30.0
M. f. spec.
D. S. 2 Teelöffel auf 1/4 l Wasser als Aufguß 5 Minuten ziehen lassen, 2 × tgl. 1 Tasse, oder
– Radix Valerianae
Herba Hyperici aa 25.0
Strobuli Lupuli
Flores Primulae
Flores Lavendulae
Rad. Gei urbani aa 10.0

M. f. spec.
D. S. 1 Teelöffel auf 1 Tasse Wasser als Aufguß, 5 Minuten ziehen lassen, 2 × tgl. 1 Tasse.

Viel wichtiger als die genannten therapeutischen Empfehlungen ist das verstehende und teilnehmende Gespräch mit dem Patienten. Die Behandlung der Altersdepression erfordert einerseits sehr viel Geduld und Verständnis von Seiten des Behandlers, andererseits Einfühlungsgabe, Liebe und Zuneigung gegenüber dem alten Menschen von Seiten der Angehörigen.

Pruritus senilis – Altersjuckreiz

Rückbildungserscheinungen der Haut, aber auch Gefäß- und Stoffwechselleiden können einen generalisierten Juckreiz auslösen. In Frage kommen:

Arteriosklerose
Hypertonie
Leber- und Galleerkrankungen
Diabetes mellitus
Lymphogranulomatose
Tumoren.

Der quälende Juckreiz beginnt an umschriebenen Stellen und breitet sich im Laufe der Zeit auf den ganzen Organismus aus. Von Monat zu Monat nimmt der Juckreiz an Stärke und Heftigkeit zu, so daß der ältere Mensch nicht mehr zur Ruhe kommt. Der Zustand kann unter Umständen so quälend und unerträglich werden, daß die Betroffenen suicidgefährdet sind.

Therapieempfehlungen: Bei vielen älteren Menschen ist eine zu trockene und spröde Haut die Ursache des Juckreizes. Das läßt sich durch die Verordnung von entsprechenden Fettsalben und die Anweisung zu Bädern und anschließender Hautpflege schnell abklären.

Bäder: Bäder und Ganzwaschungen (z. B. Pflegefälle) werden von Patienten mit chronischem Juckreiz als sehr angenehm empfunden. Angezeigt sind Zusätze von Zinnkraut- oder

Kamillenextrakt. Lindernd und wohltuend wirken Kleie-Bäder wie z. B. mit Silvapin-Weizenkleie-Extrakt oder Töpfer Kleie Hautbad. Juckreizmildernd sind außerdem Bäder mit entsprechenden Detergentien wie z. B. Ölbad Cordes F, Balneum Hermal F usw. Häufiges Baden kann trotz rückfettender Substanzen zur Hautaustrocknung führen. Aber schon die Zugabe von 1/4 l Milch zusammen mit 2 Eßlöffel Olivenöl auf ein Vollbad vermag davor zu schützen, daß die Haut austrocknet. Bäder und Waschungen nur mit lauwarmem Wasser durchführen, da sonst der Juckreiz verstärkt wird.

Hautpflege: Besonders die alternde Haut benötigt viel Fett, daher ist an den Tagen, an denen kein Ölbad genommen wird, das Einfetten der Haut von Nöten. Geeignete Hautpflegemittel sind:
Phönix Kalophön Salbe, oder
Cardiospermum Salbe, oder
Linola-Fett Emulsion.
Sollte die Haut keine reine Fettsubstanzen vertragen, werden weiche Zinkpasten aufgetragen:
Rp.
Pasta Zinci mollis
Lanolin
Eucerin c. Aqua
Desitin aa 50.0
MDS.: weiche Paste 2 × tgl. auftragen.
Tritt nach diesen Behandlungen keine merkliche Besserung des Juckreizes ein, dann ist an das Vorliegen einer Stoffwechsel- oder Gefäßerkrankung zu denken und die primäre Ursache zunächst zu therapieren. In diesem Fall werden die nachfolgenden juckreizstillenden Maßnahmen therapiebegleitend durchgeführt:

Eigenblutinjektion: Eine konsequent durchgeführte Eigenbluttherapie, mit kleinen Dosen beginnend, kann eine wesentliche Erleichterung bringen. Hohe Dosen Eigenblut ergeben eher eine Verschlechterung des Zustandes. Bewährt haben sich folgende Verfahren: 3 × wöchentlich intramuskulär
1. Injektion 0,5 ml Eigenblut
2. Injektion 1,0 ml Eigenblut
3. Injektion 1,5 ml Eigenblut
4. Injektion 2,0 ml Eigenblut
5. Injektion 2,0 ml Eigenblut
ab 6. Injektion sehr langsame Steigerung bis 3,0 ml Eigenblut. Die Injektionen werden ab 6. Injektion nur noch 1 × wöchentlich appliziert.

Eine weitere Variante der Eigenblutinjektion wäre folgendes Verfahren:
Tgl. ansteigende Eigenblutinjektionen intrakutan: 0,1; 0,2; 0,3; 0,4; 0,5 ml,
danach dreitägig ansteigend s. c. 0,6; 0,7; 0,8; 0,9; 1,0 ml,
danach alle fünf Tage ansteigend i. m. 1,0; 1,5; 2,0; 2,5; 3,0 ml.

Zusätze zur Eigenbluttherapie: Bei ausgeprägtem Pruritus wird durch Hinzufügung bestimmter Präparate die Wirkung verstärkt. Bewährt haben sich Acidum formicicum D6, Dolichos pruriens D4 oder Acirufan Ampullen.

Medikamentöse Zusatztherapie: Durchführung der Phönixschen Entgiftungstherapie über einen Zeitraum von mindestens 6 Wochen:
Phönix Solidago
Phönix Phönohepan
Phönix Antitox.
Jeweils im dreitägigen Wechsel 3 × tgl. 1 Teelöffel voll mit Flüssigkeit verdünnt einnehmen.

Außerdem:
– Cistus canadensis olpx
  S. 4 × tgl. 15 Tropfen auf 1 EL Wasser
– Silicea olpx Tbl.
  S. 3 × tgl. 1 Tbl. n. d. E. im Mund zergehen lassen, im tgl. Wechsel mit
  Bellis olpx Tbl.
  S. 3 × tgl. 1 Tbl. n. d. E. im Mund zergehen lassen, als Sedativum:
Biral Drg.
S. 3 × tgl. 2 Drg. n. d. E.

Äußerlich: Durchführung der oben erwähnten Ölbäder. Zur Juckreizlinderung können folgende Rezepturen an badefreien Tagen mehrmals aufgetragen werden:
– Rp.
  Calmitol 2.0
  Milch Cordes ad 100.0
  MDS.: gegen Juckreiz mehrmals tgl. einreiben, oder

– Rp.
    Thesit   5.0
    Milch Cordes   ad 100.0
    MDS.: gegen Juckreiz mehrmals tgl. einreiben, oder
– Rp.
    Calmitol   3.0
    Eucerin
    c. aqua   ad 100.0
    MDS.: gegen Juckreiz mehrmals tgl. einreiben.

Weitere Maßnahmen: Patienten, die unter generalisiertem Juckreiz leiden, müssen auf eine geregelte Verdauung und auf eine ausreichende Flüssigkeitszufuhr achten. Zum Trinken bieten sich u. a. an:
– Herba Veronicae
    D.S. 1 Teelöffel auf 1 Tasse als Aufguß, 5 Minuten ziehen lassen, 4 Tassen tgl. trinken, oder
– Herba Veronicae
    Herba Violae tricoloris   aa 50.
    M. f. spec.
    D.S. 1 Teelöffel auf 1 Tasse als Aufguß, 5 Minuten ziehen lassen, 3 Tassen tgl. trinken.

Katarakt – Grauer Star

Durch degenerative Alterserscheinungen kann es u. a. zu einem fortschreitenden Schwinden der Transparenz in einer normal entwickelten Linse kommen. Dadurch tritt schrittweise eine Verminderung der Sehschärfe ein. Verschiedene weitere Ursachen wie z.B. Diabetes mellitus, Störungen im Leber-Gallestoffwechsel, Einwirkung von Schadstoffen usw. können diesen Vorgang beschleunigen.

Therapieempfehlungen: Bewährt hat sich, in Verbindung mit einer Eigenblutbehandlung, die sogenannte Waterloh-Kur, benannt nach einem homöopathischen Arzt aus Bonn. Sie besteht in einer alternierenden Verordnung von Calcium fluoratum, Magnesium fluoratum und Magnesium carbonicum und wird in folgender Weise rezeptiert:

1. 17 Tage lang morgens 1 Tablette Calcium fluoratum D12
2. 17 Tage lang morgens 1 Tablette Calcium fluoratum D6
3. 17 Tage lang morgens 1 Tablette Magnesium fluoratum D12
4. 4 Wochen lang morgens 5 Tropfen Magnesium carbonicum D8.

Die Kur wird im Anschluß, je nach Erfolg, 4 bis 5mal wiederholt.
Mucokehl D5 Augentropfen Sanum
S. 2 × tgl. jeweils 2 Tropfen in jedes Auge geben.
   Zur Unterstützung der oralen Therapie werden 2mal wöchentlich Eigenblutinjektionen intramuskulär verabreicht, insgesamt 15 bis 20 Injektionen:
Mischinjektion i. m.
2,0 ml Eigenblut plus
1 Ampulle Mucokehl D5.
Diese bewährte Indikation sollte bei beginnendem sowohl auch bei fortgeschrittenem grauen Star eingesetzt werden. Wenn auch eine spontane Heilung der Katarakt ausgeschlossen ist, so erreichen wir zumindest mit dieser Therapie, daß die Sehfähigkeit und damit die Sehleistung, um ein vielfaches gebessert wird.

Eigenblutbehandlung mit dem Hämoaktivator nach Dr. med. Höveler: Die Spritzen werden zweimal wöchentlich durchgeführt. Insgesamt sollten ca. 15 Injektionen verabreicht werden. Eine weitere monatliche Wiederholungsinjektion ist angezeigt. Auch hier hat sich der Zusatz von einer Ampulle Mucokehl D5 bestens bewährt.

Allgemeine Regeneration und Revitalisierung

Die Sehnsucht, ein hohes Alter in Gesundheit zu erleben, war stets ein zentrales Problem der Menschheit.Es hat nie an Versuchen gefehlt, dieses Ziel zu verwirklichen. Doch bis heute ist es noch nicht geglückt, durch eine Spezialinjektion oder ein Spezialmedikament eine Verjüngung oder Lebensverlängerung zu erreichen. Was wir heute allerdings bewirken können, ist eine Prophylaxe des Alterns. Prophylaxe in diesem Falle kann aber nur so verstanden werden, daß man ein vorzeitiges und krankhaftes Altern zu verhindern sucht. Um dieses Ziel zu erreichen, sollte die Menschheit in früher Jugend schon das beherzigen, was Horaz vor 2000 Jahren aussprach und Hufeland vor über 180 Jahren empfahl:

«Geistige und seelische Ausgeglichenheit, die Vermeidung aller plötzlichen Erregungen, die Unterlassung von Exzessen jeglicher Art, die Fähigkeit über sich selbst zu lachen und das tägliche Leben mit einer gewissen Distanz betrachten.»

Für den älteren Menschen, wo eine fortschreitende Adaptions- oder Anpassungsminderung feststellbar ist, kann die aktivierte Eigenblutbehandlung zur allgemeinen Adaptionssteigerung und damit zum Wohlbefinden des Patienten beitragen.

So fordert Höveler von einem Geriatrikum:
1. die Bioverfügbarkeit muß optimal sein
2. es darf zu keiner zusätzlichen Belastung des alternden Organismus führen
3. die Methode muß praktikabel sein
4. die Belastbarkeit durch externe Faktoren, also die Streßtoleranz muß vergrößert werden (Adaptogenität).

All diese Gegebenheiten werden durch die aktivierte Eigenblutbehandlung nach der Methode Dr. Höveler erfüllt.

Eigenblutbehandlung mit dem Hämoaktivator nach Dr. med. Höveler: Zu Beginn der Behandlung werden pro Woche 3 Injektionen intraglutäal verabfolgt. Etwa nach der 6. Injektion werden die Injektionen auf zwei pro Woche reduziert, insgesamt etwa 12 bis 15 Injektionen. Die vierwöchentliche Wiederholungsinjektion ist für den Erhalt des Erfolges wesentlich.

Zusätze zur Eigenblutbehandlung: Je nach Ausgangssituation bietet sich eine kombinierte Herz-Kreislaufbehandlung mit Weißdorn oder Gingko biloba Präparaten an oder man legt das Schwergewicht auf die Abwehrsteigerung durch Zusätze von Thymus. Andererseits können auch Stoffwechselprobleme im Vordergrund stehen, dann werden die entsprechenden Präparate hinzugegeben.

Bewährte Präparate zur Eigenblutkombination sind:

Herz- und Kreislauf
Tebonin, Crataegutt, Cefaktivon novum, Angio 2 Injectopas in Kombination mit Ginseng cpl. Injektopas, Spartium-complex-Injektionslösung, Voltil Injektionslösung, Geriaplasma Injektionslösung usw.

Gefäßstörungen
Actovegin pro injectione, Actihaemyl Injektionslösung, Tebonin,

Abwehrsteigerung
Thym-Uvokal Amp., Thymowied, Mesacton, Juv 110 Ampullen, Echinacin Ampullen, Esberitox Ampullen usw.

Rheumatische Beschwerden
Cefossin Amp., Cefarheumin Amp., Juv. 110 Amp., Thymowied.

Die Reihe läßt sich beliebig fortsetzen. Es soll damit nur deutlich gemacht werden, daß wir heute sehr gute Möglichkeiten haben, das Alter erträglich und bei guter Gesundheit und Rüstigkeit zu gestalten. Es ist nur eine Frage des Geldes, denn all diese Therapiemöglichkeiten muß der Patient, wenn er nicht in einer Privatkasse ist, aus eigener Tasche finanzieren. Und damit gewinnt der Satz «wenn du arm bist, mußt du früher sterben» an gewisser Bedeutung.

Zur Revitalisierung gehört auch die ausreichende Flüssigkeitsaufnahme. Im Hinblick auf eine gewisse «Organpflege» bietet sich folgende Teemischung an:

Rhiz. Hellebori nigri	15.0
Herba Urticae	20.0
Herba Equiseti	20.0
Herba Absinthii	5.0
Folia Melissae	20.0
Herba Meliloti	15.0
Flores Caryophylli plv.	3.0
Flores Calendulae	2.0

M. f. spec.
D. S.
1 Teelöffel auf 1 Tasse als Aufguß und 3 Minuten ziehen lassen. Kurmäßige Anwendung und zwar für 4 Wochen 2 × tgl. 1 Tasse.

Schlafstörungen und Schlaflosigkeit

Sie treten beim älteren Menschen isoliert oder als Krankheitsfolge häufig auf. Zwangsläufig kommt es dadurch zur Herabsetzung der Leistungsfähigkeit und zudem zu Abhängigkeit und Mißbrauch von Schlaf- und Beruhigungsmitteln unterschiedlicher Art.

Was sind die Ursachen? Tatsache ist, daß die physiologische Schlafdauer beim Menschen im Laufe des Lebens abnimmt. Während der Neugeborene über 16 Stunden am Tag schläft, beträgt die durchschnittliche Schlafdauer eines Greises nunmehr 5 1/2 Stunden. Neben der Verkürzung der Schlafzeit, kann auch die Schlaftiefe abnehmen oder der Schlafrhythmus sich verändern. Das führt dazu, daß der ältere Mensch in der Nacht schlaflos wacht und tagsüber müde und abgeschlagen ist.

Schlafstörungen und Schlaflosigkeit sind Symptome, die unter Umständen sehr verschiedene Ursachen haben können:

Fremde Umgebung,
klimatische Einflüsse,
Angstvorstellungen,
Konfliktsituationen,
häufig im Gefolge von Depressionen,
arteriosklerotische Durchblutungsstörungen des Hirns,
schmerzhafte Störungen im Bewegungsapparat,
Herz- und Kreislaufstörungen.

Die häufig verordneten Schlafmittel können statt der erwünschten schlaffördernden Wirkung auch einen sogenannten Paradoxeffekt bewirken, was zu nächtlichen Erregungszuständen und starker Unruhe führen kann. Daneben ist die Suchtgefahr auch beim älteren Patienten nicht unerheblich.

Therapieempfehlungen: Neben der ausführlichen Bewegung am Tage und dem Versuch, die Aktivität durch eine entsprechende Beschäftigung zu fördern, können Eigenblutinjektionen sehr förderlich sein.

Eigenblutbehandlung mit dem Hämoaktivator nach Dr.med. Höveler: Gemäß der auslösenden Ursache der Schlaflosigkeit werden den Eigenblutinjektionen die notwendigen Präparate zugefügt. In der ersten Woche werden 3 Injektionen und ab 2. Woche 2 Injektionen wöchentlich injiziert. Insgesamt sollten 12 bis 15 Injektionen verabfolgt werden. Bereits zwischen der 6. und 8. Injektion berichtet der Patient über eine wesentliche Verbesserung des Schlafes und auch über eine Zunahme der Schlaftiefe.

Zusätze zur Eigenblutbehandlung: Gemäß der auslösenden Ursache werden ausgewählte Ampullenpräparate dem Eigenblut beigemischt:

Herz- und Kreislauf
Tebonin, Crataegutt, Cefaktivon novum, Angio 2 Injectopas in Kombination mit Ginseng cpl. Injektopas, Spartium-complex-Injektionslösung, Voltil Injektionslösung, Geriaplasma Injektionslösung usw.

Gefäßstörungen
Actovegin pro injectione, Actihaemyl Injektionslösung, Tebonin,

Abwehrsteigerung
Thym-Uvokal Amp., Thymowied, Mesacton, Juv 110 Ampullen, Echinacin Ampullen, Esberitox Ampullen usw.

Rheumatische Beschwerden
Cefossin Amp., Cefarheumin Amp., Juv 110 Amp., Thymowied.

Medikamentöse Zusatztherapie: Kytta Sedativum, Plantival, Zincum valerianicum Hevert, Luvased Drg. usw., oder

Rp.
Passiflora D12
Avena sativa
Zincum valerianicum D4   aa 10.0
MDS.: vor dem Schlafengehen 20 Tropfen mit etwas Wasser einnehmen.

Neben den aufgeführten Präparaten können Teemischungen rezeptiert werden:

– Rp. (n. Rose)
Rad. Valerianae
Hb. Hyperici   aa 25.0
Strobuli Lupuli
Hb. Betonicae
Flor. Primulae
Flor. Lavendulae
Rad. Gei urbani   aa 10.0

- M. f. spec.
  D. S.: 1 Teelöffel auf 1 Tasse als Aufguß, 5 Minuten ziehen lassen und 1 Tasse 1/2 Stunde v. d. Schlafengehen trinken, oder
- Rp. (n. O. Schmidt)
  Hb. Violae odorat. c. rad.   10.0
  Hb. Melissae
  Rad. Valerianae
  Hb. Millefolii   aa 20.0
  M. f. spec.
  D. S.: 1 Teelöffel auf 1 Tasse als Aufguß 5 Minuten ziehen lassen und 1 Tasse 1/2 Stunde v. d. Schlafengehen trinken, oder
- Rp.
  Radix Valerianae
  Strobuli Lupuli   aa 25.0
  M. f. spec.
  D. S.: 1 Teelöffel auf 1 Tasse als Aufguß 5 Minuten ziehen lassen, 1 Tasse vor dem Schlafengehen unter Hinzufügung von 10 Tropfen Passiflora D2.

Dekubitusbehandlung

Von jeher ist die Verhütung von Druckwunden oder Wundliegen eines der Hauptanliegen guter Pflege. Gefährdet sind vorwiegend solche Patienten, die aufgrund chronischer Erkrankungen ständig im Bett verbleiben müssen. Durch eine Störung im Hautstoffwechsel können örtliche Durchblutungsstörungen entstehen, so daß sich zunächst eine Rötung, später eine kleine offene Stelle bildet, die sich sehr rasch vergrößern kann. Prädestiniert für Hautstoffwechselstörungen und damit dekubitusgefährdet sind bettlägerige Patienten mit Durchblutungs- und Kreislaufstörungen sowie neurologischen Ausfallserscheinungen. Weiter können Feuchtigkeit, Alkalität und Bakterien durch Inkontinenz verursacht und hinzukommende Druckstellen eine Dekubitusbildung beschleunigen. Etwa 75% der Dekubitalgeschwüre entwickeln sich in absteigender Reihenfolge am Kreuzbein, Fersen, Knöcheln und Hüften.

Therapieempfehlungen: Ein Dekubitalgeschwür stellt einen Infektionsherd dar, der einen geschwächten Organismus zusätzlich erheblich belasten kann. Neben den üblichen pflegerischen Maßnahmen muß daher versucht werden, eine möglichst rasche Abheilung des Dekubitalgeschwüres zu erreichen.

Zur Behebung der örtlichen Infektion ist zunächst die Wundreinigung notwendig. Dies geschieht, wenn Sitzbäder nicht möglich sind, durch lokale Umschläge bzw. Wundspülungen mit:
Rivanollösung oder
Kalium-permanganat oder
physiologischer Kochsalzlösung.

Für eine gründliche Wundreinigung sind auch Teeabkochungen, die zu Umschlägen oder als Badezusatz verwendet werden, sehr wirkungsvoll:

Rp. (nach Kroeber)
Rad. Bardanae
Hb. Galii apar.
Fol. Rumicis acet.
Fol. Juglandis   aa 10.0
Fol. Rubi frut.
Cort. Quercus
Hb. Verbenae
Flor. Rosae   aa 15.00
M. f. spec.
D. S.: 60,0 in 2 Liter Wasser abkochen und Umschläge auf der erkrankten Stelle durchführen oder den Absud dem Badewasser zufügen.

Bei stark verunreinigtem Dekubitalgeschwür:

Rp.
Calendulae Ø
Echinacea Ø
Hydrastis Ø
Arnicae Ø   aa 15.0
MDS.: mit 1/2 l Wasser verdünnen und Umschläge durchführen.

Auch Umschläge mit Zinnkrautabkochungen oder Kamillentee fördern den Sekretstrom aus der Wunde und tragen somit zur Wundreinigung bei. Durch all diese Maßnahmen können schlecht heilende Geschwürsbildungen mit schmierigen Belägen in kurzer Zeit sauber werden und damit eine gesunde Granulation einsetzen.

Bei schlechter Granulationsbildung kann die lokale Eigenblutanwendung die Granulationsförderung anregen.

Praktische Durchführung: Man entnimmt aus der Vene 2,0 ml Eigenblut und fügt 1 Ampulle Mucokehl D5 (früher Mucor racemosus D5) bei. Nachdem die Mischung mit der Hand verschüttelt wurde, gibt man die kombinierte Eigenblutlösung vorsichtig in die Wunde hinein und deckt die Wunde z. B. mit Actihaemyl Wundgaze und Mullkompressen ab. Die Wundränder werden zuvor etwa 0,5 cm breit dick mit Zinkpaste bestrichen, so daß sich in der Wunde ein richtiger Blutsee bilden kann.

Der Verbandswechsel erfolgt zunächst täglich, später nur jeden zweiten Tag. Bereits nach wenigen örtlichen Eigenblutanwendungen sieht man eine stärkere Randepithelisierung und in der Wunde eine zunehmende Granulationsbildung. Die Eigenblutbehandlung kann bis zur Wundschließung weiter durchgeführt werden. Es können aber auch, sobald die Granulation eingesetzt hat, Salben in Anwendung kommen wie z. B.:
Phönix Kalophön Salbe oder
Echinacin Salbe Madaus, oder
Calendula Salbe DHU.

Statt Nativblut kann im gleichen Verfahren auch aktiviertes Eigenblut verwendet werden. Es ist schon erstaunlich, wie bereits nach wenigen Behandlungen ein großartiger Erfolg zu verzeichnen ist. Auch Haferkamp weist auf die ausgezeichnete Wirkung von UV-bestrahlten Eigenblutverbänden bei der Wundbehandlung hin. Daher ist es unverständlich, daß die Methode der Eigenblutverbände bei der Behandlung infizierter oder granulationsgeschädigter Wunden so wenig Anwendung findet. Sicherlich ist es einfacher und weniger Aufwendung eine Salbe auf die Wunde zu schmieren ohne darüber nachzudenken, ob dies für die Wundheilung förderlich ist.

Medikamentöse Zusatztherapie: Es gibt einige Präparate bzw. Mischungen die unterstützend dem Patienten verabreicht werden können. So z. B.
Phönix Cruriphön
Phönix Antimonium aa 50.0
S. 3 × tgl. 30 Tropfen n. d. E. oder
Apis D3
Echinacea ∅
Calendula D3 aa 30.0
MDS.: 3 × tgl. 20 Tropfen mit etwas Wasser verdünnt einnehmen.

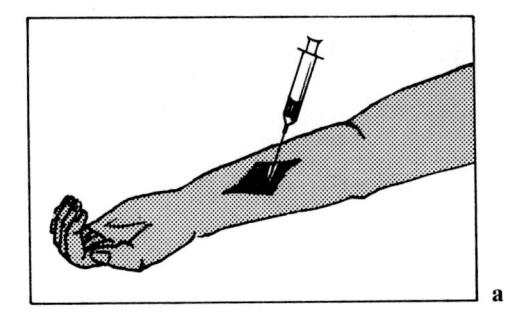

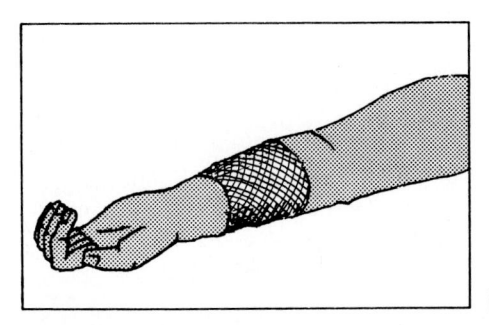

Abb. 27: a) Eigenblutbehandlung bei schlechter Granulationsbildung, **b)** Wundabdeckung mit Wundgaze

Appetitlosigkeit des älteren Menschen

Das Wohlbefinden und auch die Leistungsfähigkeit des älteren Menschen hängt unter anderem auch von einer ausreichenden gesunden Ernährung ab. Es gibt eine Unmenge von Literatur über gesunde Ernährung des älteren Menschen mit mehr oder weniger sinnvollen Ernährungsweisen. Viele chronische Leiden bewirken aber, nicht zuletzt durch eine Unmenge von Medikamenten, daß der Patient keinen Appetit verspürt. Die Angehörigen sind sehr ratlos und suchen in der Praxis Hilfe.

Neben verschiedenen Organleiden, die Appetitlosigkeit bewirken können, ist auch häufig Magensaftmangel und verlangsamte Stoffwechselabläufe die Ursache.

Eigenblutbehandlung mit dem Hämoaktivator nach Dr. med. Höveler: Zur Beeinflussung der Appetitlosigkeit werden 12–15 aktivierte

Eigenblutinjektionen über einen Zeitraum von vier bis sechs Wochen durchgeführt. Dabei werden zunächst 3mal wöchentlich, später 2mal wöchentlich die Injektionen verabfolgt. Dem Eigenblut können verschiedene Ampullenpräparate hinzugefügt werden. So z. B.:
Cefaktivon novum
pro Behandlung 3 Ampullen.

Medikamentöse Zusatztherapie:
- Amaratropfen Pascoe
  S. 3 × 30 Tropfen v. d. E., oder
- Cefagastrin
  S. 3 × 30 Tropfen v. d. E.
  in Kombination mit
  Cefaktivon novum Tropfen
  S. 3 × tgl. 40 Trofen n. d. E.

Außerdem bieten sich die verschiedenen Teemischungen zur Appetitanregung an wie z. B.:

- Rp.
  Fol. Menthae piperitae   25.0
  Fruct. Carvi   25.0
  Rad. Gentianae   20.0
  Rad. Liquiritiae   15.0
  Hb. Absinthii   15.0
  M. f. spec.
  D. S.: 1 EL der Mischung mit 1/4 l kochendem Wasser übergießen, 10 Minuten ziehen lassen. 1 Tasse 1/2 Stunde v. d. E., oder
- Fruct. Anisi
  Hb. Thymi
  Hb. Equiseti
  Hb. Absinthii   aa 25.0
  M. f. spec.
  D. S.: 1 Teelöffel auf 1 Tasse als Aufguß, 5 Minuten ziehen lassen und 1/2 Stunde v. d. E. 1 Tasse trinken.

Infektionskrankheiten im Kindesalter

Eine Reihe von Infektionskrankheiten die vorwiegend im Kindesalter auftreten, lassen sich durch zusätzliche Verabfolgung von potenziertem Eigenblut sehr günstig beeinflussen. Vor allen Dingen werden Komplikationen vermieden und es tritt eine rasche Erholungsphase ein. Die von der Kinderärztin Imhäuser empfohlenen Anwendungen von potenziertem Eigenblut haben sich in der Praxis immer wieder bewährt.

Eine Reihe von Beispielen möchte ich, ohne auf die einzelnen Erkrankungen näher einzugehen, erwähnen, um jedem Behandler die Möglichkeit zu geben, bei vorliegenden Krankheitsbildern das potenzierte Eigenblut in Anwendung zu bringen. Man wird immer wieder von der Einfachheit dieser Methode überrascht sein, vor allen Dingen auch dann, wenn der Erfolg sich zeigt.

Varicellen – Windpocken

Anfertigung einer Eigenblutpotenz C7 – 2stündlich 2 Tropfen auf die Zunge geben. Der unangenehme Juckreiz läßt nach wenigen Stunden bereits nach.

Pfeiffersches Drüsenfieber

Anfertigung einer Eigenblutpotenz C7 – jeden 2. Tag 3 Tropfen auf die Zunge geben.

Pertussis – Keuchhusten

Anfertigung einer Eigenblutpotenz C5 – jeden 2. Tag 5 Tropfen auf die Zunge geben – etwa 5mal. Anschließend Anfertigung einer Eigenblutpotenz C7 – einmal wöchentlich 5 Tropfen – etwa 5mal.

Morbilli – Masern

Anfertigung einer Eigenblutpotenz C7 – jeden 2. Tag 3 Tropfen auf die Zunge geben – etwa 5mal. Dann Anfertigung einer Eigenblutpotenz C9 – einmal wöchentlich 5 Tropfen verabreichen – etwa 5mal.

Scharlach

Anfertigung einer Eigenblutpotenz C7 – jeden 2. Tag 3 Tropfen auf die Zunge geben – etwa 5mal. Im Anschluß Anfertigung einer Eigenblutpotenz C9 – einmal wöchentlich 5 Tropfen verabfolgen – etwa 5mal.

Meningitis

Treten nach einer durchgemachten Meningitis gehäuft Kopfschmerzen auf, werden Eigenblutpotenzen über längeren Zeitraum verabfolgt.

Anfertigung einer Eigenblutpotenz C7 – einmal wöchentlich 5 Tropfen auf die Zunge geben – etwa 5mal. In gleicher Weise werden die Eigenblutpotenzen C9 und C15 verabreicht.

Wichtig ist, daß zur Anfertigung einer höheren Potenz das Blut stets neu entnommen werden muß, denn die Reaktionslage hat sich im Organismus durch die ersten Gaben von potenziertem Eigenblut bereits wesentlich verändert. Es sei auch noch einmal ausdrücklich darauf verwiesen, daß die potenzierte Eigenblutbehandlung unterstützend zu anderen Maßnahmen eingesetzt wird.

Eigenblutinjektionen im Sport

Seit Jahren wird immer wieder versucht, durch modifizierte Eigenblutinjektionen Leistungssteigerungen bei Wettkämpfen zu erzielen. Tatsächlich bewirkt die aktivierte Eigenblutinjektion eine Ökonomisierung des Energieumsatzes und damit eine Leistungssteigerung im entscheidenden Augenblick. Auch zur Regeneration und Reparation nach sportlichen Höchstleistungen haben wir in der aktivierten Eigenbluttherapie ein hervorragend therapeutisches Mittel. Durch eine Kombination von Actovegin pro injectione und aktiviertem Eigenblut kann der zelluläre Energiestoffwechsel durch vermehrte Einschleusung und Utilisation von Glukose und Sauerstoff weiterhin sehr günstig beeinflußt werden und damit auch gleichzeitig eine positive Wirkung auf den Erhaltungs- und Funktionsstoffwechsel ausüben.

Eigenblutbehandlung mit aktiviertem Eigenblut nach Dr. med. Höveler: Zur allgemeinen Regeneration nach Verletzungspausen oder Erkrankungen:
3 × wöchentlich aktiviertes Eigenblut plus Actovegin pro injectione
dabei werden bei der Blutentnahme
5 ml Actovegin pro injectione i. v. injiziert und
5,0 ml Actovegin pro injectione plus
5,0 ml aktiviertes Eigenblut i. m. appliziert.

Bei sportlich durchtrainierten Menschen reichen 6 bis 10 aktivierte Eigenblutinjektionen völlig aus.

Neben einer allgemeinen Leistungssteigerung, können Anfälligkeit gegenüber Erkältungen sowie auch Verletzungsfolgen durch aktivierte Eigenblutinjektionen erheblich reduziert werden. Denn Eigenblut stärkt die Eigenabwehr durch Auslösung spezifischer Reize im Sinne einer verstärkten vegetativen Umschaltung des Organismus. Ich denke hier hauptsächlich an den Profisport im Fußball, wo durch Spielerausfälle empfindliche Einbußen in der Vereinskasse entstehen. Auch bei traumatischen Sportverletzungen, dabei spielt es keine Rolle ob es sich um Hautverletzungen, Kontusionen, Distorsionen oder Frakturen handelt, kann neben den üblichen chirurgischen Maßnahmen die aktivierte Eigenbluttherapie bedenkenlos eingesetzt werden, denn die Eigenblutbehandlung ist eine regulierende Therapie.

Bei den nachfolgenden Beispielen ist die aktivierte Eigenblutbehandlung immer als unterstützende und zusätzliche Maßnahme anzusehen.

Hautverletzungen

3 × wöchentlich Mischinjektion i. m.
5,0 ml aktiviertes Eigenblut plus
4,0 ml Traumeel
je nach Umfang der Hautverletzungen 10 bis 12 Injektionen.

Muskelzerrung

1. Tag 5,0 ml aktiviertes Eigenblut plus
        4,0 ml Traumeel
2. Tag 5,0 ml aktiviertes Eigenblut plus
        4,0 ml Traumeel
3. Tag 5,0 ml aktiviertes Eigenblut plus
        4,0 ml Traumeel

Weitere Maßnahmen: Als Sofortmaßnahme sofortiges Kühlen mit Eis bis zu einer halben Stunde. Anschließend Salbenanwendung mit kühlenden Salben wie z. B. Traumasenex Gel, Repuril Gel usw.

Muskelprellung

1. Tag 5,0 ml aktiviertes Eigenblut plus 4,0 ml Traumeel
2. Tag 5,0 ml aktiviertes Eigenblut plus 4,0 ml Traumeel
3. Tag 5,0 ml aktiviertes Eigenblut plus 4,0 ml Traumeel.

Weitere Maßnahmen: Je nach Ausgangssituation wird ein kühlender Druckverband mit Traumasenex Gel angelegt. Bei vorliegender Oberschenkelprellung wird die entsprechende Extremität hochgelagert. Oral können zur Entschwellung Reparil Drg., Traumeel Tbl., Alpha intern oder Wobenzym Drg. verordnet werden.

Knochenhautentzündung

1. Tag 5,0 ml aktiviertes Eigenblut plus
1 Ampulle Kalmia cps. Heel
1 Ampulle Traumeel
1 Ampulle Mercurius praecipitatus ruber-Injeel
3. Tag 5,0 ml aktiviertes Eigenblut plus
1 Ampulle Kalmia cps. Heel
1 Ampulle Traumeel
1 Ampulle Mercurius praecipitatus ruber-Injeel
5. Tag 5,0 ml aktiviertes Eigenblut plus
1 Ampulle Kalmia cps. Heel
1 Ampulle Traumeel
1 Ampull Mercurius praecipitatus ruber-Injeel.

Die weiteren Injektionen erfolgen 2 × wöchentlich bis zum Abklingen der akuten Erscheinungen.

Diese wenigen Beispiele aus der Sportmedizin mögen Ansporn sein, um dieses sehr wertvolle ergänzende Therapieverfahren im großen Stil einzusetzen, um weitere Erfahrungen zu sammeln und den Anwendungsbereich zu erweitern. Die Ungefährlichkeit, die Einfachheit und trotzdem Wirksamkeit dieser Methode sollte für Leistungssportler, im Interesse ihrer körperlichen Gesunderhaltung, bei den Sportmedizinern und Betreuern weitaus mehr Beachtung finden.

Die aktivierte Eigenblutinjektion nach Dr. med. Höveler als Zusatztherapie in der Krebsbehandlung

Bei einer umfassenden immunstimulierenden Krebstherapie sollte zum richtigen Zeitpunkt, insbesondere nach Operationen und Bestrahlungen, die Behandlung mit aktiviertem Eigenblut als flankierende Maßnahme erfolgen. Denn nach P. G. Seeger ist «ohne Angebot von utilisierfähigen, reaktionsaktivem Sauerstoff jede biologische Krebstherapie zum Scheitern verurteilt». Von dieser Überlegung ausgehend kommt dem Hämoaktivator außerordentlich praktische Bedeutung zu.

Die aktivierte Eigenbluttherapie bewirkt:

1. Eine Erhöhung der Zelloxydation
2. Eine Stimulierung der allgemeinen Abwehr
3. Eine Aktivierung des gesamten lymphatischen Systems
4. Eine Anregung der allgemeinen Entgiftung
5. Eine Steigerung der Erythrozytenzahl im Blutbild
6. Eine Besserung des Allgemeinbefindens und damit Appetit- und Gewichtszunahme
7. Eine Reduzierung von Schmerzzuständen
8. Eine Behebung depressiver Stimmungslagen.

Bewährt hat sich folgende Vorgehensweise:
1. Woche 3 × wöchentlich Mischinjektion
5,0 ml aktiviertes Eigenblut.
2.–6. Woche 2 × wöchentlich Mischinjektion
5,0 ml aktiviertes Eigenblut.

Die weiteren Injektionen werden je nach Befinden des Patienten zunächst einmal wöchentlich, dann 14tägig und schließlich 2 × monatlich weiter durchgeführt.

Zusätze zur Eigenblutmischung:
Juv 100 Injektionslösung Phönix
(3–5 Ampullen pro Injektion), oder
Thymowied Ampullen Wiedemann, oder
Mes-Acton Injektionslösung.

Halbjährlich erfolgt eine dreiwöchige Kur mit PPX-Gesamtextrakt nach Dr. med. Zoubek. Neben der Thymusdrüse haben wir in den Peyerschen Drüsen ein zweites, sehr wichtiges Immunorgan. Dadurch erreichen wir eine weitere Verstärkung des Immunsystems und gleichzeitig eine regenerative Wirkung der gesamten Stoffwechselorgane.

Während der Verabfolgung der PPX Kur werden keine aktivierten Eigenblutinjektionen verabreicht. Nach Beendigung der PPX Kur erfolgen nach einer Woche die weiteren Wiederholungsinjektionen mit aktiviertem Eigenblut.

Injektionskur mit PPX nach Dr. med. Zoubek: 3-Wochenintervall
1. Woche 3ml 3ml 3ml 3ml 3ml
2. Woche 4ml 4ml 4ml 4ml 4ml
3. Woche 5ml 5ml 5ml 5ml 5ml.
In der wechselnden Kombination von aktiviertem Eigenblut und PPX Kuren haben wir u. a. eine wirksame Alternative in der biologischen Nachbehandlung maligner Erkrankungen.

Schlußbetrachtung

Ich habe immer wieder betont, daß das Wesen der Eigenblutbehandlung darin besteht, die natürlichen Heilbestrebungen des Organismus anzuregen und zu steuern. Es wird manche Spötter geben, die vielleicht die von mir vorgeschlagenen Therapiekonzepte in Frage stellen. Es sollte von jedem, der den Mut zu einer abfälligen Kritik über ein Heilverfahren der «Außenseitermedizin» vorträgt, erwartet werden, daß er sich zunächst über das Wesen der jeweiligen Heilmethoden eingehend informiert, prüft und sie praktiziert. Wie oft wurde in der Medizin zunächst nur deshalb eine Methode abgelehnt, weil man sich der Mühe scheute, sich in das «andere Heilverfahren» hineinzudenken und einzuarbeiten. Insgesamt betrachtet stellen die Außenseiterverfahren und dazu zählt zweifelsohne auch die Eigenblutbehandlung, ein über Jahrhunderte gewachsenes Erfahrungsgut dar, das sich im zunehmendem Maße, fußend auf alten humoralen Gedankengängen, neben der Vielfältigkeit naturwissenschaftlicher Medizin behauptet und bei kranken Menschen auf immer größer werdendes Interesse stößt.

Sachregister

Abszesse 134
Abwehrmaßnahmen
– unspezifische
– spezifische 8, 9 f
Akne
– vulgaris 124 f
– juvenilis 124 f
– Rückenakne 124
Aktiviertes Eigenblut
– intrakutane Injektion 26
– intraglutäale Injektion 25
– Medikamentenzusatz 26
– rektales Bleibeklistier 26
– Reinigen der Quarzgläser 27
– subkutane Injektion 25
– Wundbehandlung 26
Albers 21
Allergien
– Allergisches Exanthem 126
– Urticaria 127 f
Allergenexposition 40
Alopecia diffusa 137 f
Alter und Krankheit 140
Altersdepression 141 f
Altersjuckreiz 143 f
Angina catarrhalis 52 f
Angina lacunaris 53 f
Angiopathie 44 f
Antivirustherapie 131
Apoplexie 43
Appendicitis
– chronica 40
Appetitlosigkeit 148
Applikationsformen 13 f
Arndt-Schulze-Regel 32, 95
Arthrosen, Arthrosis deformans 100 ff
– Coxarthrose 101 f
– Fingergelenkspolyarthrose 103 f
– Gonarthrose 102 f
Asthma bronchiale 40 ff
Ausleitungstherapie 33
Auswirkung der Eigenbluttherapie 10 f
Auto-Sanguis-Stufentherapie nach Reckeweg 22

Bactophos-Lampe 2 f
Badekur 46
Balneotherapie 98
Behandlungsintervalle 18 f
Bewegungstherapie 99
Bier, August 1 f, 5
Blutentnahme 7
Bronchitis
– akute 36 f
– chronische 38 f
Bronzi 122

Cassagrande 3
Cerebralsklerose 43 f
Chochlow 96
Cholecystitis
– chronica 41
Cholesterindepot 43
Claudicatio intermittens 44
Cohn 135
Colon irritabile 61 f
Colilla 45
Colitis ulcerosa 67 f
Colonpolypen 68 f

Darmerkrankungen 61 ff
– Colon irritabile 61 f
Darmsanierung 40
Dekubitus 26
Dekubitusbehandlung 147 f
Delaville 3
Diabetes mellitus
– Gefäßschäden 44
Distorsion 152
Divertikel
– Dickdarm 67
Dosierung
Drittel 7
Dumping-Syndrom 60 f
Dupuytrensche Kontraktur 113
Dysregulose 46
Dziembowski 2

Eigenblutbehandlung
- bei Infektionskrankheiten im Kindesalter 150 f
- im Sport 152
- in der Dermatologie 116 ff
- in der Inneren Medizin 28 ff

Eigenblutnosode
- Blutentnahme 22
- Eingangspotenzen 22
- Technik der Herstellung 21
- Verabreichung 22

Ekzem 116 f
- akut 116
- dyshidrotisches 120 f
- endogenes 121 f
- lokale Therapie 117
- orale Therapie 118
- subakut oder chronisch 118
- Ursachen 116

Elektrotherapie 99
Elfstrom 1
Endangiitis obliterans 44
Enteritis chronica 63 f
Enterokolopathie 61
Entgiftung von Arzneimitteln 31
Entgiftungstherapie 40
Enuresis nocturna 88 f
Erregbarkeitsänderung 18
Erysipel 138

Fabre-Bordeaux 45
Fokaltoxikosen
- Nasennebenhöhlen 93
- Tonsillen 93
- Urogenitalbereich 94
- Verdauungsapparat 94
- Zähne 40, 93

Forster 3
Fraktur 152
Freund 7
Frühauf 2
Furunkulose 132 f
- chronisch 133
- Solitärfurunkel 133 f

Fußbäder 44
Fußwarzen 134

Gallenblasenerkrankungen 79 ff
- Cholecystitis chronica 81
- Cholelithiasis 79 f
- Dyskinese d. Gallenwege 46
- Gallenkolik 80
- Postcholecystektomiesyndrom 81

Gastritis
- akute 58 f
- chronische 59 f

Gastroenteritis acuta 62 f
Gefäßerkrankungen 43 ff
Gesamtumschaltung, vegetative n. F. Hoff 6 f, 8

Gluten-Enteropathie 71
Grafstrom 1
Granulationsbildung 147 f
Gsell, Otto 140

Haarausfall 134, 137 f
Hämatogene Oxidationstherapie 3
Hämoaktivator 3, 23 ff
Haferkamp 3, 18, 35
Hakenbroich 101
Hallux rigidus 103
Hallux valgus 103
Hanse 122
Harnwegserkrankungen 86 ff
- Pyelonephritis acuta 86 f
- Pyelonephritis chronica 87
- Infekte untere Harnwege 87 f
- Nephrolithiasis 89

Hautverletzungen 152
Havlicek 2
Hemiparese 43
Herdreaktionen 11
Herdsanierung 4
Herpes simplex 52 f, 129 f
Herpes zoster 26, 130 f
Herzerkrankungen
- Cor nervosum 49 f
- Infarktnachsorge 48 f
- Koronarsklerose 47 f

Heuschnupfen 33 ff
Hochfrequenztherapie 106
Höveler, V. 3, 25, 48, 145
Hoff, F. 2, 5, 96
Hoffmann 79
Hoffmeister 104
Hydrotherapie 97
Hyperacidität 46
Hyperhidrosis 131 f
Hypertonie 45 f
Hypotonie 45 f

Idiopathische Sprue 71
Imhäuser 21, 134
Immunabwehr des Körpers 9
Immunstimulierung 7
Infekt, grippaler 28 f
Infekte, rezidivierend 32
Inhalationsmethode nach Dr. Kern 42 f
Injektionstechniken
- intrakutane 17 f
- intramuskuläre
- subkutane 16 f
- Venenpunktion 13 f

Ischialgie 114 f

Kafka 62
Kast 3
Katarakt 144

Kellhammer 87
Killerzellen 6
Kneifmassage 1
Knochenhautentzündung 153
Koeniger 2, 18
Kollaps 45
Kollath 21
Kontussion 152
Koschade 41, 47
Krebsbehandlung 154
Kreislauferkrankungen 43 ff
Kühl 79
Kulenkampff 2, 96

Labilität, vegetative 46 f
Laryngitis 31, 55 ff
Lebensmittelallergien 69 ff
– Analbereich 71
– Dickdarm 71
– Duodenum 71
– Lippen 70
– Magen 70 f
– Mundhöhle 70
Lebensmittel, die Allergien auslösen 71 f
Lebererkrankungen 73 ff
– Alkoholhepatitis 77 f
– durch Alkoholismus 76 f
– durch Arzneimittelschäden 75 f
– posthepatisches Syndrom 78
– Toxische Fettleber 74 f
– Toxische Hepatitis 74
– Toxische Leberschäden 73
Leistungssteigerung 152
Linser 2
Litzner 10, 96
Löhr 8
Low level Luminescenc
Methode 56
Lutz 21

Masern 150
Mayer, A. 2
Meningitis 150
Meteorismus und Flatuenz 60 f
Methoden der Eigenblutbehandlung
– Defibriniertes Eigenblut 20 f
– Eigenserumtherapie 20 f
– Haemolysiertes Eigenblut 20 f
– Kurzwellenbestrahltes Eigenblut 21 f
– Potenziertes Eigenblut 21 f
– Ultraviolettbestrahltes Eigenblut 21 f
Migräne 71
Monoparese 43
Muskelprellung 153
Muskelzerrung 152
Myalgien, Myogelosen 105 ff
– akut 105
– chronisch 108 f

Nabelkoliken 69
Nägel, brüchig 134, 138
Nase- und Racheninfektionen 31 f
Negativphase 11
Neurodermitis 121 f
Nourney 54
Nowotny 2

Obstipation 64 ff
Osloer Frühstück 64

Pankreas
– Pankreatitis chronica 81 f
Parotitis 70
Patienteninformation 19
Perger 21
Pertussis 150
Pfeiffersches Drüsenfieber 150
Pharyngitis acuta 29
Pischinger 21
Pizillo 45
Plexus solaris 57, 58, 60
Pollinose 33 ff
Polyarthritis chronica 91 ff
– Balneo-physikalische Maßnahmen 97 f
– Basistherapie 95
– Ernährungsumstellung 99
– Immuntherapie 97
– psychische Betreuung 99
– Umstimmungstherapie 95 f
Positivphase 11
Protoplasmaaktivierung 8
Prostatitis 90
Pruritus 128 f, 143 f
Pseudoarthrosen 1
Pseudokrupp 31
Psoriasis vulgaris 134 ff

Raucher 44
Raynaudsche Erkrankung 44
Reaktionen durch Eigenblutinjektionen 11 f
Reaktionsphasen 18
Reckeweg 21
Refluxösophagitis 57
Regeneration, Revitalisierung 144 f
Regeln der Eigenblutinjektionen 12
Reizkolon 61 f
RES 6
Rheumatische Erkrankungen 90 ff
– Einteilung 91
– Epicondylitis humeri 111 f
– Muskelrheumatismus 104 ff
– Periarthritis humeroscapularis 108 f
– Polyarthritis 108 f
Rhinitis, allergische 36 f
Roborantia remedia 57
Rollkur 58, 59, 60
Rosacea 126

Sachregister

Scharlach 150
Schede 1
Schettler 40
Schlafstörungen, Schlaflosigkeit 146 f
Schiephake 48
Schmidt, R. 2
Schürer-Waldheim 6
Schwindel 43
Seeger, P. G. 154
Sehrt 2
Sinusitis
– chronica 41
Speiseröhre
– Reflux Ösophagitis 57 f
Spiethoff 2, 135
Stahl 10
Steinbart 85
Stoffwechselkrankheiten 82 ff
– Diabetes mellitus 82 ff
– Gicht 83 f
– Störungen des Lipoproteinstoffwechsels 84 f
Stomatitis aphthosa 50 f, 70
Stomatitis diffusa 50, 70
Symbioselenkung
– Darm 65

Tenckhoff 2, 96, 127
Tinnitus 43
Thun 54

Ulcus cruris 26
Ulcus duodeni 59 f
Ulcus ventriculi 59 f
Umstimmungstherapie 1, 95 f
Urticaria 127 f
– akut 127
– chronisch 127

Vagotoniker 10
Vasodilatation 43
Verdauungsorgane
– Erkrankungen der Mundhöhle 49 f
– Soor 51 f
– Stomatitis aphthosa 50 f, 70
– Stomatitis diffusa 50, 70
Varicellen 150
Vorschütz 2, 8, 96

Wachsmuth 47
Wehrli 3, 21
Weichardt 7
Weitgasser 135
Wennig 21
Wirkung des Eigenblutes 5 ff, 8 f
Wundbehandlung 147

Zink 104
Zungenerkrankungen 57 f

Firmen- und Präparateregister

Bindergaß Apotheke, Drt. B. Mauser,
  Bindergasse 22, 8500 Nürnberg
Biosanum Pansinusitum   41
Biosanum Hypertonicum   45
Biosanum Intestinum   63
Biosanum lymphaticum   69
Biosanum Polyposum   68

Cefak Arnzeimittel, Postfach 1360, 8960 Kempten
Cefagastrin   149
Cefaktivon novum   46, 145, 148
Cefossin   96, 145
Cefarrheumin   96, 145

DHU Arzneimittel, Ottostr. 24, 7500 Karlsruhe 41
Acidum Formicicum D6 Amp.   34, 36
Aconitum D6/12/30   49
Arnica D2   50
Cupridium Amp.   34, 36
Hepar sulfuris D4   50
Iberis amara D4   49
Lachesis D30   37
Mercurius corrosivus D6   50
Nux vomica D200   32
Sulfur D200   31

elha Fabrik, Karl Hubener KG, Postfach 1305,
  6370 Oberursel
Elhapsorin   135

EKF Labor Dr. F. Reuther, 8210 Prien
  am Chiemsee
Injektio Pankreatitis EKF   82
Remedium diabeticum Tropfen   82

Fides, Postfach 309, 7570 Baden-Baden
Injectio antiasthmatica   39
Injectio dermatica   127
Injectio gastro-hepatica   60
Restructa Fides Amp.   83
Restructa forte Tbl.   83

Galenika-Hetterich GmbH, Postfach 324,
  8510 Fürth/Bayern
Salviathymol   51, 57

Gripp, Chem.-pharm. Labor, Postfach 760428,
  2000 Hamburg 75
Allergo Dolan   35

Hanosan GmbH, Postfach 20, 3008 Garbsen 2
Pyrogenium Amp.   90, 112

Hämoaktivator nach Dr. med. Höveler, Hersteller
  Fa. Irene Krebs GmbH, Finkenweg 27,
  D 7046 Gäufelden II   4, 23

Heel-Biologische Heilmittel, Ruhrstr. 14,
  7570 Baden-Baden
Anti-Virus-Therapie   131
Arnica Heel   53 f.
Bryaconeel Tbl.   60
Chelidonium Ho   67
Duodenoheel Tbl.   60
Erigotheel   55
Engystol   29
Galium Heel   67
Gripp Heel   29
Hepar sulfuris Injeel forte   30, 54 f.
Hepeel   29
Injeel Chol   67
Lachesis Injeel   54
Lycopodium Injeel   54
Mercurius Heel Tbl.   53 f.
Mercurius solubilis Injeel forte   30, 54
Nux vomica Ho   58
Phosphor Ho   55
Spascupreel Supp.   60
Traumeel   29, 58, 62
Variolinum   130
Vaccininum   130
Veratrum Ho   62

Hormon Chemie GmbH, Postfach 450361,
  8000 München 45
Actovegin pro injectione   43, 145, 146, 152
Actovegin forte Drg.   43, 137

Infirmarius-Rovit, Postfach 1240, 7335 Salach
Diarrhoe Amp.   63 f.
Kreislaufampullen   46

Iso Werk Regensburg, Hemauer Str. 15,
   8400 Regensburg
Alymphon   31

Dr. Gustav Klein, Postfach 1165,
   7615 Zell-Hamersbach
Hyperforat   46, 89, 142

Kneipp Werke, Postfach 5960, 8700 Würzburg 1
Kneipp Erkältungsbalsam   38

Kytta Werk Sauter GmbH, Postfach 1260,
   7297 Alpirsbach
Kytta Plasma   55, 112

Lomapharm, Postfach 1210, 3254 Emmerthal 1
Lomazell Salbe   114
Lomaherpan   130

Dr. Madaus GmbH, Postfach 910555, 5000 Köln 91
Agiocur   61
Agnus castus oplx   30
Apomorphinum oplx   58
Argentum oplx   59
Arnica oplx   29
Arum triphyllum oplx   30
Asclepias oplx   29
Baptisia oplx   62
Basilicum oplx   62
Carvomin   66
Cocculus oplx   46
Diacard   66
Echinacea oplx   29
Echinacin Amp.   32, 50
Eupatorium oplx   29
Legalon liquid.   68
Nux vomica oplx   62
Hepar sulfuris oplx   50
Sepia oplx   61
Thymus oplx   58 f.

Nestmann und Co., Postfach 80,
   8619 Zapendorf/Bamberg
Acid. nitric. Komplex Nestmann   60
Apis Komplex Nestmann   35
Bismutum Komplex Nestmann   60
Bryonia Komplex Nestmann   37, 38
Chelidonium Komplex Nestmann   66
Colocynthis Komplex Nestmann   66
Echinacea Komplex Nestmann   37, 38
Eupatorium Komplex Nestmann   35, 55
Kreosotum Komplex Nestmann   55
Luffa-Tbl. Nestmann   35
Natr. phosphor. Komplex Nestmann   60
Pulmonaria Komplex Nestmann   37, 38
Stibium Komplex Nestmann   35
Tussilago Komplex Nestmann   55

Pascoe-Pharmazeutische Präparate, Postfach 6140,
   6300 Gießen
Allergie-Injektopas   36, 42
Angio 2 Injektopas   47
Broncho Injektopas   38
Cholo 1 Injektopas   80
Cholo 2 Injektopas   74
Ginseng-CPL Injektionslösung   61
Gnaphalium   105
Juniperus Injektopas   87
Nephro Injektopas   87
Obatri Injektopas   80
Palatol Salbe   38
Pascotox forte Amp.   32
Pascovegeton Tropfen   49
Seda Injektopas   49, 60
Spasmo Injektopas   49
Stronglife Injektopas   68
Symbioselenkung Darm   65
Tinktura Justi   49
Vertebra cpl. Injektionslösung   105 f.

Pekana Naturheilmittel GmbH, Postfach 1330,
   7964 Kißlegg/Allgäu
apo-stom Pekana   58 f.
Bronchi-Pertu Pekana   38
Opsonat-Pekana   40, 58 f.
Proaller-Pekana   35
Psy stabil   46, 61
Ricura-Pekana   41
Speci-Chol Pekana   41
Toxex-Pekana   35

Pharmakon Arzneimittel GmbH, Postfach 60,
   6523 Flörsheim-Dalsheim
Psychoneurotikum   46
Excitans   46

Phönix Laboratorium GmbH, Postfach 20,
   7031 Bondorf
Entgiftungstherapie   40, 44, 49, 61, 63
Phönix Aurum   43
Phönix Anphön   29, 36
Phönix Antitox   29, 34, 36
Phönix Antimonium   50
Phönix Arthrophön   84
Phönix Arsenicum   37, 62, 104 ff.
Phönix Bronchophön   39
Phönix Cuprum   45
Phönix Gastriphön   60
Phönix Phönohepan   29
Phönix Hydrargyrum   29, 30, 53, 104 ff.
Phönix Hypotonex   46
Phönix Juv 110 Amp.   61, 66
Phönix Kalantol A   30, 50
Phönix Kalophön Salbe   112
Phönix Kalium nitricum   29, 37, 104 ff.
Phönix Konstitutionsmittel A   31

Phönix Lebermittel A 77
Phönix Lymphophön 30, 34, 53
Phönix Plumbum 41
Phönix Solidago 33
Phönix Tartarus 80
Phönix Ulcophön 60

Pflüger KG, Postfach 2129, 4840 Rheda-Wiedenbrück
Calculi 89
Cypripedium 47
Hypericum 47
Nervauxan 47
Rauwolsan Tropfen
Regeneratio 47
Remedia-Pulmona 38

Dr. Reckeweg & Co. GmbH, Postfach 1661, 6140 Bensheim
Enuresis Gastreu R 74 89

Repha GmbH, Postfach 1180, 3012 Langenhagen
Nephropur 89

Wilhelm Ronneburg GmbH, Am Bühl 16–18, 8919 Greifenberg
Pollinose Kps. 34, 35

Rödler GmbH, Postfach 840, 3440 Eschwege
Mikroflorana 39, 63, 68 f.

Sanum Kehlbeck, Postfach 322, 2812 Hoya
Latensin 77 f.
Notakehl D5 51
Mucor racemosus D5 (jetzt Mucokehl D5) 45
Pefrakehl D6 51
Recarcin 39, 77 f.
Utilin 39

Staufen Pharma, 7320 Göppingen
Formisoton forte 37
Formisoton D12 37
Pyrogenium D20 37
Hepar 202 74
Herpes simplex Nososden 52

Steigerwald Arzneimittel GmbH, Havelstr. 5, 6100 Darmstadt 1
AP III u. AP IV 66
AP V 37
AP VI 37
Eukalisan 46
Sedalipid Drg. 85

Strath Labor, Postfach 10, 8405 Donaustauf
Strophanthus strath 47

Symbio Pharm, Auf den Lüppen, 6348 Herborn
Symbioflor I 42, 65

Truw Arzneimittel, Postfach 1360, 4150 Krefeld 29 Hüls
Original Tinktur Truw 29
Ortitruw 29
Thohelur II 33

Schaper und Brümmer, Bahnhofstr. 35, 3320 Salzgitter
Esberitox Amp. 32, 86

Fritz Schiele Arzneibäder, Postfach 670120, 2000 Hamburg 67
Solektron Fußbäder 44

Dr. W. Schwabe, Postfach 410925, 7500 Karlsruhe
Crataegutt 41
Tebonin 145

TACO GmbH, Postfach 2146, 5202 St. Augustin 2
Entero-Teknosal Plv. 62

Tefra Hochfrequenztherapiegerät, Rudolf Messerschmidt GmbH, Joachimstaler Str. 27, 1000 Berlin 15 107

Vogel und Weber, Postfach 20, 8084 Inning/Ammersee
Dyscornut Tropfen 44
Echinacea cpl. 33, 51
Echtrosept Tropfen 88
Galenavowen Injektionslösung (früher: Chelidonium cpl) 74 f.
Nephrubin Drg. und Tee 88
Urologicum-Echtroplex (früher: Urologicum cpl.) 87

Wecoton GmbH, 7550 Rastatt
Leber-Pankreas Kps. 82

Wiedemann Pharma GmbH, 8193 Münsing-Ambach
Thymowied Amp. 68

Wörwag Pharma GmbH, Lindenbachstr. 74, 7000 Stuttgart 31
Magnerot Tbl. 45, 47, 48

Dr. med. E. Zoubek, Allescherstr. 2a, 8000 München 71
PPX und THX 68

Wichtige Literaturhinweise

Földi/Földi
Das Lymphödem
Vorbeugende Maßnahmen und Behandlung. Ein Leitfaden für Patienten. Mit einem Anhang über Entstauungsgymnastik sowie einem ausführlichen Therapeuten-Verzeichnis.
4., bearb. u. erg. Aufl. 1989. XII, 223 S., 90 Abb., 8 Tab., kt. DM 18,80

Prokop/Göhler
Die menschlichen Blutgruppen
5., neugestaltete Aufl. 1986. 365 S., 64 Abb., 89 Tab., Ln. DM 52,– (unverbindl. Preisempfehlung)
Diese Einführung in die Blutgruppenserologie geht von der modernen Bedeutung des Blutgruppenbegriffs aus, der alle erblichen Charakteristika des Blutes umfaßt und die Hauptmerkmale in eine übersichtliche und sinnvolle Systematik gliedert.

Glück/Kubanek
Transfusionsmedizin – Blutkomponententherapie
1989. VIII, 111 S., 63 Zeichnungen, 12 Tab., kt. DM 26,–

Földi
Lehrbuch der Lymphologie
In Vorbereitung, erscheint etwa September 1989.
Aus dem Inhalt: Anatomie des Lymphgefäßsystems · Physiologie u. Pathophysiologie des Lymphgefäßsystems · Das Lymphödem · Lipödem · Das zyklischidiopathische Ödem · Strahlendiagnostik bei Gliedmaßenschwellungen · Lymphostatische Enzephalopathie und Ophthalmologie · Der „rheumatische Formenkreis" · Morphologische und funktionelle Aspekte des normalen u. pathologisch veränderten lymphatischen Gewebes

Braun/Frohne
Heilpflanzen-Lexikon für Ärzte und Apotheker
Anwendung, Wirkung und Toxikologie.
5., erw. u. neubearb. Aufl. 1987. X, 315 S., geb. DM 48,–
Das bewährte Heilpflanzen-Lexikon bietet einen ausführlichen Überblick über die derzeitigen Kenntnisse von über 300 Arzneipflanzen und enthält sowohl wissenschaftlich gesichertes Informationsmaterial über deren therapeutische Anwendung als auch über mögliche Nebenwirkungen.
Preisänderungen vorbehalten

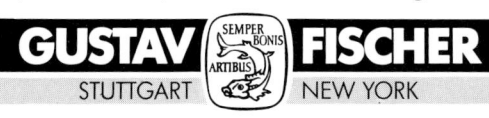

GUSTAV FISCHER
STUTTGART NEW YORK

Ratgeber für gesunde Lebensweise

Abele
Schröpfen
eine bewährte alternative Heilmethode
1984. 72 S., 20 Abb., kt. DM 14,80

Brüderlin
Die physikalische Therapie
ein Leitfaden für Ärzte und Anwender
1985. 92 S., 25 Abb., kt. DM 16,80

Geiger
Bewährte Heilkräuter-Rezepte
zur raschen und nebenwirkungsfreien Besserung und Heilung vieler Krankheiten und Leiden.
1983. 136 S., kt. DM 14,80

Hammer
Rauchen verlernen
1987. 62 S., 8 Abb., kt. DM 12,80
nach der Bad Nauheimer Raucherentwöhnungstherapie. Das Buch beschreibt ausführlich das optimal aufgebaute Heimtraining und gibt Anregungen für eine Raucherentwöhnung in 11 Tagen. Über 84 % der Teilnehmer am Heimtraining wurden bisher erfolgreich und dauerhaft Ex-Raucher.

Lützner/Million
Rheuma + Gicht
Selbstbehandlung durch Ernährung
4. Auflage. Etwa April 1989, etwa 100 S., kt. etwa DM 16,80

Ohrendorf/Sonntag
Krebs + Abwehrschwäche
Selbstbehandlung durch Ernährung
1987. 212 S., kt. DM 29,80
Während die moderne Medizin mit Operation, Bestrahlung und Chemotherapie die Krebsgeschwulst selbst angehen kann, trägt eine sinnvolle Ernährung maßgeblich für die Behebung der Gesamterkrankung des Organismus bei. In diesem Buch wird dargestellt, wie eine Kost gegen Krebs oder eine Abwehrschwäche beschaffen sein sollte.

Pratt
Homöopathische Arzneimittelwahl
1984. 186 S., kt. DM 16,80

Schmid
Zelltherapie
ein Schritt in die Zukunft der Medizin
1987. 246 S., 25 Abb., 34 Tab., kt. DM 19,80

Eschwey
Mit natürlichen Heilweisen helfen
ein Erfahrungsbericht nach 33jähriger ärztlicher Praxis.
1984. 140 S., 16 Abb., kt. DM 14,80

Preisänderungen vorbehalten

Jungjohann Verlagsgesellschaft